獨家公開樂氏漢方，美顏享瘦一次包辦！

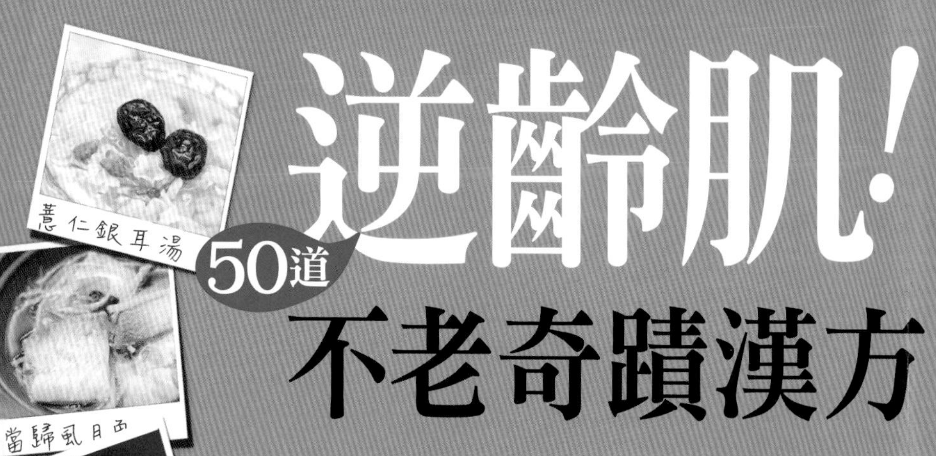

逆齡肌！50道不老奇蹟漢方

臺灣樂氏同仁堂有限公司 董事長 **樂覺心**◎著

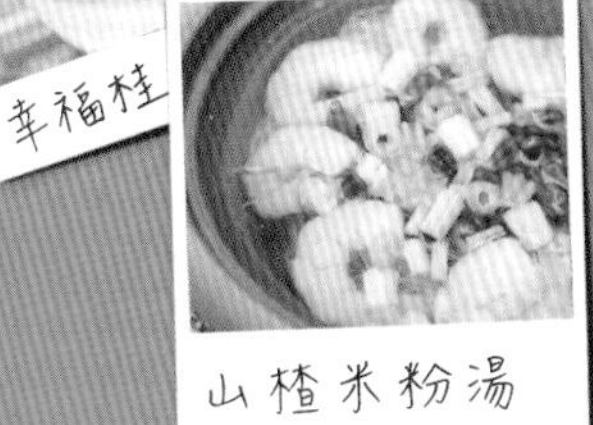

橫跨兩岸三地、超過千萬人DIY
實證減齡、抗衰漢方！
外敷浴、內服飲，照著做，青春不老、身材姣好！

張永賢 中國醫藥大學中醫學院教授
賴鎮源 臺灣中醫皮膚科醫學會創會理事長

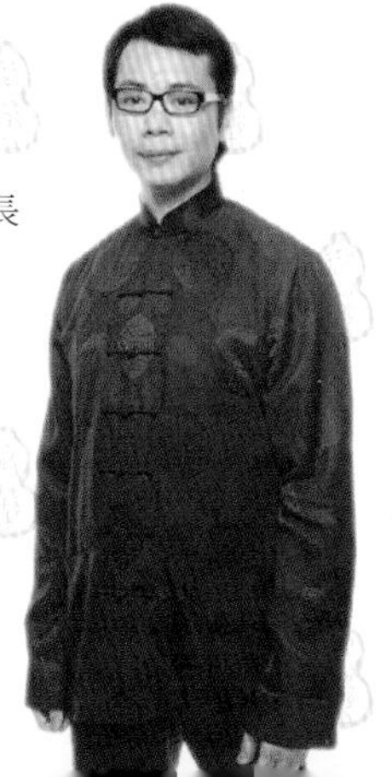

[推薦序]

全面養生，形神兼顧

張永賢

說起「同仁堂」的名號，相信大家都不陌生，在台灣、大陸經常可見「同仁堂」的蹤影，但是正宗的大清御藥、流傳兩百年的宮廷養生祕方究竟「藥」落何家？答案就是「樂」家姓！而其祖傳配方的功效從大清到現代一直為人所推崇。清朝的康熙曾因憂心皇太后重病，導致足痛難耐、寸步難行，儘管御藥房進貢數十種藥給皇帝吃，卻未見改善！後來，束手無策的御醫將皇帝的症狀告訴同仁堂並請他們配方，結果康熙浸泡過幾次藥浴後，便能開始下床走動，最後行動自如了！甚至，慈禧也因重視同仁堂的藥方，特別准許他們可直接進貢藥方至皇宮，足見其配方功效之顯著，深得帝后們的信賴！

作者樂覺心與我都致力於推廣中華中醫藥文化，期望能將古時傳承的養生觀念發揚至全世界。而如今，他積極與專業學術單位合作，推動設置研究中心，結合台灣生技及創新優勢結盟策略，提升古宮廷藥目效能，以步步打造台灣樂氏同仁堂的核心競爭力。甚至，針對現代

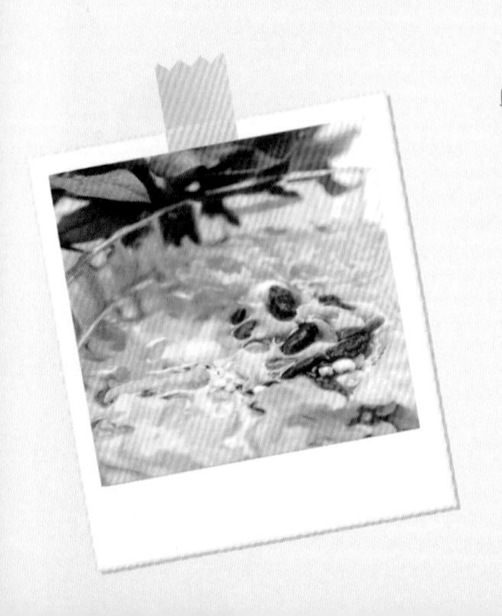

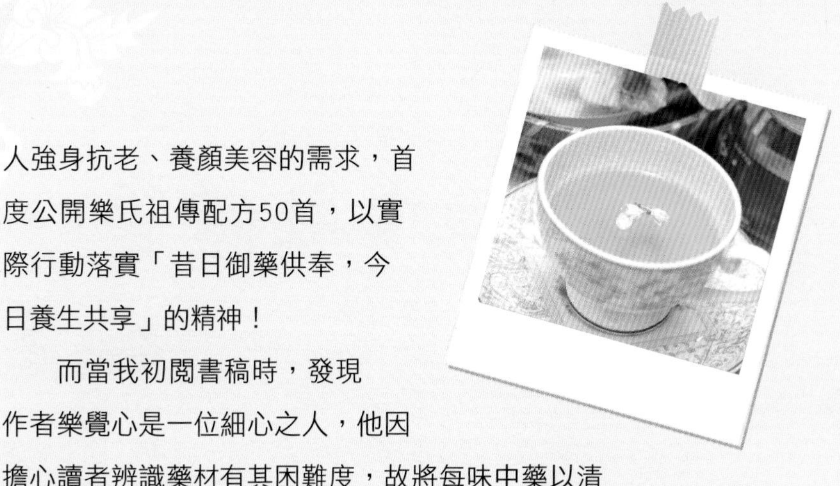

人強身抗老、養顏美容的需求，首度公開樂氏祖傳配方50首，以實際行動落實「昔日御藥供奉，今日養生共享」的精神！

而當我初閱書稿時，發現作者樂覺心是一位細心之人，他因擔心讀者辨識藥材有其困難度，故將每味中藥以清晰圖示呈現，以供辨認。而書中將樂氏祖傳配方以內服外用的方式，延伸出茶飲、甜品、藥膳等食補，以及藥浴、面膜、按摩膏等保養品，其簡單易做的養生配方與功效顯著的美顏作用，著實適合調補現代人外強中乾的體質，以及壓力大、失眠等症；甚至，本書也顧及了愛美的女性，將其美容漢方不藏私的公佈出來，期望達到「養生共享」的境界。並願天下所有人，都能因樂氏同仁堂獨家配方而受惠，衷心推薦給追求健康、養生的您！

中國醫藥大學中醫學院教授　**張永賢**

現職：●中國醫藥大學附設醫院顧問醫師
●國際華夏醫藥學會常務副會長
●世界中醫藥學會聯合會教育指導委員會副會長

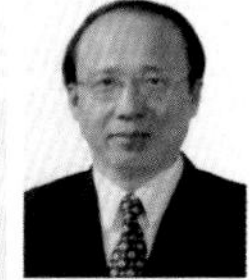

[推薦序] Recommend

打造外強中壯體質

賴鎮源

行醫數十載的時間，我接觸過各種症狀的病人，除了開立處方外，我還會建議他們利用飲食調補身體，而我經常推薦的就是本書作者樂覺心先生在《國民大會》上所公佈的藥膳，如益氣強身防疫雞湯、解毒防瘟湯等。當然，我也只會針對適合這些藥膳的病患提出建議，因為我深刻了解，唯有將身體養好，營養才能吸收，體質也才能恢復成陰陽調和的狀態。

在近幾年的門診中，我觀察出一個心得：外強中乾體質者越來越多，且有年輕化趨勢！我經常看到二十多歲的患者，外表看似與一般人沒兩樣，但在我把脈、問診、觀察他的顏面五官後，卻發現他的體質已被紊亂的生活作息、忙碌的工作、不當的飲食習慣給折磨壞了！所以，當過了25歲以後，新陳代謝減緩，身體已慢慢不能負荷「不正常作息」的侵蝕，因此體內便開始發出警訊。

還記得前年治療一名經期不順的女病患，她告訴我原本自己的月經很正常，有一次卻突然沒來了，原以為晚幾天就會來的她，沒想到最後還是「無消無息」。而她也因為當時工作忙碌而忽略就醫，一直過了三個月後才去看醫生，但依舊遍尋不著病因。在後來的兩年裡，她看遍中、西醫始終沒有恢復正常，並且她還必須藉由

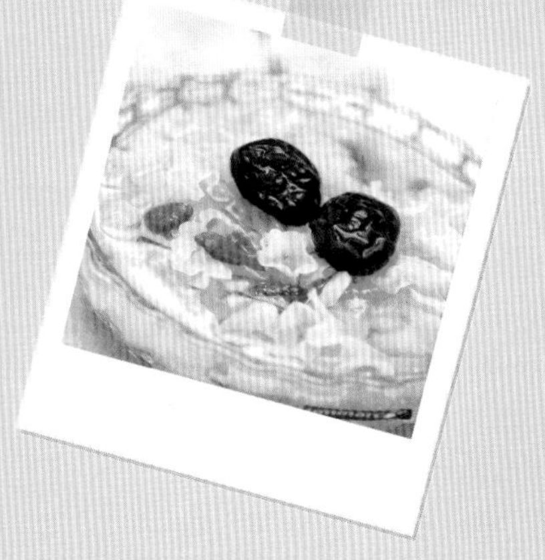

西醫的催經藥才能正常排卵，著實讓她相當困擾。後來，我替她把脈，發現這是因她「上熱下寒」的體質在作怪！如果開熱性藥治療，便會讓她上半部過於燥熱，開寒性藥則又會使她下半身更寒，這也難怪她之前怎麼補都不對了。後來，我先從調整體質著手，再依她的身體狀況變化藥方，並建議她多吃樂覺心先生在節目上示範的益氣強身防疫雞湯，以強化體格。結果半年後，她的經期不僅正常了，人也變得相當有精神，不再容易感到疲倦。

如今，終於有幸看到樂覺心先生將部分配方結合飲食、藥浴、按摩膏等公諸於世，實為現代人之福。畢竟樂氏同仁堂配方功效顯著，在中醫藥界流傳甚久，在大清王朝的地位更是不可撼動！而本書作者特別精選出50種養生、美容漢方，提供大眾確實有效的養生效益，期望現代人能擁有強壯健康的體質、水嫩白淨的肌膚、纖細苗條的身材，故在此誠摯推薦本書給全天下讀者！

台灣中醫皮膚科醫學會理事長 **賴鎮源**

現職：●合元中醫診所院長
●中華民國中醫傳統醫學會副理事長
●中國鍼灸學會理事

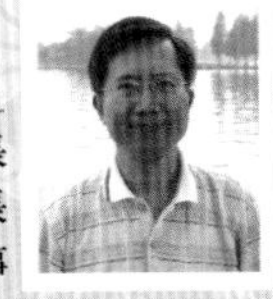

[作者序]

共享昔日御藥養生

樂覺心

隨著現今人們的養生意識抬頭，回歸天然、反璞歸真的樂活觀念也大行其道。故如《黃帝內經》、《本草綱目》的養生觀，逐漸引起大眾的重視。我認為，人體就像一個小宇宙，每個臟腑、細胞都各司其職，認真地進行工作。

然而，當這個「宇宙」長期受到外來侵襲（如壓力、飲食不節、熬夜）時，原先健康的身體也會因此受到損傷，其臟腑與細胞將被一點一滴地蠶食殆盡。所以，我也經常提醒身邊的親朋好友，務必做到「心情愉悅」、「維持運動習慣」、「飲食有節制」、「擁有良好的睡眠品質」、「生活作息要正常」等五大要領，才能讓身體回歸最原始的健康狀態。

身為樂氏同仁堂第十四代嫡傳，我知道我的祖先們從明朝開始，便一直恪守「選用道地藥材，精工炮製，療效顯著」的製藥品質，秉持著以「治癒疾病為目的，絕不拿粗製濫造的偽劣藥品害人」為其宗旨。因此，「同仁堂」從雍正即位開始到清朝滅亡的一百八十八年間，上至皇帝、太后，下至太監、婢女等都堅持服用同仁堂的藥品，甚至慈禧太后還命「京都同仁堂樂家老舖」可越過御藥房直接為宮廷製藥，足見當時同仁堂對皇宮的重要性。

如今，為了讓「樂氏同仁堂」的歷史能永續傳承，我秉持著祖先樂顯揚「可以養生，可以濟世者，惟醫藥為最」的理念，將祖傳三百多年的宮廷配方公諸於世，期望能達到「昔日御藥供奉，今日養生共享」的精神，讓大眾也能享受到古時帝王御藥的頂級養生，並堅守樂家「古方無不效之理，因修合未工，品味不正，故不能應症耳」的觀念，嚴謹製藥，以期推廣懸壺濟世的理念！

樂氏同仁堂祖傳祕方共362首，我特別精選出50首針對普遍大眾身體狀況的精華漢方，為其訂做最健康且能在生活中輕鬆養生的內服外用選方。在內服方面，我將藥方入膳，讓大家在日常飲食中，能有效調理體質；外用部分，則製成藥浴、膏類及面膜，在強化體格之餘，亦能養顏美容。

因此在挑選配方時，我期望大眾在健康方面，務必能提高抗病與抗衰力；在美顏部分，則力求擁有如慈禧般青春永駐的水潤肌。更願如今公開樂氏同仁堂流傳三百多年的祖傳祕方，能幫助現代人晉升如帝王、妃嬪般的養生層次，達到健康延年、美顏永駐的最高境界！

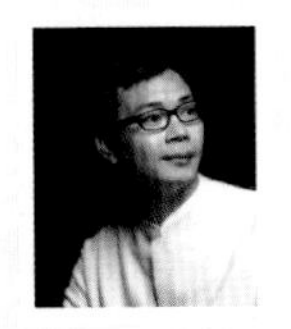

樂氏同仁堂樂家老舖第十四代傳人 **樂覺心**

話說大清御藥——

【樂氏同仁堂】

「樂家老舖——同仁堂」走過三百三十九年歷史的風華歲月，提起漢方醫藥無人能出其右，故被尊稱為「中國最古老的漢醫醫院」，可謂是中國漢方醫學的龍頭！隨著漢方食療成為二十一世紀最新趨勢，並搭上電視劇「大宅門」、「大清藥王」等陸劇熱播的熱潮，「同仁堂」御藥供奉長達一百八十八年的輝煌歷史，再度成為海內外爭相研究與報導的對象，並本著「昔日御藥供奉，今日養生共享」的精神，公開宮廷養生配方，以期大眾回歸天然養生，再次享受樂氏代代相傳的宮廷養生精華！

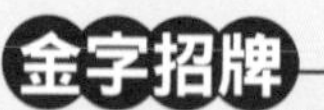

樂氏同仁堂源起

「樂氏同仁堂」原名為「同仁堂樂家老舖」，其命名源自於樂氏家傳的「針灸銅人」，取其諧音為「同仁」二字，起源明朝永樂帝。

第一代樂良才以手搖串鈴、走街串巷來

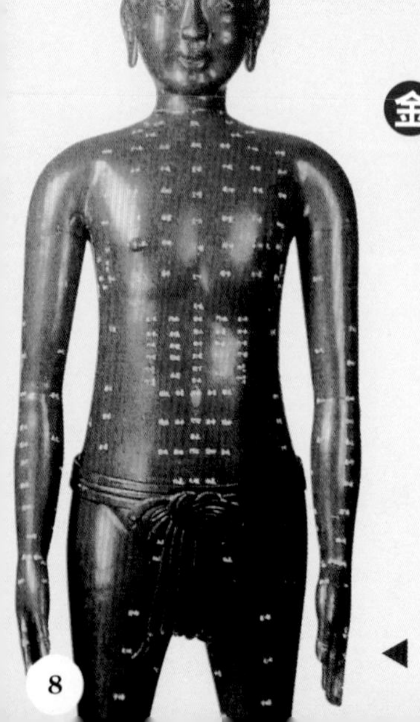

◀ 取其「銅人」諧音為「同仁」

行醫維生，在當時稱之為**「鈴醫」**。而樂良才深知自己若要在京師「行醫」，就必須掌握中醫的經典理論、方藥著作，務求達到「配方合理、療效顯著」的用藥觀念，而其後世也遵從訓示，代代戮力鑽研民間的各中醫藥方。

中醫小常識

鈴醫：鈴醫為遊走民間的醫生，以搖鈴招徠病家，故而得名。他們恪守「揚仁義之德，懷濟世之志」，以醫治人民疾病，並只求薄利，其妙術施治的技術，深得民眾信賴。

到了清康熙八年(西元1669年)，第四代樂顯揚因治癒康熙隱疾，獲得了賞識與贊助。康熙並以「同心一意、仁民愛物、同修仁德、濟世養生」御賜藥室名為「同仁」，成為「同仁堂」的肇始。

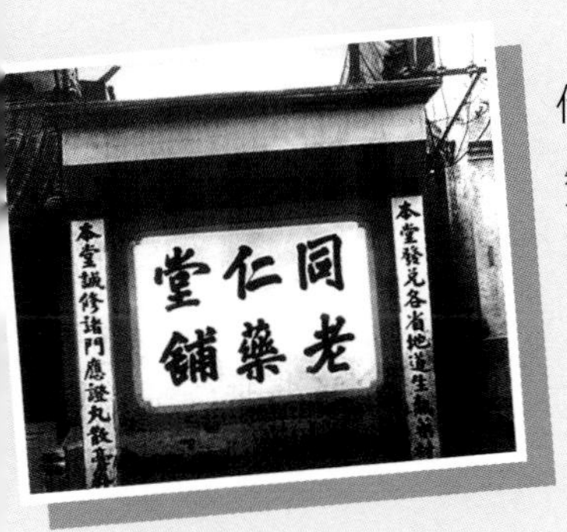

◀明朝永樂年間第一代樂良才成立樂家老舖

此外，樂顯揚更當上清朝的「太醫院吏目」，誥封登仕郎太醫院吏目，晉封文林郎，贈中憲大夫，就此結束樂氏祖傳的鈴醫生涯，不僅以「製藥一絲不苟，賣藥貨真價實」為宗旨，更致力於藥方的精研與修合。

第五代樂鳳鳴則官拜「內閣中書」，並總結前人製藥經驗，廣羅民間驗方、宮廷祕方等以反覆驗證，寫下《樂氏世代祖傳丸散膏丹下料配方》一書，並正式提出同仁堂祖訓「炮製雖繁必不敢省人工，

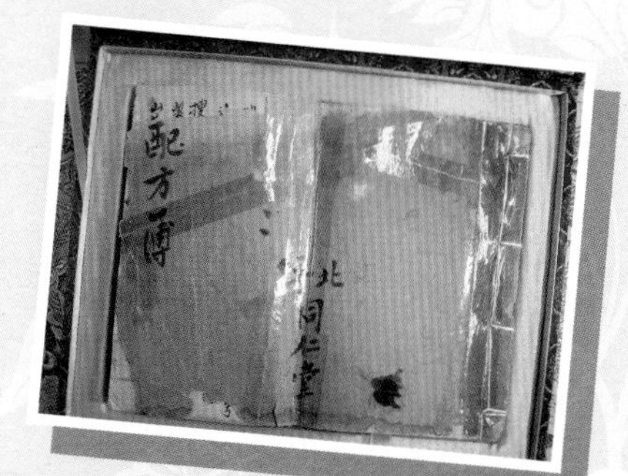

「北平同仁堂」的配方簿▶

品味雖貴不敢減物力」，樹立「修合無人見，存心有天知」的製藥宗旨，成為歷代同仁堂的製藥原則。

獨辦官藥——大宅門榮景

由於同仁堂樂家老舖製藥嚴謹、療效顯著，因而深獲皇帝與朝廷的厚愛，清朝雍正元年，正式欽定同仁堂供奉清宮御藥房之用藥，後因配方療效高、炮製品質優異，故同仁堂不僅為宮廷製藥，還成為清宮用藥的標準。自此同仁堂的運藥馬車便會掛上「御藥供奉」令牌穿梭在大江南北，開啟同仁堂獨辦官藥長達一百八十八年的新紀元。

同仁堂遵照皇宮挑選藥材標準、恪守皇宮祕方與製藥方法，形成一套嚴格的品質監督制度，而同仁堂與清宮太醫院、御藥房之間的相互影響，也形成了同仁堂製藥的特殊配方與風格。

根據御藥房的制度與要求，同仁堂每三個月即需進藥一次，提

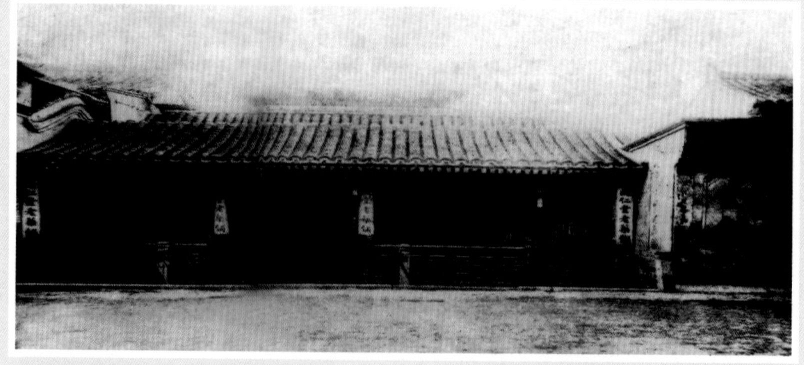

▲ 舊時的同仁堂老藥舖

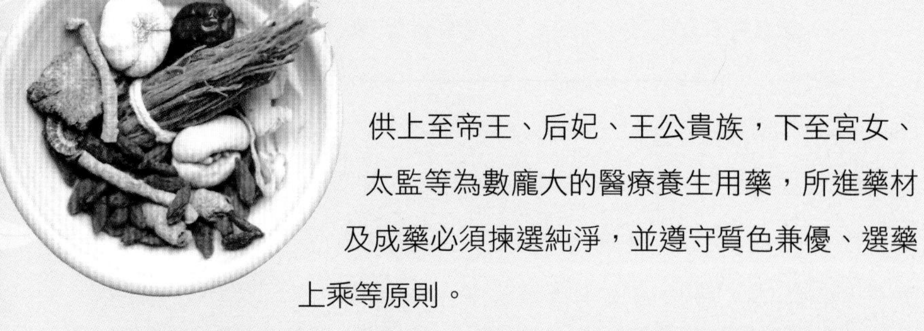

供上至帝王、后妃、王公貴族，下至宮女、太監等為數龐大的醫療養生用藥，所進藥材及成藥必須揀選純淨，並遵守質色兼優、選藥上乘等原則。

乾隆年間，凡帝后嬪妃、皇子公主因病重急需用藥，皆以「急傳交進」的方式傳召同仁堂入宮，片刻不得延誤，足見宮廷對其依賴性。而當時的太醫院因十分重視同仁堂所製藥品，故保留許多同仁堂的配方，以便隨時供帝后等人使用。

到了慈禧太后，對同仁堂依賴更重，長期使用同仁堂珍珠粉、烏雞白鳳丸等藥，打破「同仁堂上呈官藥均需經過御藥房統一管理發放」的成例，派總管李蓮英直接到同仁堂取藥，獲得「不需經由御藥房，可直接供藥至皇宮」的殊榮，透露出清朝皇室已將同仁堂與御藥房等同視之，足見其重要地位。

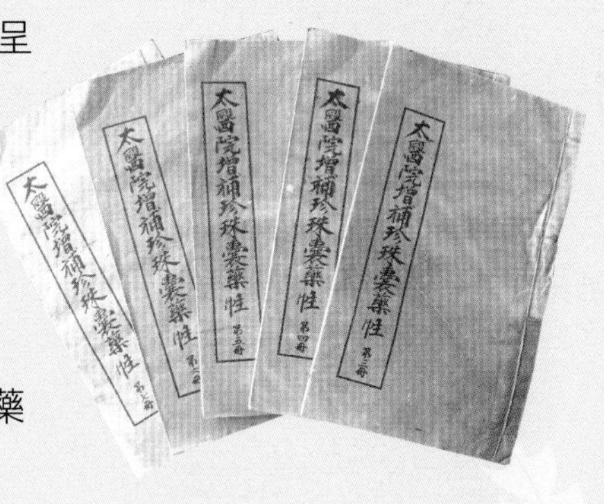

▲《太醫院增補珍珠囊藥性》藥冊

文革抄家——樂氏家族在台灣

之後樂氏同仁堂歷經大時代變遷，當時樂家十三代第四房樂松生擔任北京副市長時，面臨文化大革命的抄家浩劫，族譜被沒收、祠堂被砸毀，自此同仁堂被收歸為大陸國營事業，並更名為「北京

樂崇輝來台於開封街設立「台灣同仁堂」▶

同仁堂」，樂氏家族便全面退出經營管理。

所幸民國三十八年，樂家十三代第二房傳人樂崇輝帶著同仁堂祖傳《樂氏世代祖傳丸散膏丹下料配方》手抄祕方本輾轉南遷，在台灣落地深耕，於開封街開創台灣同仁樂家老舖。期間因擔心「同仁堂」的招牌，會給後代及對岸樂氏家族帶來麻煩，故便暫時結束台灣同仁樂家老舖的營業。

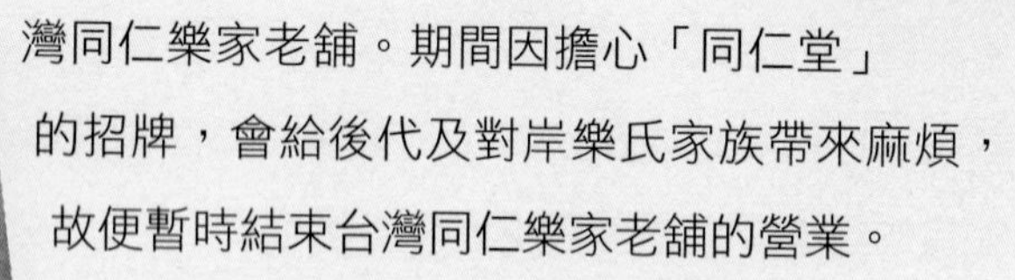

◀「壽藥房」藏樂氏「同仁堂丸散膏丹配方」

不甘家族為宮廷製藥的濟世精神、配方，以及文化就此中斷而失傳於後世；台灣樂氏同仁堂秉持著手握祖傳手抄配方本，以及台灣成熟的生物科技技術之優勢，成立生技公司，並積極與中國醫藥大學、萬能科技大學等專業學術單位合作，推動設置研究中心，結合台灣生技及創新優勢結盟策略，提升古宮廷藥目效能，步步打造台灣樂氏同仁堂的核心競爭力。先後以宮廷古方《龜齡酒》、《帝靈茸》為基礎，結合中西醫顧問群，及SMP低溫萃取技術，研發出「戰龍」、「神菇」等養生保健品，獲得各界高度評價；針對宮廷后妃保養，全力開發漢方美容保養品多達四十餘種，最近更計劃重新生產同仁堂十大名藥，如烏雞白鳳丸等，以成功創造差異化，開啟與北京同仁堂迴然不同的嶄新局面，奠定樂氏同仁堂第十四代在台灣養生保健品的指標價值！

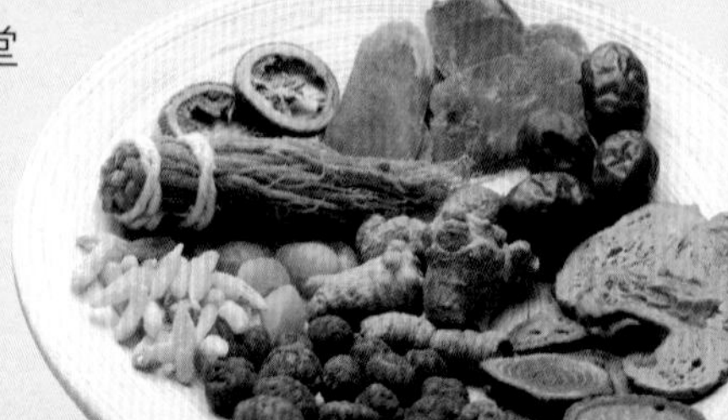

金字招牌

樂氏同仁堂大清時期演進

世代／人名	歷史演進事件
第一代 樂良才 第二代 樂廷松 第三代 樂懷育 第四代 樂顯揚	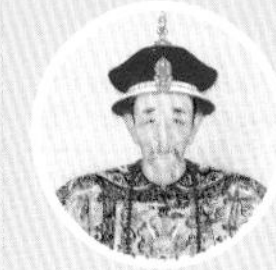 清康熙八年(西元1669年)樂顯揚巧遇康熙皇帝並甚得康熙賞識，以「同修仁德，濟世養生」為宗旨，創辦同仁堂藥室。
第五代 樂鳳鳴 第六代 樂　禮 第七代 樂以仲 第八代 樂　興	 康熙四十五年(西元1706年)樂鳳鳴經求各類劑型配方，整合、蒐集「宮廷御藥秘方、樂氏家傳祖方、歷代驗方、古方配方」，費時五年，匯集成冊，名為《樂氏世代祖傳丸散膏丹下料配方》，由上萬首配方精選過濾，改良驗證後為362首，印製成《同仁堂藥目》。 雍正元年(西元1723年)皇帝欽定樂氏同仁堂供奉清宮御藥房用藥，獨辦官藥，歷經八代皇帝使用，達一百八十八年之久。
第九代 樂百齡 第十代 樂平泉	清咸豐十一年（西元1861年），慈禧太后命「京都同仁堂樂家老舖」越過御藥房直接為宮廷製藥。 光緒十一年六月十四日（西元1885年）宮中太醫院從樂氏「同仁堂丸散膏丹」秘方中，共計102首抄存於清宮秘方內。
第十一代 樂孟繁 第十二代 樂詠西 第十三代 樂松生 第十三代 樂崇輝	民國38年（西元1949年），樂家經營的同仁堂樂家老舖已達37家遍佈全國各地，並辦學校及養鹿場。 民國55年（西元1966年）文化大革命，中藥科學研究中斷，三百年老匾被毀，「同仁堂樂家老舖」改名為「北京中藥店」，並收為國有。
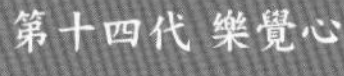 第十四代 樂覺心 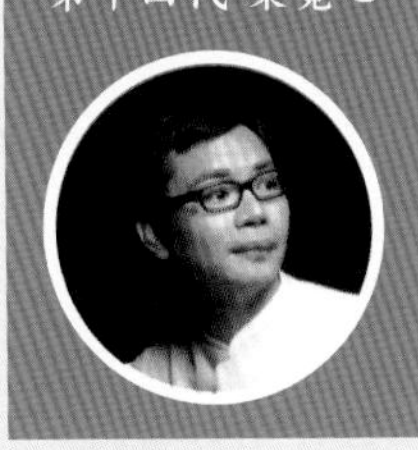	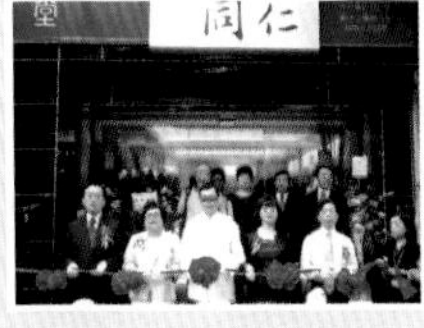 民國97年（西元2007年）樂家第十四代嫡傳樂覺心，秉持樂家祖訓，將六百多年漢方精華與清宮養生秘方，結合現代科學技術僅以「昔日御藥供奉，今日養生共享」創立「京都同仁堂生物科技股份有限公司」得以延續百年老舖之精神，再造新同仁堂！

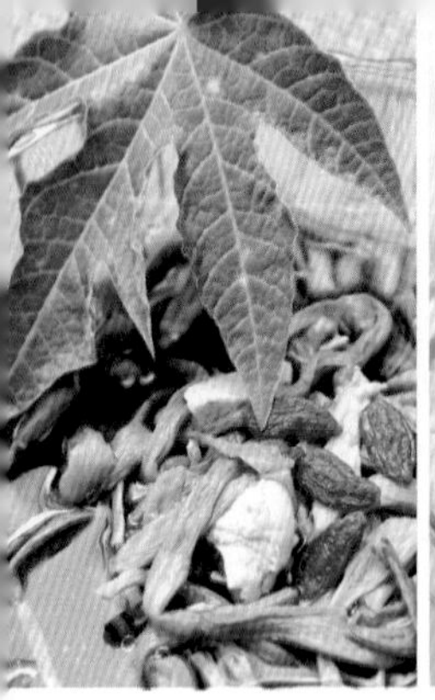
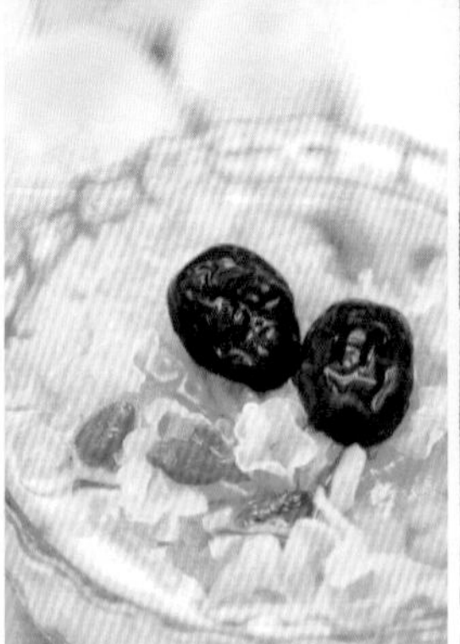
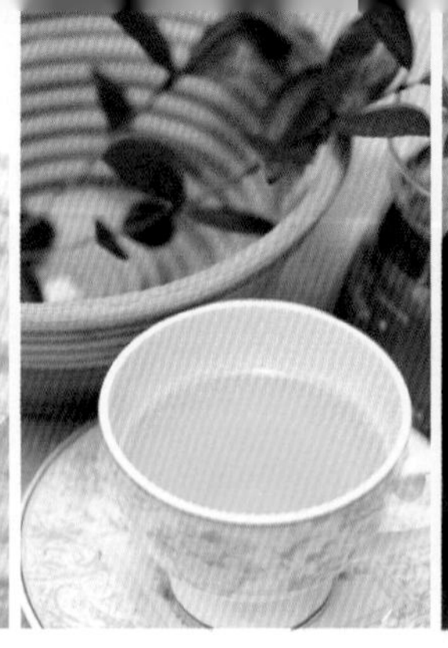
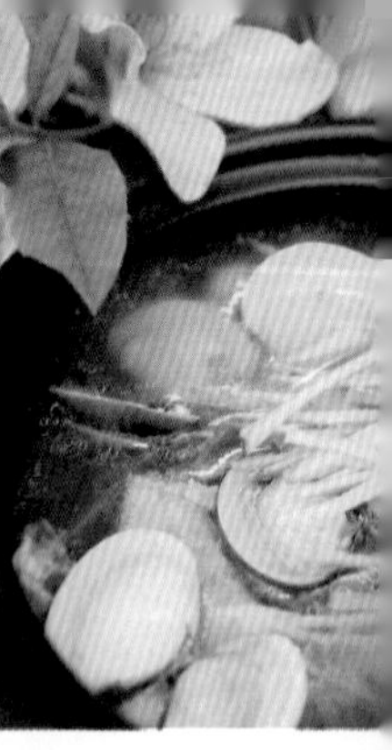

京都同仁堂樂家老鋪

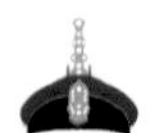

話說大清御藥～樂氏同仁堂

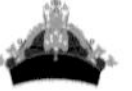

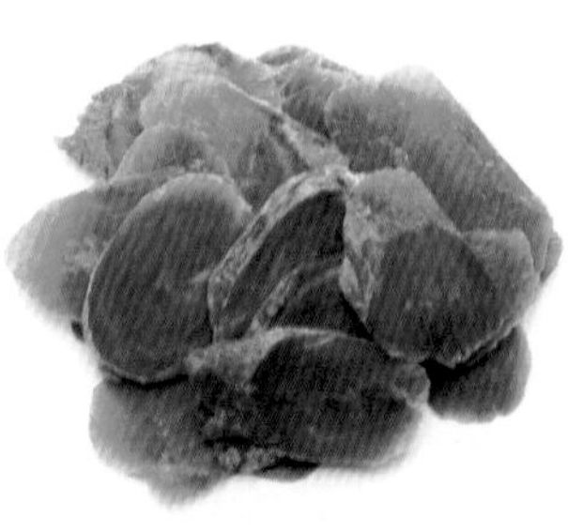

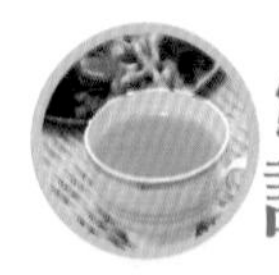

第一章
調補得宜，強身又抗老

樂氏解碼**養生觀念篇**

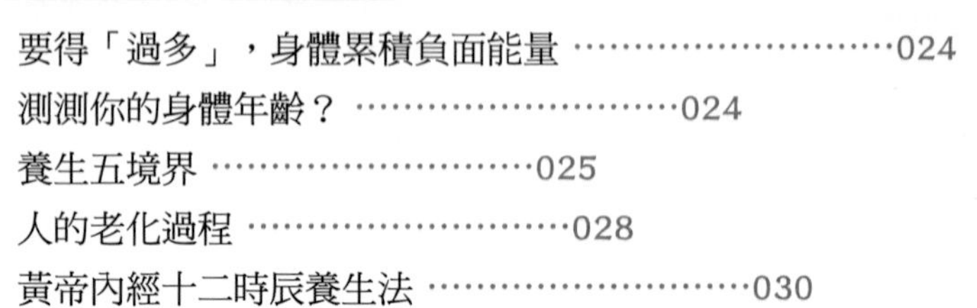

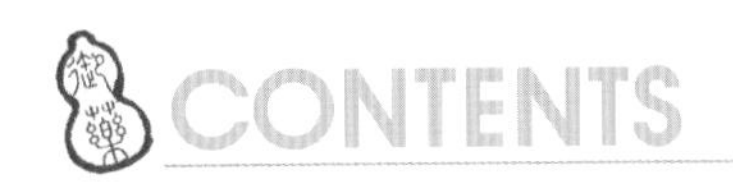

樂氏內外調補養生篇

強身健體 easy茶飲

強身健體 easy甜品

強身健體 easy藥膳

強身健體 easy藥浴

強身健體 easy按摩膏

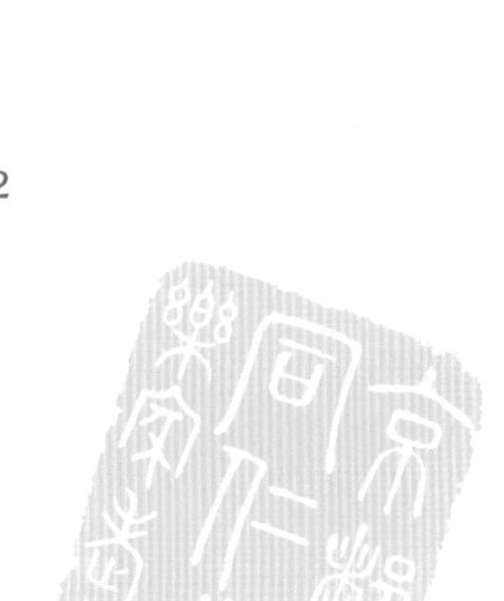

京都同仁堂樂家老鋪

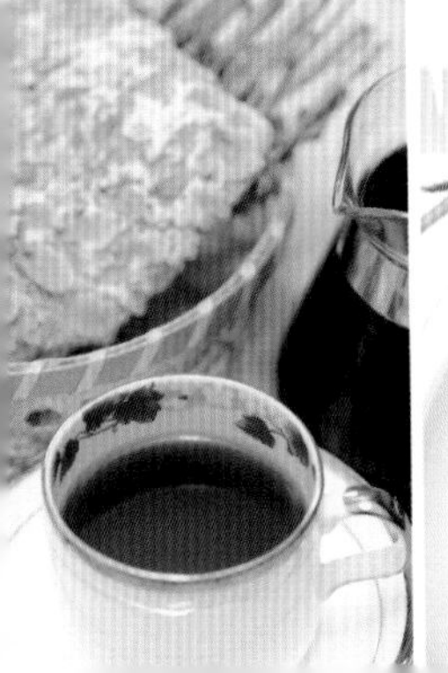

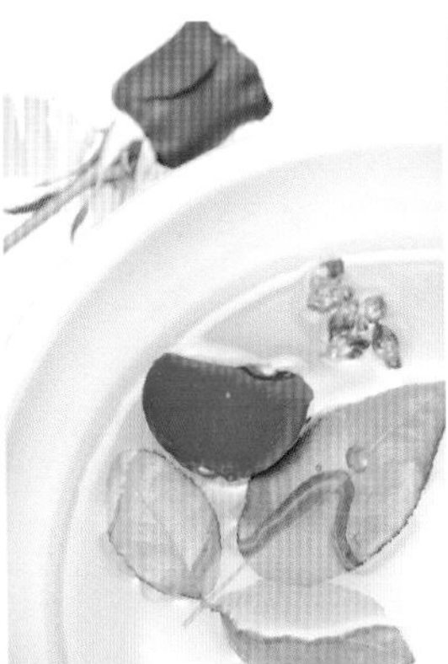

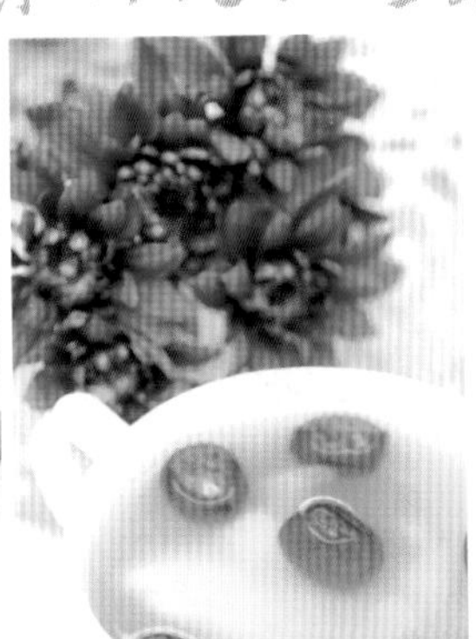

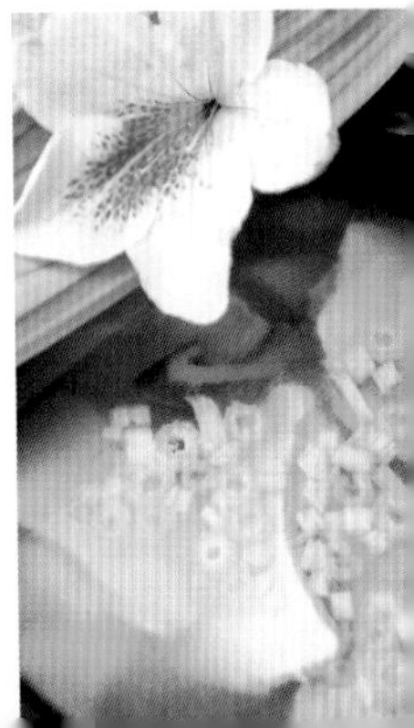

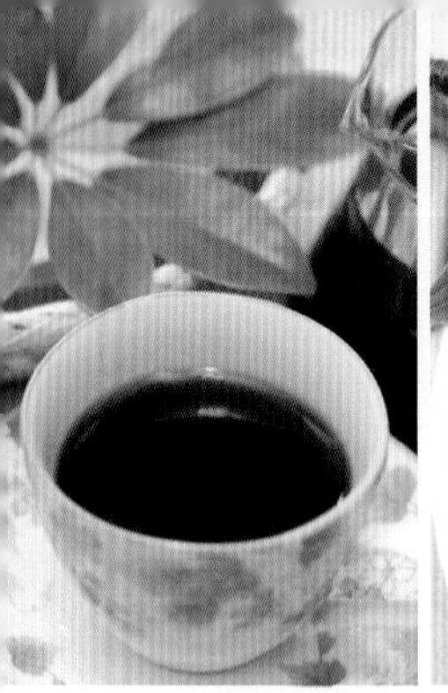
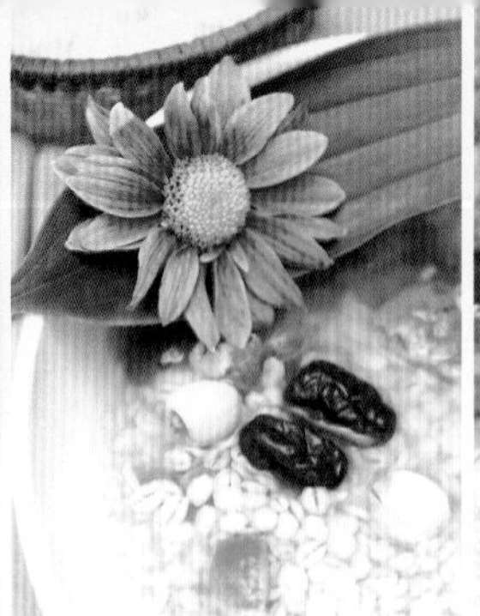
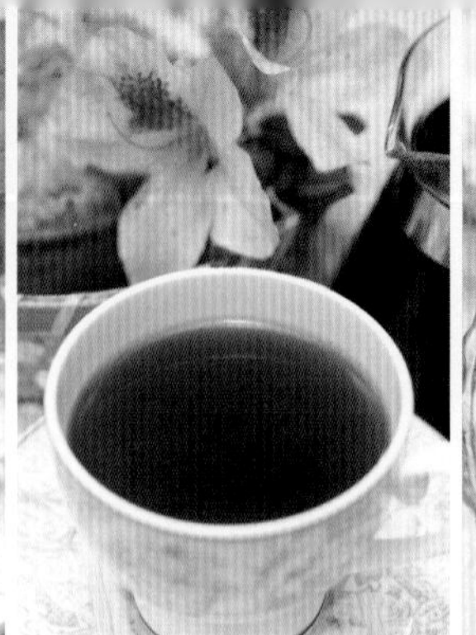
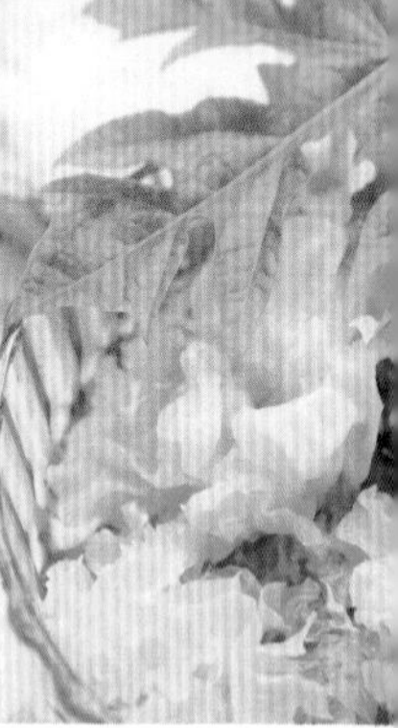

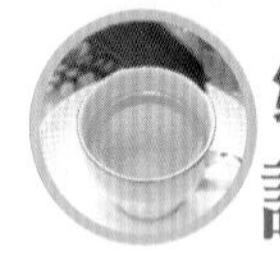

第二章 調適情志，舒壓又安眠

樂氏解碼養生觀念篇

樂氏內外調補養生篇

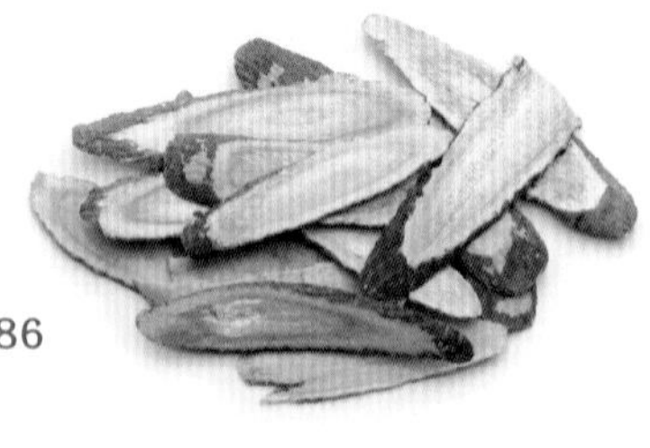

舒壓安眠 easy 茶飲

舒壓安眠 easy 甜品

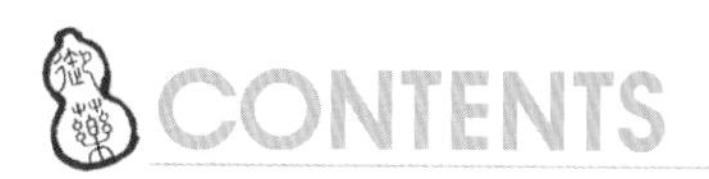

舒壓安眠 easy 藥浴

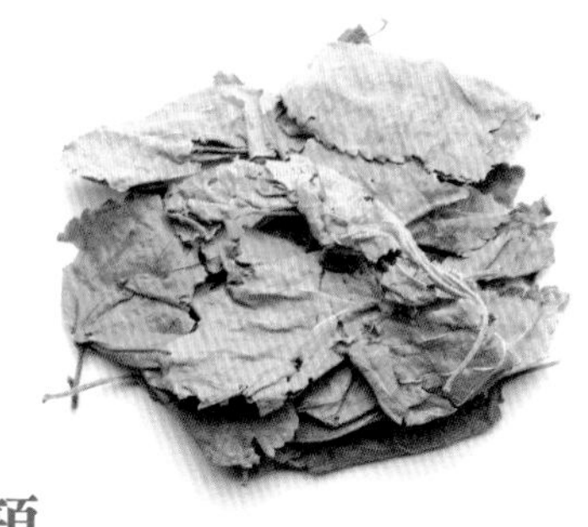

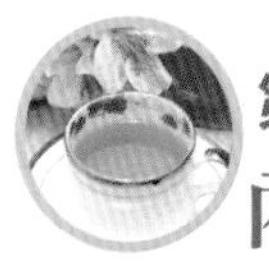

第三章
內外兼俱，美膚又養顏

樂氏解碼養生觀念篇

樂氏內外調補養生篇

美膚養顏 easy 茶飲

京都同仁堂樂家老鋪

京都同仁堂樂家老鋪

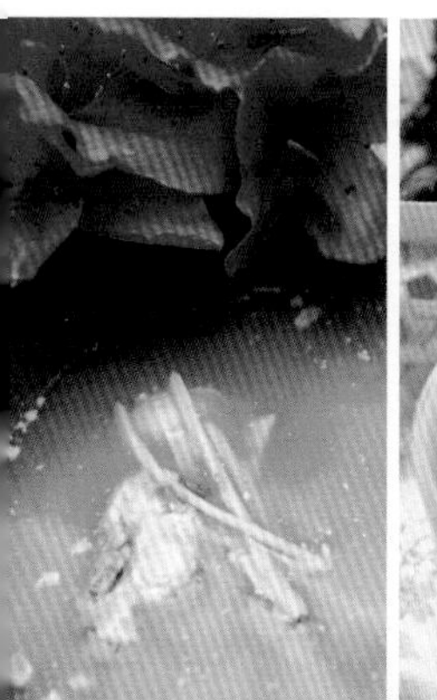

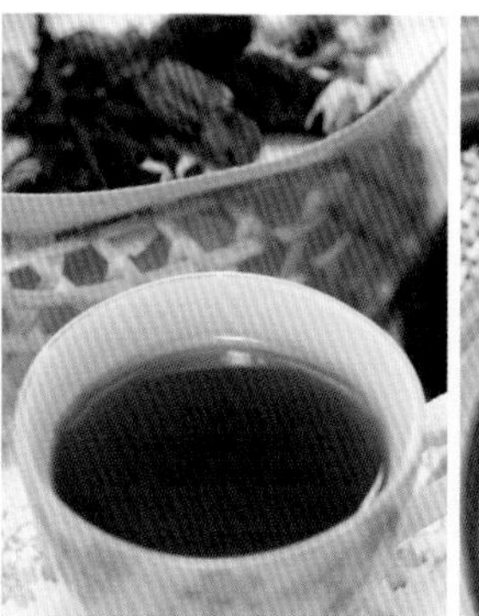

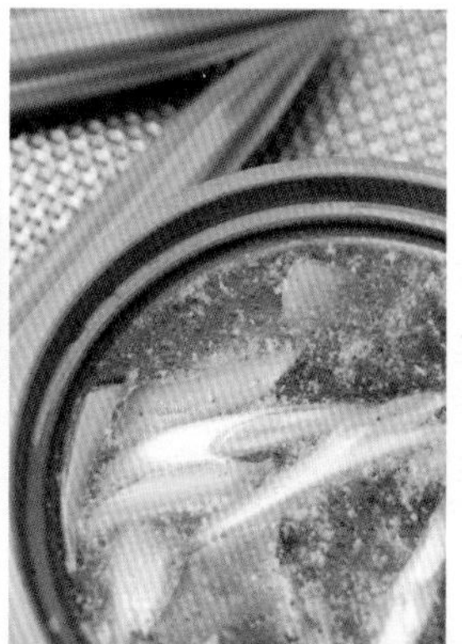

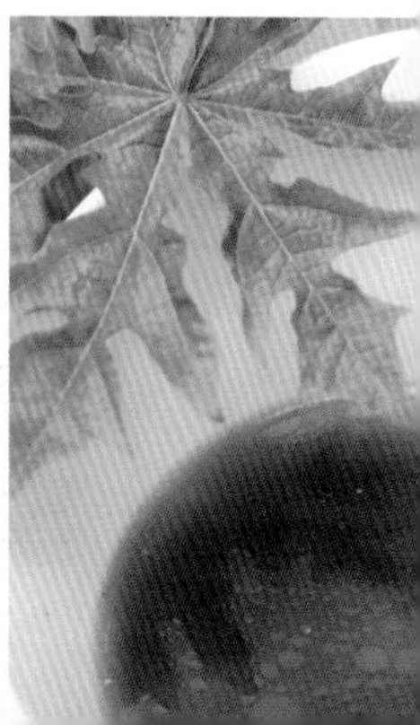

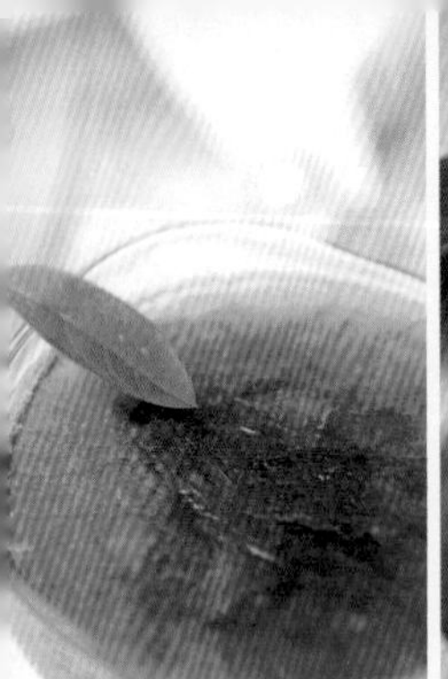
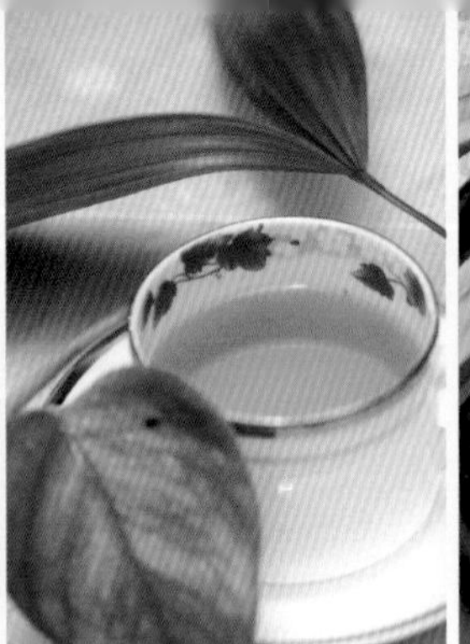
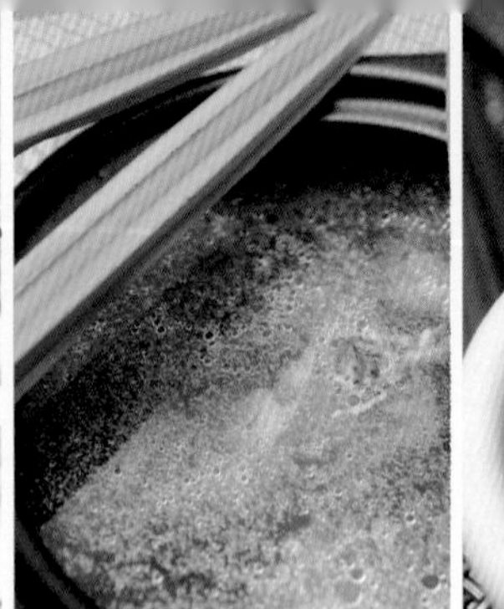
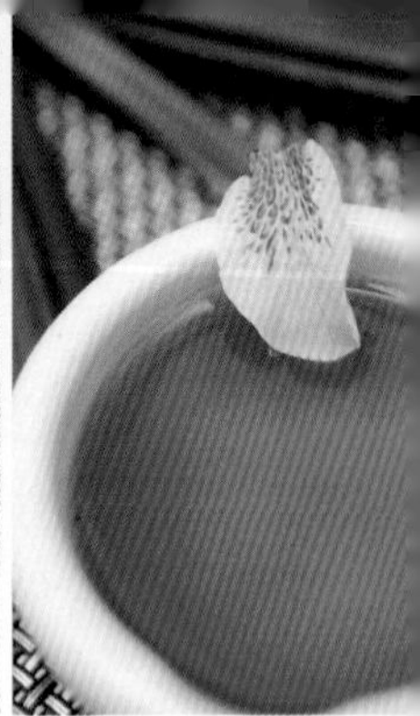

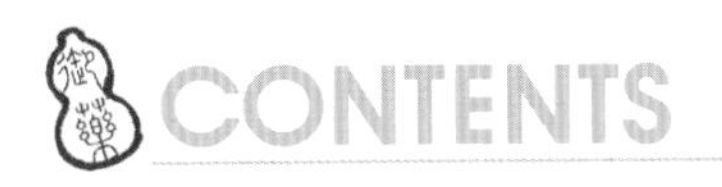

CONTENTS

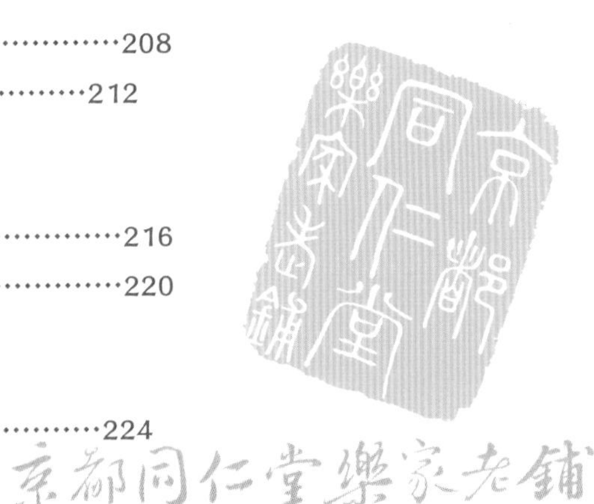

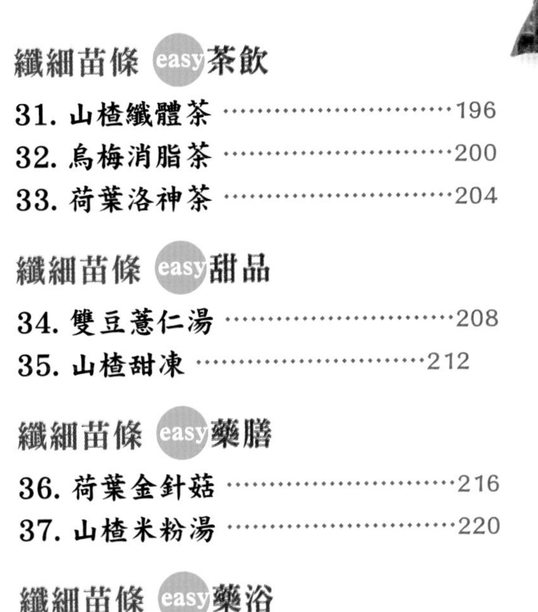

樂氏內外調補養生篇

纖細苗條 easy 茶飲

纖細苗條 easy 甜品

纖細苗條 easy 藥膳

纖細苗條 easy 藥浴

京都同仁堂樂家老鋪

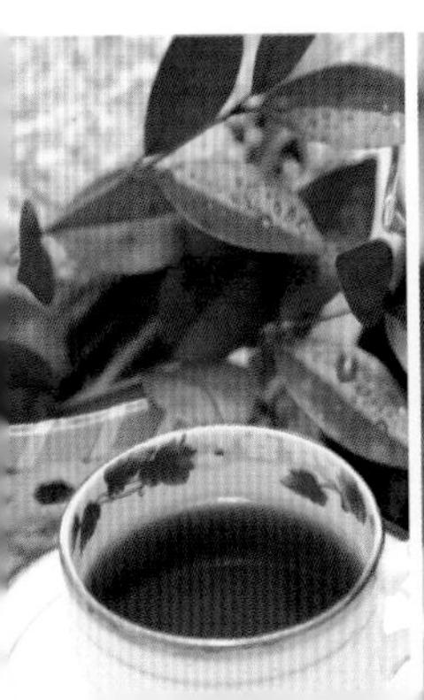

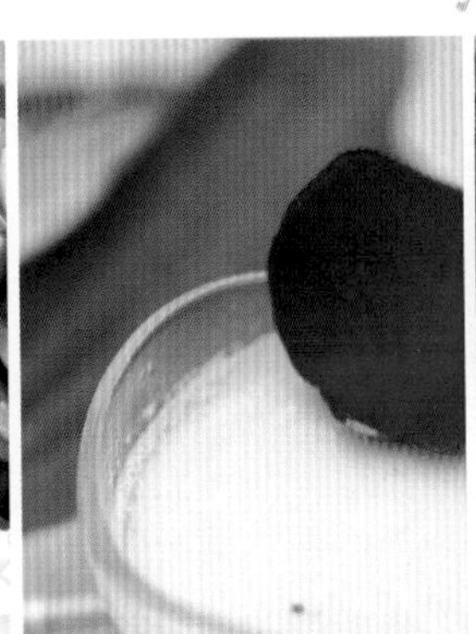

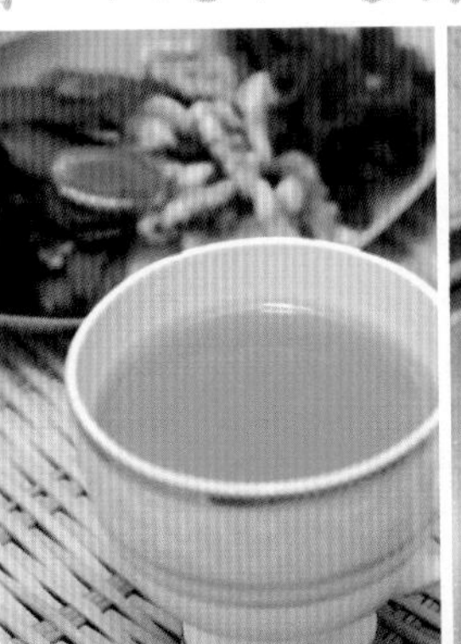

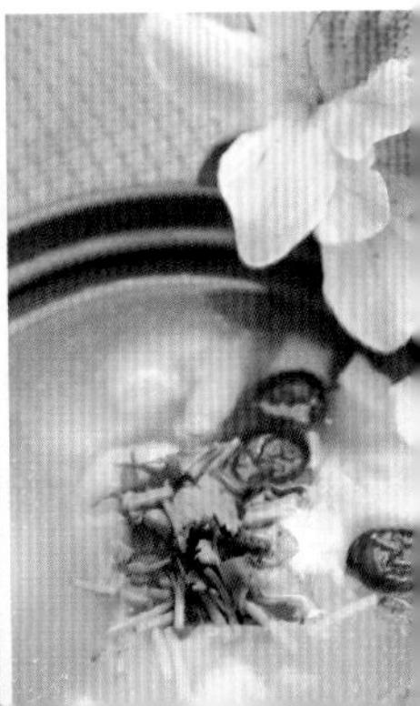

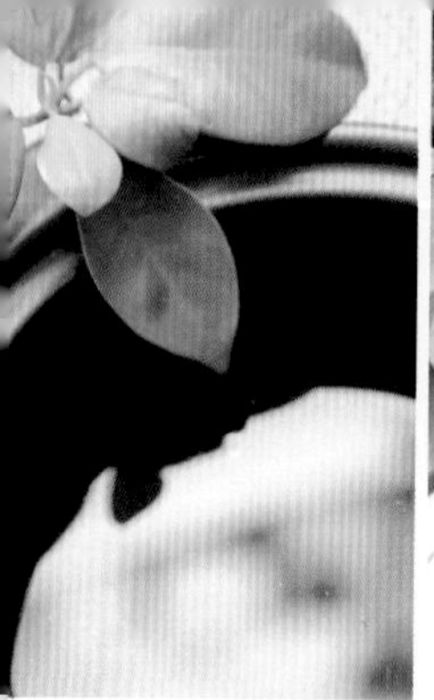
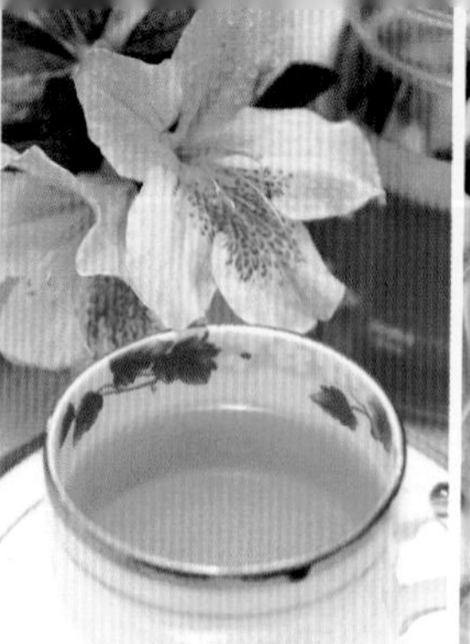
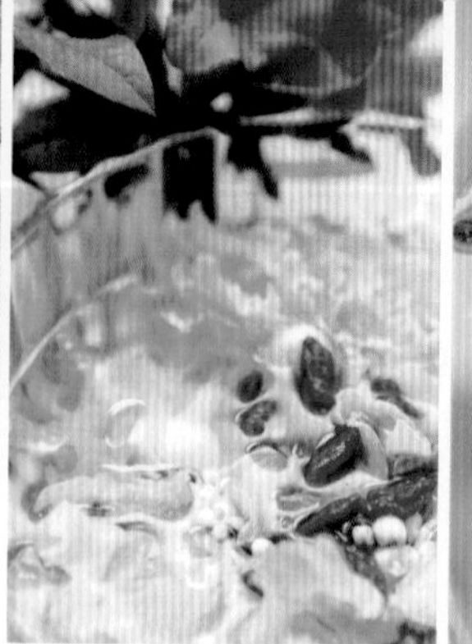
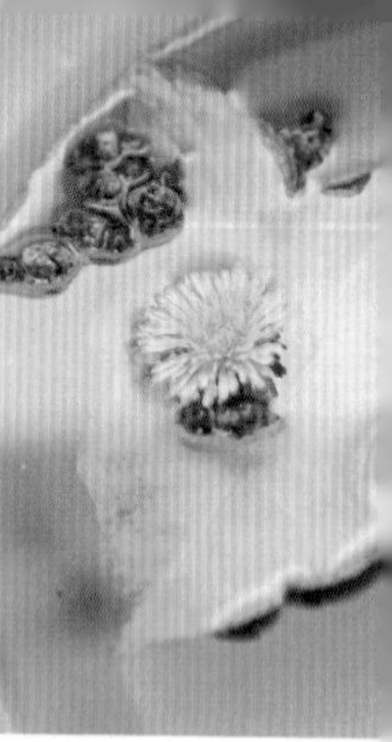

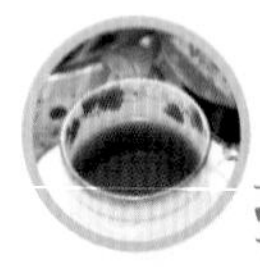

第五章 打好根基，豐胸又潤肌

樂氏解碼養生觀念篇

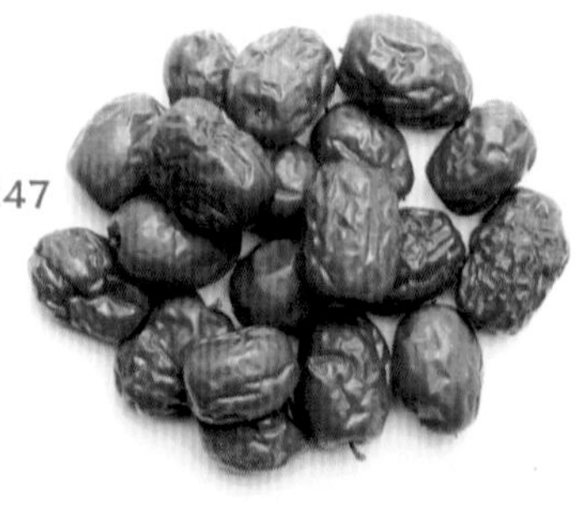

樂氏飲食調補養生篇

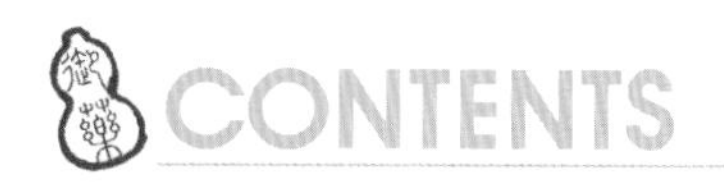

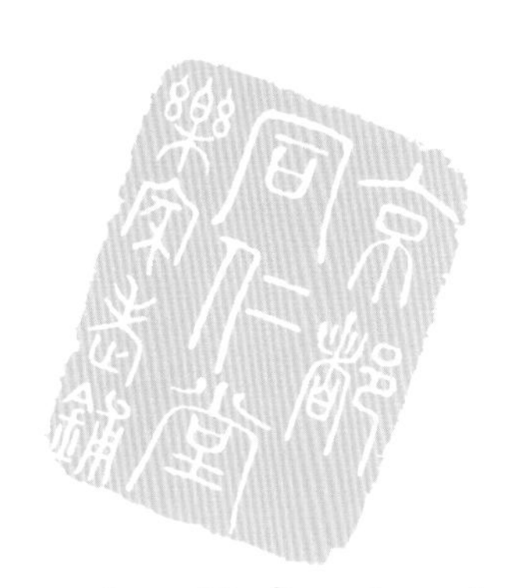

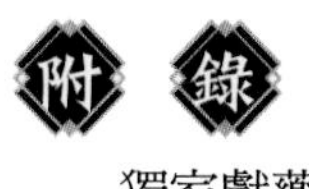

京都同仁堂樂家老鋪

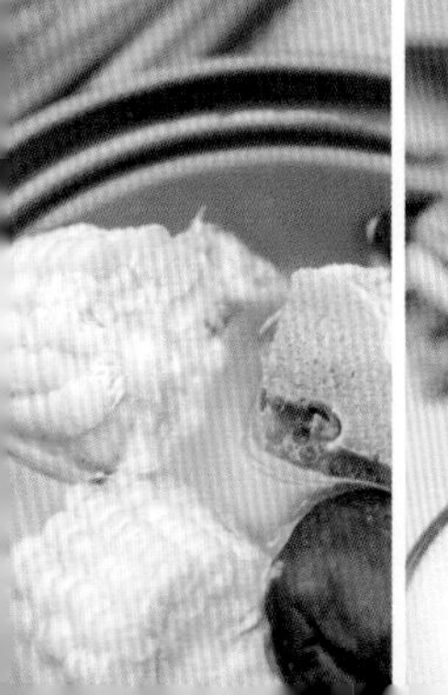

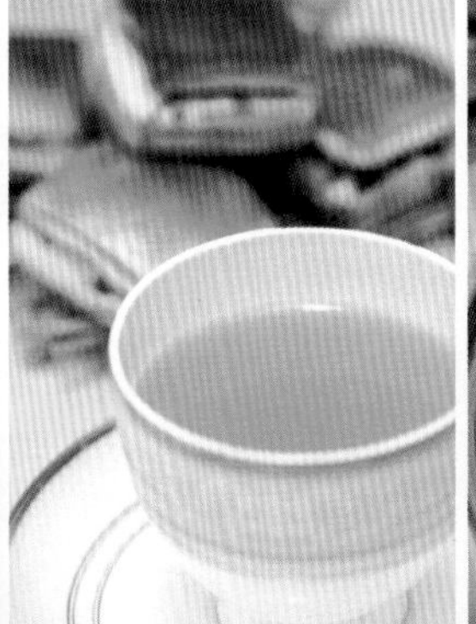

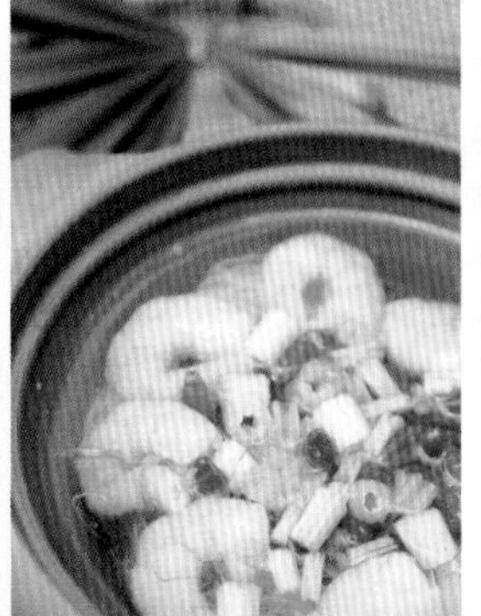

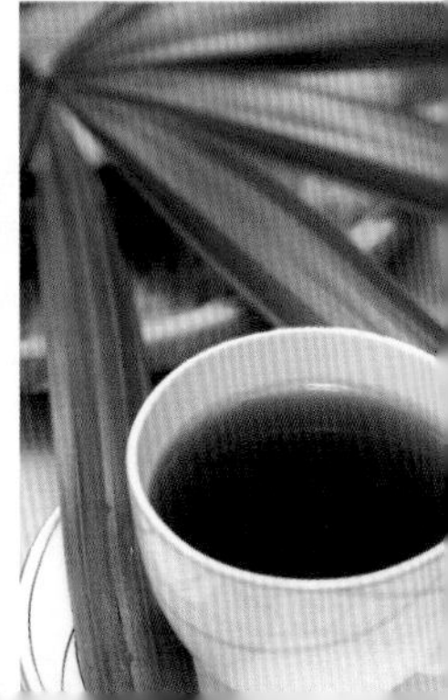

樂氏同仁堂配方典故

～【足御】

康熙六年，樂家第四代樂顯揚挑燈夜讀，忽聞門外傳來十分急促的敲門聲，樂顯揚立即放下書本，開門一看，有一男子滿臉病容，卻難掩眉宇之間不凡的英氣，樂顯揚觀其氣色，立即斷言：「是否身體不適，全身紅癢難耐？」男子臉露訝異之色，不禁問：「先生如何得知？」原來，這名男子便是當朝天子—康熙皇帝，由於身上長滿紅疹，奇癢難耐，宮中太醫束手無策，吃遍各種珍貴藥材，依然未見起色，沒想到依照樂顯揚所開立的藥方浸浴三日，不僅皮膚不再搔癢，全身紅疹亦全數消退，樂顯揚因此得以開立「同仁堂藥室」，進入太醫院擔任吏目一職。

康熙五十六年，因皇太后病重，康熙憂勞焦急，足痛加劇，腳面浮腫，舉步維艱，全身沉重酸痛，徹夜難眠，醒後頭暈加重，整整延續了五十多天。而御藥房進藥數十道，康熙服用後，病情卻未見好轉。此時議政王大臣在會議上，突然想起同仁堂藥舖，故連忙至同仁堂取藥，當時同仁堂舖東樂鳳鳴依照內廷來人所述康熙病情，配製一道足浴方，康熙連泡數日，病情明顯好轉，得知是同仁堂進供足浴藥方，使藥效經由熱水透入毛細孔進入人體，以發揮藥效。康熙不禁讚曰：「同仁堂之藥，妙不可言。」而還是皇子的雍正，當時正在康熙身邊，並將這些情況記錄下來。之後，雍正即位，入主紫禁城，便下令爾後同仁堂開始供奉御藥房用藥。

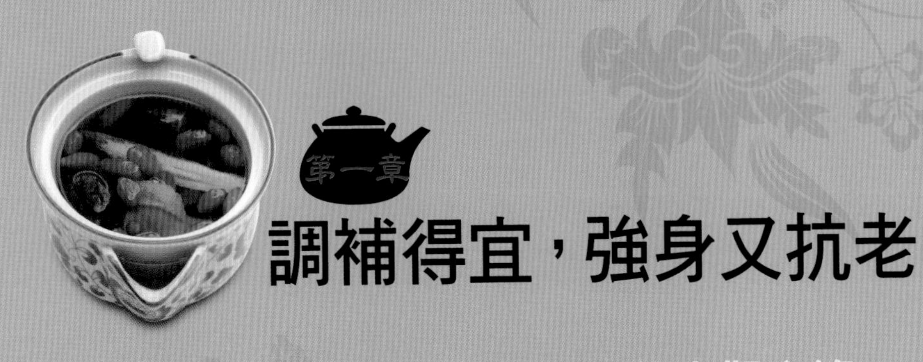

第一章

調補得宜，強身又抗老

樂氏解碼**養生觀念篇**

樂氏內外**調補養生篇**

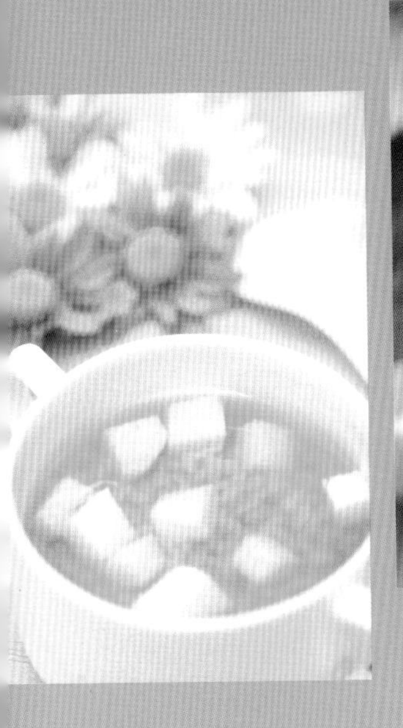

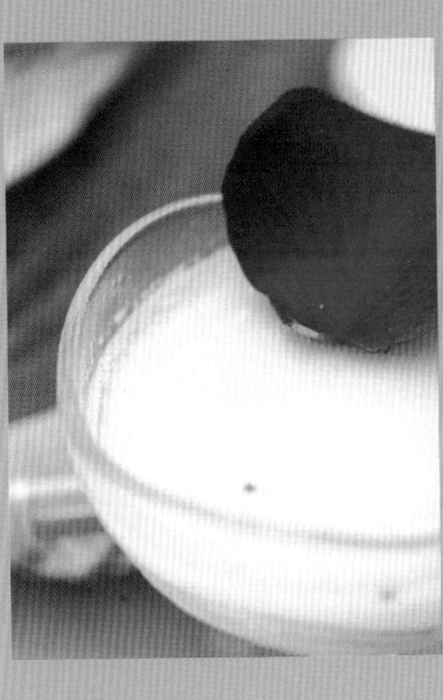

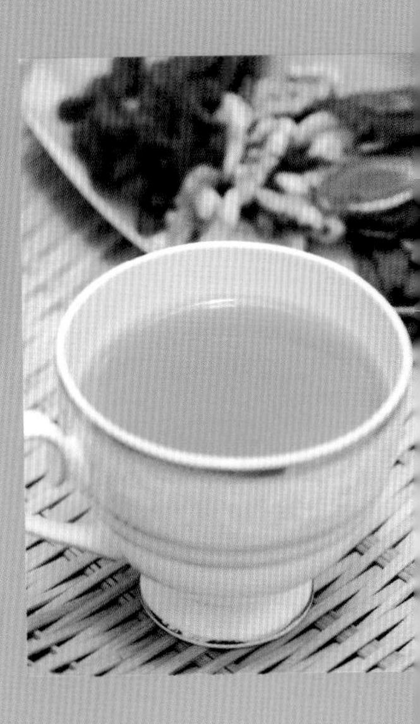

樂氏解碼 養生觀念篇

調補得宜，強身又抗老

要得「過多」，身體累積負面能量

現代人因工作忙碌，導致思慮過多，勞心傷神；再加上追求良好的生活品質、滿足物質欲望，因而過度燃燒身體與精神健康，在努力加班、拼命應酬的結果下，心神衰弱的症狀便浮上檯面。此外，暴飲暴食或飲食過度精緻化、情慾太盛……等傷身現象，也將使人們未老先衰、體虛色差、身體老化年齡高過實際年齡，其衍生而來的病痛、焦慮、失眠等問題，成為另一股殘害身心的負面能量。

古人認為，凡人應避開自然界致病因素的侵襲，如在思想上要清心寡欲，人體的真氣才能正常運行，讓精、氣、神固守於體內，方可百病不生。正所謂「無慾則剛」，古代人多能意志安閒而少嗜慾，心情安逸而少干擾，適度勞動而不覺睏倦。所以古人慾望少，心靈方面容易獲得滿足，也會因少了憂愁而使身體更為健康。

測測你的身體年齡？

由於汲汲營營的生活，使得現代人作息紊亂，故身體年齡常比實際年齡大許多，也就是體內衰老程度相當嚴重，最常見到的現象就是「二十多歲的外貌，四十多歲的身體」。因此，想了解自己的身體年齡，請進行以下測試，檢視自己的健康狀況。

☐ 1. 摸一摸皮膚是否粗糙，臉上出現凹凸不平的小疙瘩？

☐ 2. 眼尾與嘴角是否出現細紋，並觀察眼袋是否越來越明顯？

☐ 3. 觀察臉色是否萎黃灰暗、缺少光澤，黑眼圈是否有深重的情況？

☐ 4. 髮尾是否分岔、枯黃易斷裂？

☐ 5. 眼睛是否乾澀、疲累，尤其看電腦時，常感眼睛脹痛，甚至得乾眼症？

☐ 6. 是否有口苦、口乾且口氣不佳的症狀？

☐ 7. 是否食慾不佳且容易疲累，甚至整天精神不濟、想睡覺？

☐ 8. 是否出現內分泌紊亂的情形，而女性再檢查自己是否出現經期不適，或有婦科病等症？

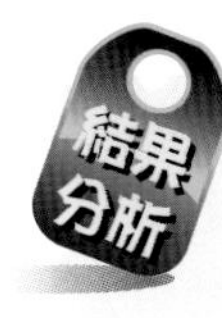

若超過六項符合，那麼你的身體年齡將比實際年齡衰老約3~5歲左右，這時必須調整生活作息與飲食，以減緩老化速度。

其實，透過上述測試，可了解身體目前的老化情況，並藉由這項診斷得知身體所發出的警訊。平時除了注重情緒調節、睡眠品質、飲食清淡等要領外，還必須培養運動習慣、維持良好的生活作息，方可達到養生之效。

養生五境界

《黃帝內經》提到人類的養生境界可分成五等，分別是「真人」、「至人」、「聖人」、「賢人」、「一般人」，其標準以壽命長短作為界定，而每一等人對於四時節氣、天地變化、生活作息等都有不同的順應養生方式，也因而產生壽命的差距。以下將對此五等人的養生觀念，簡言概之。

【真人】

能掌握天地陰陽的變化，呼吸自然清靜之氣，心神內守而不馳散，形體肌肉協調統一，故其壽命與天地一樣長久。

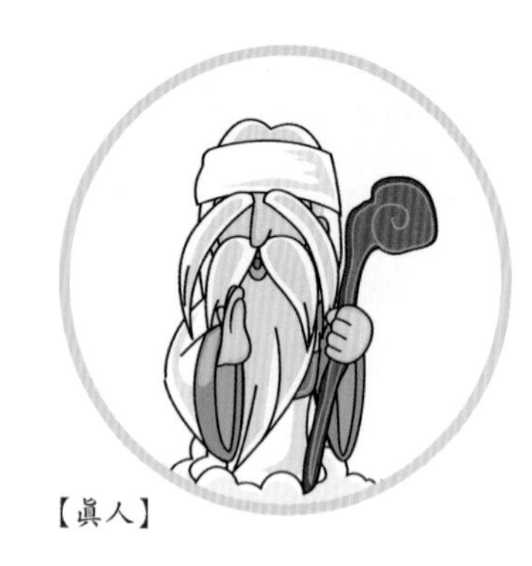
【眞人】

【至人】

為人道德淳樸，養生之道較為周全，能調和人體，以配合四時、陰陽、寒暑的變化；並能遠離世俗干擾，蓄積精氣，保全神氣，瀟灑自如地生活。他們甚至還有可能使壽命延長，進而形體不衰，獲得與真人相同的結果。

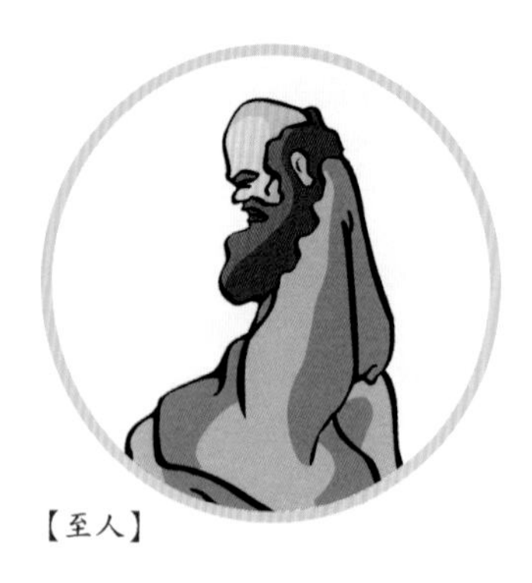
【至人】

【聖人】

能順從八方之風的變化，並且生活在世俗社會之中，卻沒有怨恨惱怒之心，行為舉止不違背世俗之道，且不為外務所累，心中沒有過多思慮，致力於安靜愉悅的生活，以保持怡然自得的心情。由於「聖人」不會讓自己的形體過於疲憊，故精神不會外散，因此壽命可達一百多歲。

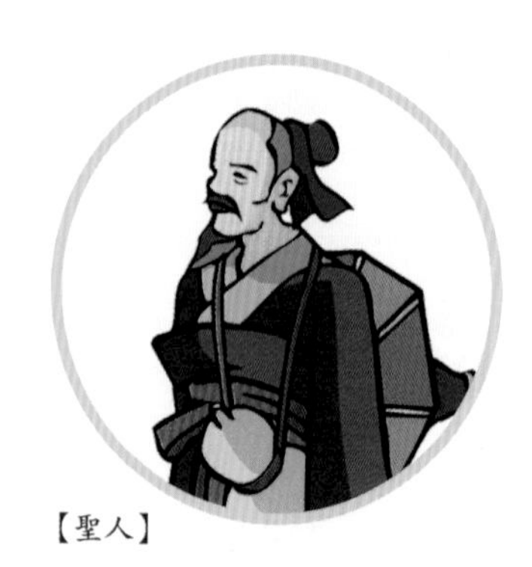
【聖人】

【賢人】

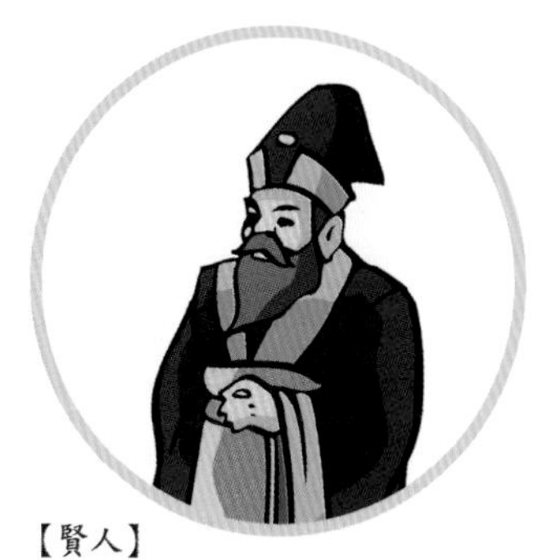
【賢人】

這一類型的人能根據天地變化、日月升降運行、星辰位置等來調養身心。儘管能增益壽命，但因養生方式不及前三等人，故有一定限度。

【一般人】

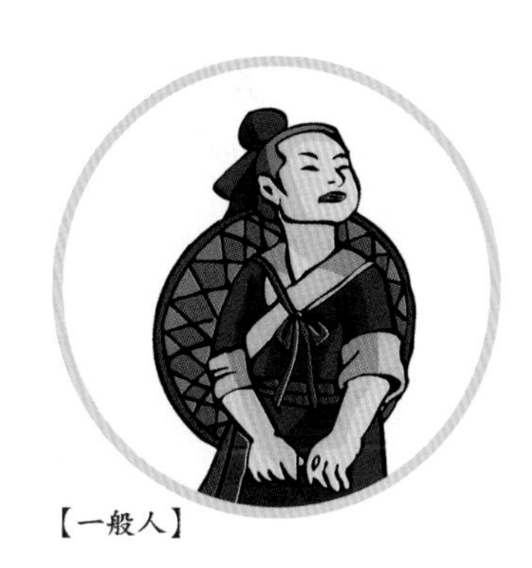
【一般人】

整日忙碌而不注重養生，其壽命一般都較短，在八十歲左右上下，而現代人皆屬於此等級。

事實上，人們為了生活、工作，經常忙碌不堪，致使身體開始出現警訊，故要達到古時「賢人」以上等級者，著實相當困難。

眾所皆知清朝的慈禧太后非常注重養生，並深信「流水不腐，戶樞不蠹」的名言，故對氣功、針灸、按摩……等運動與療法，相當熱衷，以此通經活絡，促進血液循環；此外，慈禧的飲食也相當節制，且懂得攝取均衡營養，例如她最常使用的長壽補益藥材就是茯苓，其次為白朮、當歸、白芍。因此，慈禧到了七十多歲，依舊擁有三十多歲的外貌，頭髮甚至依然健康油亮、有彈性。由此可知，慈禧雖未達「賢人」等級，但其容顏不衰的養生之道卻是眾人遵循的依據。

人的老化過程

人體衰老是由於氣血衰退的緣故，但只要進行合宜的調養，就能保持精氣充盈，並能延緩老化。因此，我們經常看到有些人雖然年事已高，但卻身體硬朗、不顯衰老，就是因其養生得宜。

人的生長規律，會因性別而各有不同。《黃帝內經》表示，女人的生長週期與「七」相關，男人則是與「八」相關，並且男女一旦出現**「天癸」**，就代表身體的發育開始旺盛，故應把握此時期的補養，才能為健康打下基礎。以下將介紹男女的生長規律，列表如下：

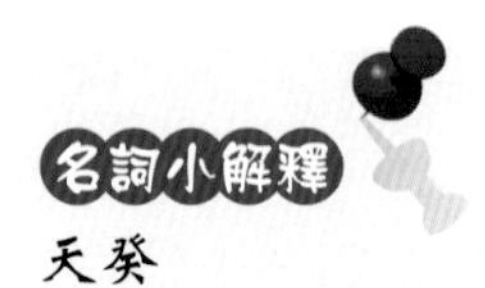

天癸

促進人體生長、發育、生殖機能和維持女性月經與懷孕的必需物質。它源於男女的腎精，以及後天水穀精微（即營養成分）的滋養而逐漸充盈。

女人生長週期

年　齡	發　育　特　徵
7歲（七）	腎氣旺盛，開始長牙，頭髮變長，生命力旺盛。
14歲（二七）	天癸產生，使任脈暢通，太衝脈氣血旺盛，月經按時來潮，並出現生育能力。
21歲（三七）	腎氣發育平衡，智齒生長，其生長發育到達頂點。
28歲（四七）	筋骨堅實，肌肉豐滿，毛髮生長極盛，身體也最健壯。
35歲（五七）	陰陽經脈的氣血衰退，面容開始憔悴，頭髮開始脫落。
42歲（六七）	經過頭面部的三陽經脈氣血都衰減，面容枯槁，頭髮開始變白。
49歲（七七）	任脈空虛，太衝脈氣血減少，天癸竭盡，月經停止，形體衰老，喪失生殖能力。

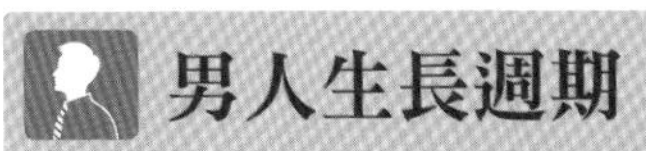

男人生長週期

年齡	發育特徵
8歲（八）	腎氣的精氣開始充實，毛髮漸盛，牙齒更換。
16歲（二八）	腎氣旺盛，天癸產生，精氣充滿而外泄，體內陰陽之氣調和，具有生育能力。
24歲（三八）	腎氣充實飽滿，筋骨堅實有力，並長出智齒，身高也已到最大限度。
32歲（四八）	筋骨生長旺盛，肌肉豐滿。
40歲（五八）	腎氣衰退，頭髮開始脫落，牙齒亦出現鬆動。
48歲（六八）	人體上部的陽氣開始衰退，面容憔悴無華，鬢髮斑白。
56歲（七八）	肝氣衰退，筋骨難以活動自如。
64歲（八八）	天癸竭盡，精氣衰少，腎臟衰退，形體老化，且牙齒毛髮脫落。

由上表可知，女人至35歲（五七），腎氣開始衰退，臉部逐漸老化，頭髮開始脫落；男人則是至40歲（五八）腎氣漸衰，開始掉髮，牙齒逐漸弱化，由此可知，女人的老化程度比男人早。儘管兩者一開始的身體年齡差距很小（女7歲，男8歲）；但到了更年期時，身體年齡卻已相差了15歲，這也說明為何女人會比男人更快衰老的原因。

因此，為了強身健體、抵抗衰老，在歷代典籍中，提出眾多的養生之道，方法不外乎是推拿按摩、藥膳養生、精神愉悅與適度勞動。其中，藥膳養生最為重要，因依其身體所需營養來進行調補，方可對症下藥，為身體打下良好底子！

黃帝內經十二時辰養生法

《黃帝內經》認為：「人應順天地之氣，應四時之需。」故每個人體內都有一個生理時鐘，只有按照身體經絡運行的規律來作息，才能常保健康體魄。

子時（午夜11：00~凌晨1：00）

子時為膽經當令，陽氣開始生發，為膽經的排毒時間，此時應忌夜宵並避免熬夜，務必在午夜11:00前入睡，否則將會影響隔天膽汁的分泌，消化代謝易出問題。即便無法每天在午夜11:00前睡覺，也請一週做到三天早睡，因這兩個小時對女性來說是「美容覺」，若這段時間不能入眠會使皮膚出現暗沉、粗糙，甚至缺少光澤。

丑時（凌晨1：00~凌晨3：00）

丑時是肝經當令，陽氣已經生發起來，是肝經的排毒時間，此時最重要的便是「熟睡」，以養肝護膽，健康排毒，為肝創造一個良好的工作環境。然而，現代人大多為「夜貓族」，故當午夜一過，精神便開始亢奮，身體無法進行修復，所以他們的免疫力通常較差，情緒也容易激動，性情抑鬱沉悶，而且失眠多夢，甚至胸肋隱痛。而丑時若睡不好覺，便又會錯過脊椎造血的最佳時段，而容易造成貧血。

寅時（凌晨3：00~凌晨5：00）

寅時是肺經當令，氣血由靜而動開始轉化，是肺經的排毒時間，此時最重要的便是「沉睡」，也就是睡到「不醒人事」。由於此時肺經運行，所以患有哮喘、氣喘等人，在這段時間咳得最厲害，很難睡好，這屬於肺部的正常排毒。然而，許多人因一時咳得過於厲害，便趕緊服用止咳藥，儘管看似有所緩解，但實際上肺部的毒素已被藥物所抑制，無法進行排毒，久而久之便會導致更嚴重的病症。

故欲緩解咳嗽，可在太陽清晨5點左右升起時起床，以縱情呼吸天地間的靈氣（意即太陽升起後，植物所釋放的氧氣），使自己在吐故納新之間，讓心肺得以運動，咳嗽便會慢慢緩解。

卯時（凌晨5：00~上午7：00）

卯時是大腸經當令，為大腸的排毒時間，此時最重要的便是「開天門、地戶」。天門，就是指睜開眼睛，而地戶則是指肛門排便。所以早上7點前儘量起床，並在起床後喝一杯常溫開水，接著輕揉腹部。若還沒有便意，請挺胸抬頭，雙腳雙臂打開成一個「大」字，手腕由裡向外作三百六十度的旋轉，緩慢地反覆進行幾次，以促進腸道蠕動，產生便意。

辰時（上午7：00~上午9：00）

辰時是胃經當令，為胃經的排毒時間，最重要的是吸收水穀精微（營養成分）的時間。建議大家在7點半之前吃早餐，且早餐不在於多，而是營養要均衡。吃得太多，反而會因上午工作忙碌，而不利於消化與吸收。

然而，這段時間如果不吃早餐，7點前又沒有及時排便，腸胃會因沒有營養攝取而到大腸尋找，進而吸收到大腸之前累積的糞便、廢物，致使胃經被毒素堵塞，如此不僅導致胃痛，還會因其胃經循行膝蓋、腳背，而引起疼痛。

巳時（上午9：00~中午11：00）

巳時是脾經當令，脾開始運化，為脾臟的排毒時間，最重要的是不要影響脾的運化，例如做劇烈運動，或是情緒過於激動，吃冰冷食物等。

由於脾負責將進入人體的食物，運化為可以吸收的水穀精微。因此，從字面上就能看出「脾」的工作，其左半部的「月」代表脾主肌肉；右半部的「卑」表示脾如同其他臟腑的婢女，不斷做好了飯菜送給他們。尤其胃就如同一個大鍋，所有食物都在這個鍋裡，此時脾便成了燒菜的奴婢，要將這一整鍋的美食煮熟，並運送到各臟腑以提供營養。

午時（中午11：00~下午1：00）

午時是心經當令，陰氣開始生起，與子時剛好對應，是心經的排毒時間。而「子午覺」的由來，就是因子時與午時是天地氣機的轉換點，若想順天應地，天人合一，就必須在這時午睡休息。

此時人體心跳最快，體能最強，亦是一天中陽氣最旺盛、氣血最充足的時間。因此，吃過午飯後小睡一會兒，能有效儲存體內陽氣。

未時（下午1：00~下午3：00）

未時是小腸經當令，為小腸經的排毒時間，而小腸也在此時開始吸收養分，故中醫認為「過午不食」，這段時間應儘量避免再進食，讓小腸能充分吸收午餐的營養。另外，心臟病患者應格外注意，小腸經當令時，常有患者覺得胸悶心慌，這是因其心與小腸互為表裡，故當小腸工作時便會影響心的功能。

申時（下午3：00~下午5：00）

申時是膀胱經當令，為膀胱的排毒時間。膀胱經運行之時，有助於利尿排毒，所以人體最佳的喝水時間有兩個階段：一是起床後空腹飲水，另一個便是下午三點到五點。

同時，膀胱經當令也是學習的最佳良機，因膀胱經是人體背部的一條大經脈，從腳後跟沿著後小腿、後脊柱兩旁，一直到後腦部。所以若是小腿、後背、後腦出現疼痛，甚至是有記憶力下降等情形，都有可能是膀胱經產生問題。

酉時（傍晚5：00~晚上7：00）

酉時為腎經當令，是腎經的排毒時間。腎是人體的小金庫，不僅儲存先天元氣，還存著後天五臟六腑的精氣，以及人體生殖器官的精氣。

所以，人體系統一旦出現問題，就必須到小金庫來提錢（精氣），以各取所需。正所謂「人活一口氣」，便是指腎的先天元氣，所以我們才說「腎為先天之本」。而晚飯後，應多喝點水、走百步（必須是散步），將有助於腎臟排毒。

戌時（晚上7：00~晚上9：00）

戌時為心包經當令，是心包經的排毒時間。心包絡是心臟的外膜組織，如同保護君主的內臣，抵擋外邪侵犯，使心肌能正常工作。而戌時的血液循環十分旺盛，且心跳加速，血壓升高，所以不要做劇烈運動。此外，若當你感覺心臟跳得相當厲害，或是中指指尖發麻時，代表心包絡太過疲勞，應在這時讓忙了一天的心包絡休息。

亥時（晚上9：00~午夜11：00）

亥時為三焦經當令，是三焦的排毒時間。三焦是六腑之一，可分為上、中、下三焦。

上焦是指橫膈以上，包括心和肺；中焦位於橫膈以下到臍，包括脾和胃；下焦則位於臍下到二陰，包括肝、腎、大腸、小腸、膀胱和女子胞（即子宮）。由於三焦是五臟六腑的整體，所以三焦不通就代表人體生病了。

故此時應讓自己的情緒平靜下來，準備上床就寢，在睡前聽音樂、看書、洗澡等，盡量使心情處於放鬆狀態，有益於臟腑的休養，化解一整天下來的疲累，進而為身體打下強健的根基。

十二時辰養生祕訣

時辰	當令經絡	養生祕訣
子時(午夜11點~凌晨1點)	膽經	上床睡覺
丑時(凌晨1點~凌晨3點)	肝經	進入熟睡期
寅時(凌晨3點~凌晨5點)	肺經	進入深眠期
卯時(凌晨5點~上午7點)	大腸經	排便
辰時(上午7點~上午9點)	胃經	吃早餐
巳時(上午9點~中午11點)	脾經	養分運行期
午時(中午11點~下午1點)	心經	吃午餐並午休片刻
未時(下午1點~下午3點)	小腸經	養分運行期
申時(下午3點~傍晚5點)	膀胱經	補充水分
酉時(傍晚5點~晚上7點)	腎經	吃晚餐並散步
戌時(晚上7點~晚上9點)	心包經	保持愉快的心情
亥時(晚上9點~午夜11點)	三焦經	準備上床就寢

[樂氏內外調補養生篇]

強身又抗老

強身健體 easy 茶飲

1、清香平肝茶

2、補氣活力茶

強身健體 easy 甜品

3、山藥甜粥

4、幸福桂圓凍

強身健體 easy 藥膳

5、蓯蓉香菇雞絲粥

6、韭菜海參羹

7、杜仲腰花湯

強身健體 easy 藥浴

8、幸福藥浴

強身健體 easy 按摩膏

9、健體按摩膏

清香平肝茶

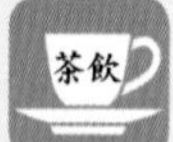

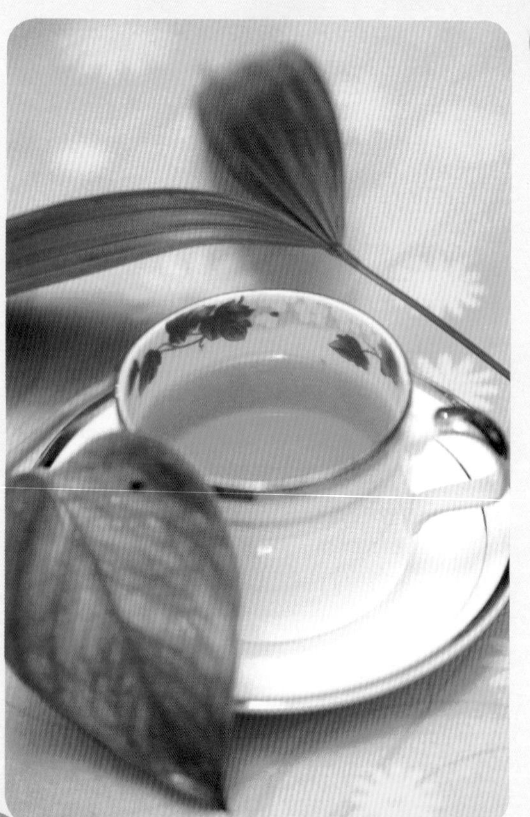

Point 茶飲特效藥材

黃精有補中益氣，健脾潤肺，強壯健腦，養陰生津；有益腎精，強筋骨，抗疲勞，護肝強心，駐顏的功效。

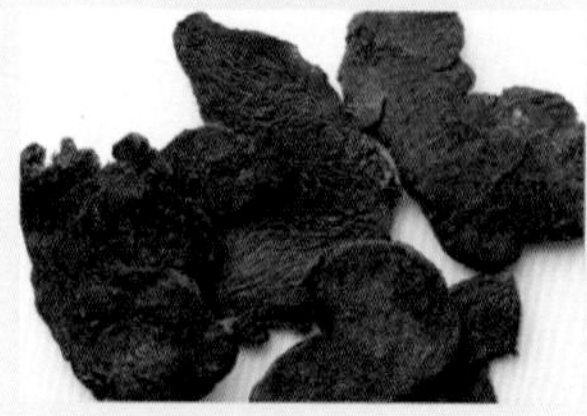

生白芍有益氣健脾，補血滋潤，營養筋脈，燥濕利水，消痰止汗，鎮靜安胎，保護肝臟的功效。

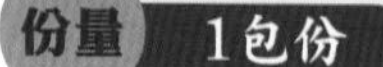

份量 1包份

中醫認為「肝」是管理人體氣、血、水的疏洩，有調節氣血，幫助脾胃消化食物、吸收營養、負責人體新陳代謝以及調節情志、疏理氣機的作用，故此茶可補中益氣、疏肝解鬱，並有益腎精、強筋骨等功效。

材料

● 藥材：

柴胡3克、車前草2克、黃精4克、薄荷2克、紅玫瑰花3克、生白芍3克。

[藥材透視鏡]

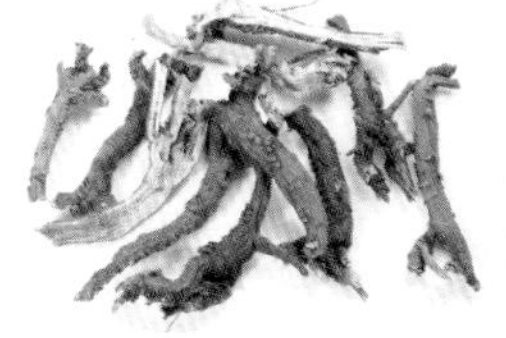
▲柴胡：清熱退火

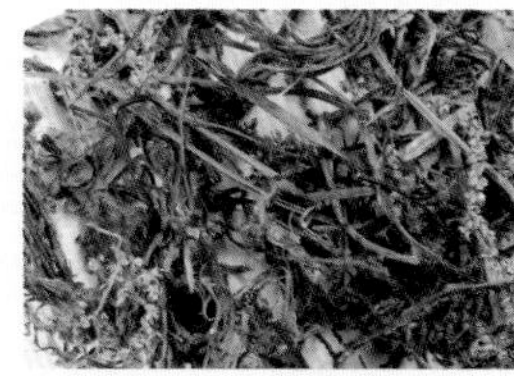
▲車前草：清熱利尿

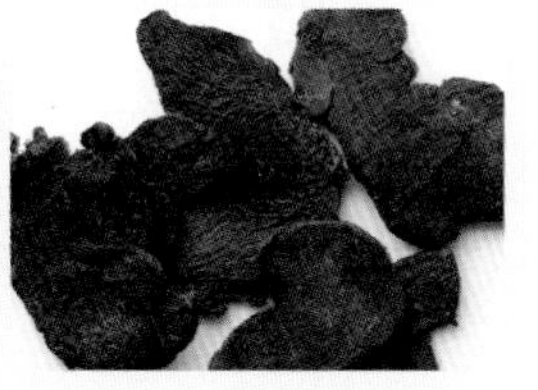
▲黃精：養陰生津

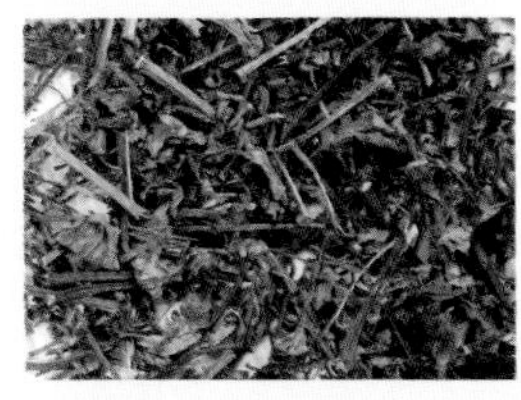
▲薄荷：止癢解毒

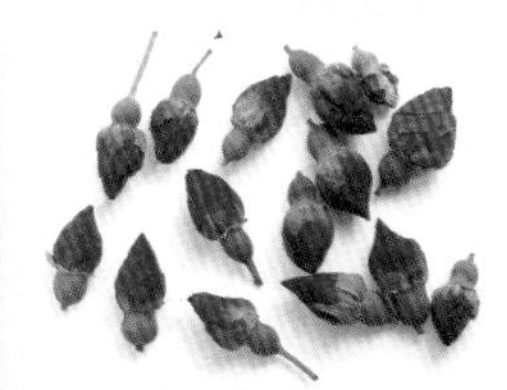
▲紅玫瑰花：解鬱調經

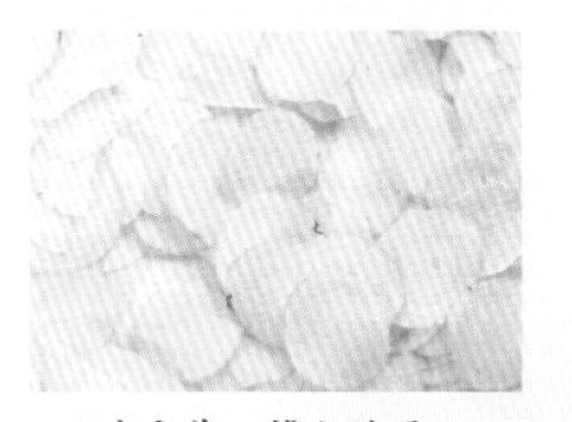
▲生白芍：補血滋潤

做法

1. 除了紅玫瑰花以外，將其餘中藥材洗淨放入紗布袋中。
2. 接著，倒入450C.C.的清水煮沸後，轉小火熬煮25分鐘。
3. 熄火，放入紅玫瑰花燜約2分鐘，去渣即可飲用。

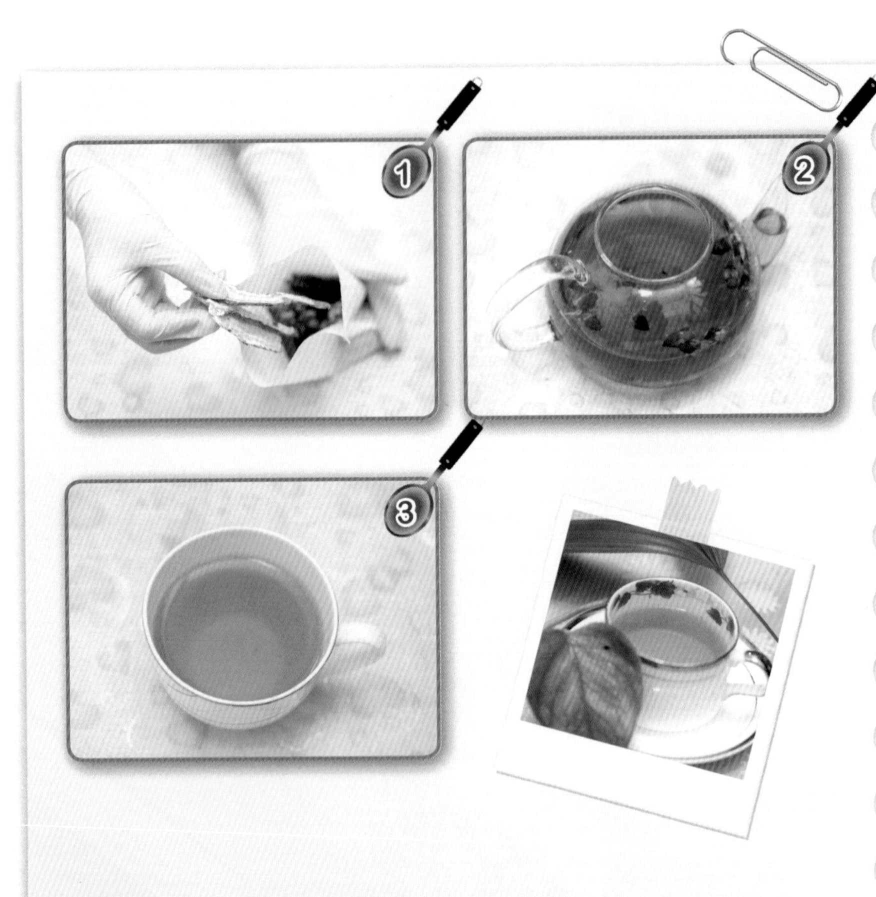

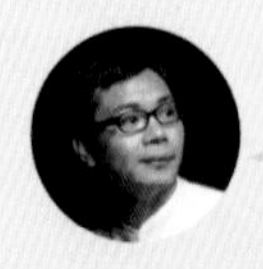

樂氏使用叮嚀！

適用族群

每天可飲用，但不宜過量。尤其適合現代人情志抑鬱、壓力大，以及腎精不足者。

不適用族群

凡是感冒、發燒者以及兒童，皆不可飲用。由於茶飲中，黃精的質地滋潤黏膩，所以因腹中寒而導致腹瀉者，以及腹部脹滿氣滯者則應慎用；而咳嗽痰多者則忌用。

清香平肝茶

茶飲藥材	性味	歸經	茶飲中的藥材功效
柴胡	味苦辛，性涼。	歸肺、胃、脾、大腸經。	清熱退火，疏肝解鬱，提升陽氣。
車前草	味甘，性寒。	歸肝、腎、膀胱經。	清熱利尿，涼血，解毒。
黃精	味甘，性平。	歸肺、脾經。	有補中益氣，健脾潤肺，強壯健腦，養陰生津；有益腎精，強筋骨，抗疲勞，護肝強心，駐顏的功效。
薄荷	味辛，性涼。	歸肝、肺經。	有疏肝解鬱，止癢解毒之效。
紅玫瑰花	味甘、微苦，性溫。	歸肝、脾經。	解鬱調經，疏肝鎮痛。
生白芍	味酸苦，性微寒。	歸脾、胃經。	有益氣健脾，補血滋潤，營養筋脈，燥濕利水，消痰止汗，鎮靜安胎，保護肝臟的功效。

補氣活力茶

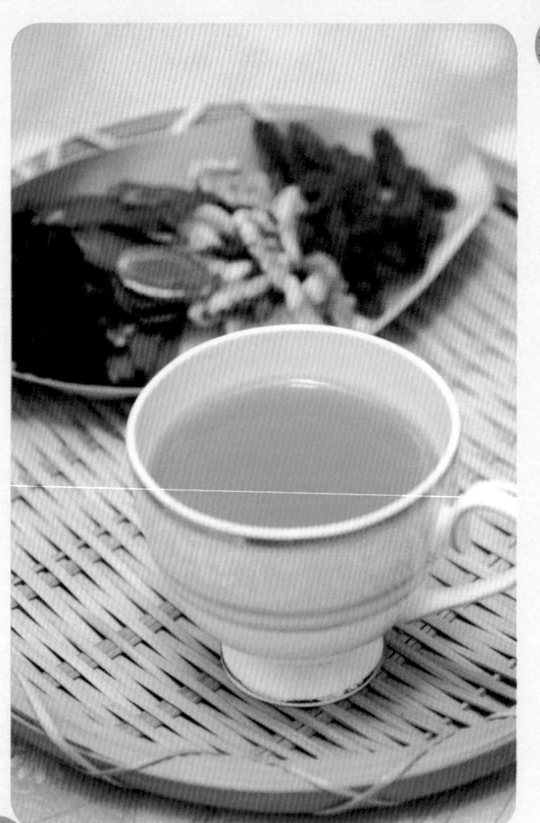

份量 1包份

Point 茶飲特效藥材

人參 可大補元氣，補肺益脾，安神定志，抗疲勞與抗衰老。可改善勞傷虛損，食少倦怠，反胃吐食等不適。

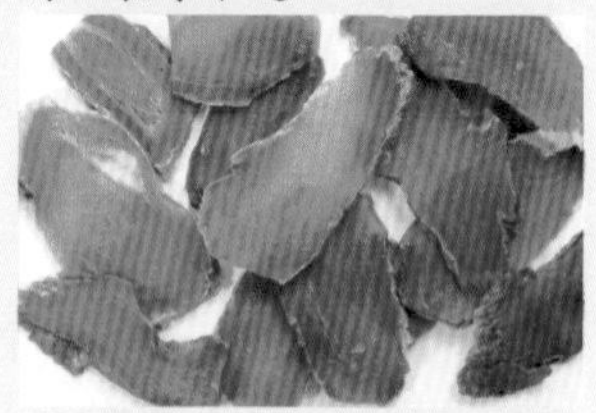

枸杞 有補腎益精，養肝明目，潤肺止咳的功效；並能輕微抑制脂肪在肝細胞內沉積，有促進肝細胞新生的作用。

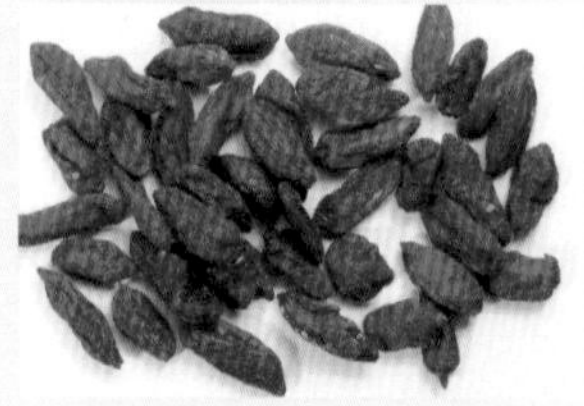

人參和黃耆皆能補氣，但有所區別，人參可生津與安神，為黃耆所不具備；而黃耆補氣不及人參，但卻偏於走表，有升陽固表的作用。故此茶搭配兩者，有補中益氣，養陰潤肺，疏肝解鬱，以及益腎精的功效。

材料

● 藥材：

人參3克、當歸3克、菟絲子3克、玉竹5克、枸杞5克、黃耆3克。

 [藥材透視鏡]

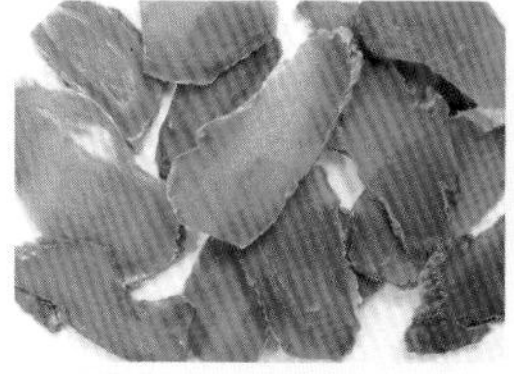
▲人參：安神定志

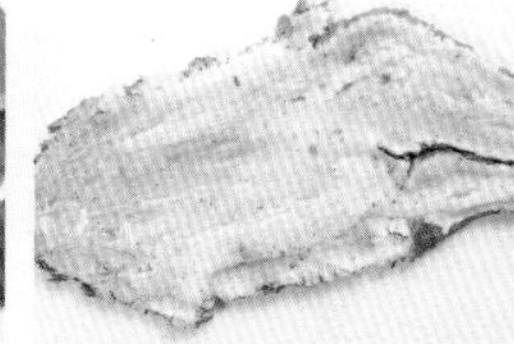
▲當歸：行血補血

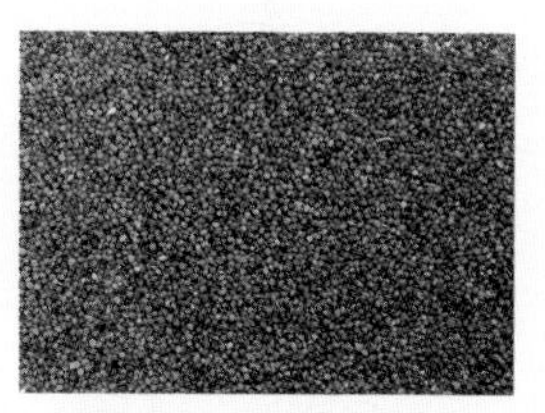
▲菟絲子：補腎益精

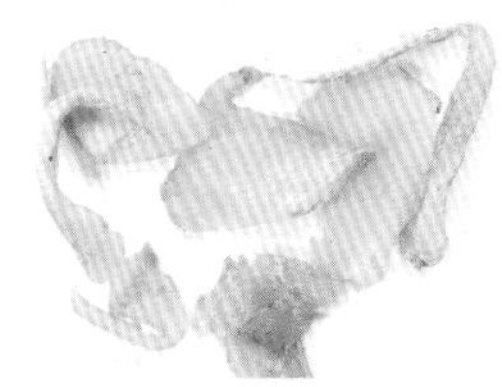
▲玉竹：養陰潤肺

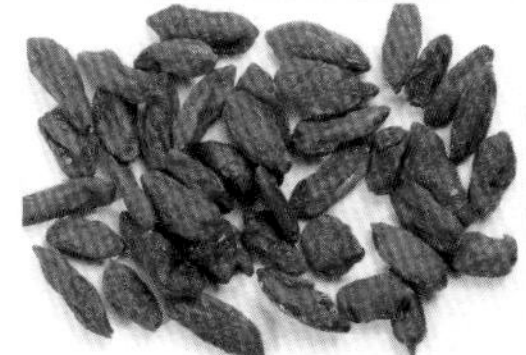
▲枸杞：養肝明目

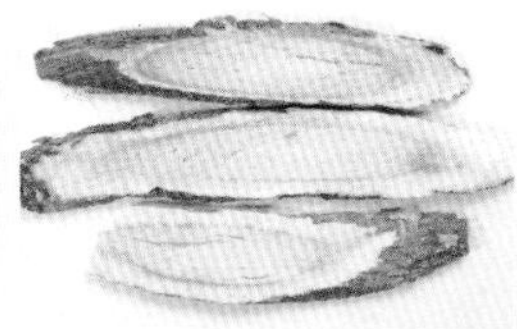
▲黃耆：補中益氣

做法

1. 將上述藥材洗淨放入紗布袋中。
2. 將藥袋放入壺中，倒450C.C.的清水煮沸。
3. 接著，轉小火熬煮25分鐘，去渣即可飲用。

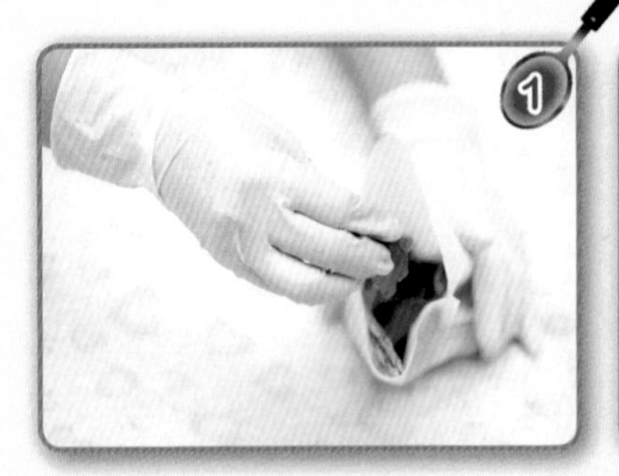

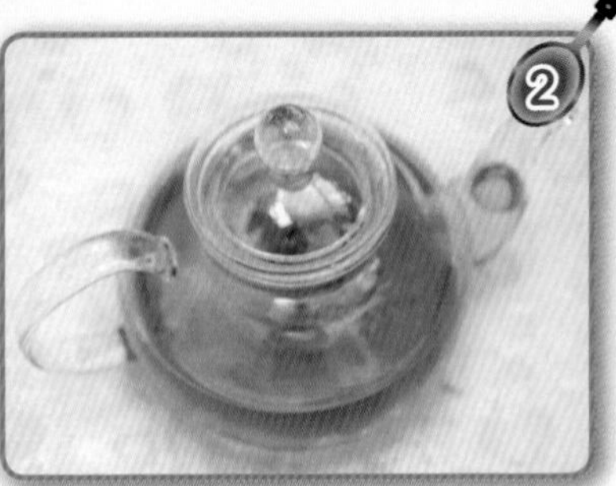

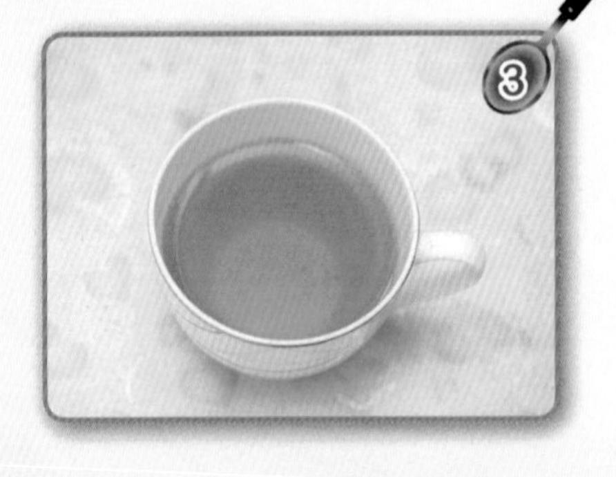

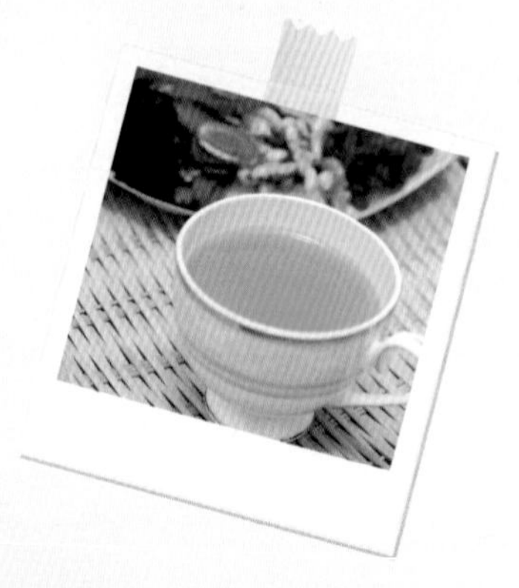

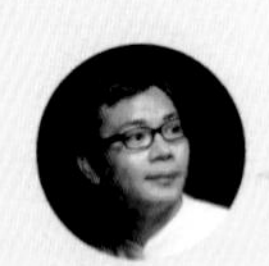

樂氏使用叮嚀！

適用族群 每天可飲用，尤以秋季養陰時節飲用為佳，但不宜過量。適合現代人情志抑鬱、壓力大，以及腎精不足者。

不適用族群 凡是感冒、發燒者以及兒童，皆不可飲用。此外，因本茶飲添加補氣作用強的人參和黃耆，所以經常出現便祕、失眠、火氣大等情況，以及有腸胃炎、高血壓等病症者也不宜飲用。

補氣活力茶

茶飲藥材	性味	歸經	茶飲中的藥材功效
人參	味甘、微苦，性微溫。	歸脾、肺經。	可大補元氣，補肺益脾，安神定志，抗疲勞與抗衰老。可改善勞傷虛損，食少，倦怠，反胃吐食等不適。
當歸	味甘辛，性溫。	歸肝、心、脾經。	具有行血補血，保護肝臟，調經止血，調理子宮狀態等功效。但氣寒而虛者不宜使用。 ＊當歸依部位各有其作用： 〔當歸頭〕補血 〔當歸身〕養血 〔當歸尾〕破血 〔全當歸〕補血活血
菟絲子	味辛甘，性平。	歸肝、腎經。	補腎益精，養肝明目。
玉竹	味甘，性微寒。	歸肺、胃經。	有養陰潤肺，益胃生津，強心，利尿等作用。
枸杞	味甘，性平。	歸肝、腎經。	有補腎益精，養肝明目，潤肺止咳的功效；並能輕微抑制脂肪在肝細胞內沉積，有促進肝細胞新生的作用。
黃耆	味甘，性微溫。	歸肺、脾經。	補中益氣，利水消腫。

山藥甜粥

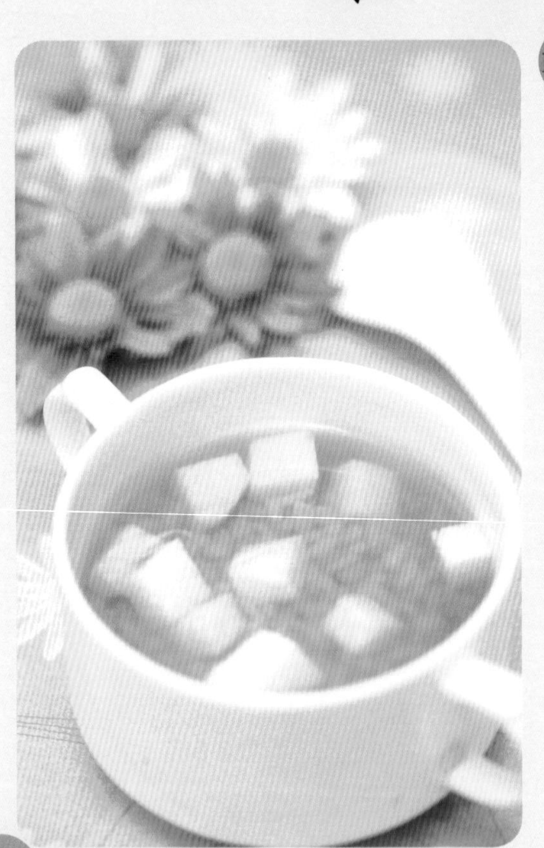

Point 甜品特效藥材

鎖陽可補腎強肝，強壯骨質，潤腸通便，並有促進性功能的功效。可改善腎虛陽萎，遺精早洩等症。

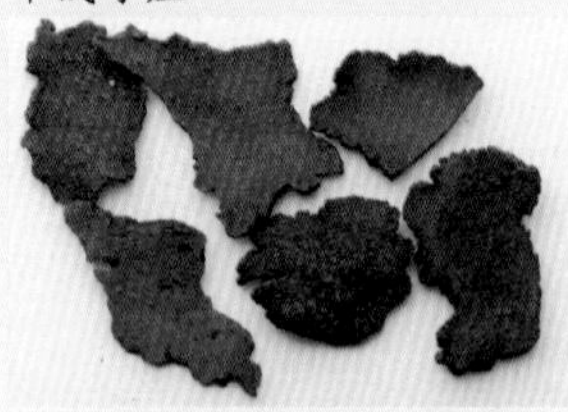

茯苓為利水滲濕藥，有健脾和胃，寧心安神，保護肝臟及增進免疫的作用。但配伍時，忌醋及一切酸性食物。

份量 4人份

由於何首烏可滋養補血，烏鬚安神；鎖陽則有補腎強肝，強壯骨質的作用，故有補氣血，固腎益精，疏肝解鬱的功效；且寧心安神，增強免疫的作用顯著。唯本品須使用制首烏方能發揮功效。

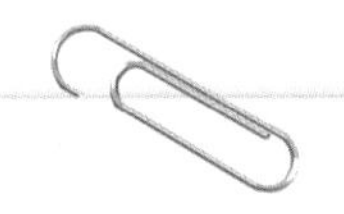

材料

● 藥材：

何首烏3克、熟地5克、茯苓5克、鎖陽3克。

● 食材：

鮮山藥30克、白米1杯、冰糖適量。

[藥材透視鏡]

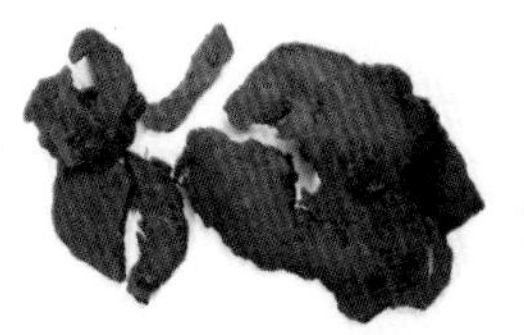

▲何首烏：滋養補血

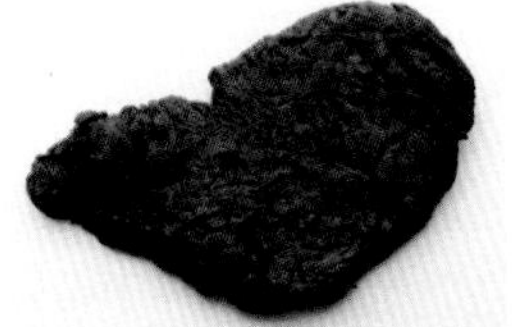

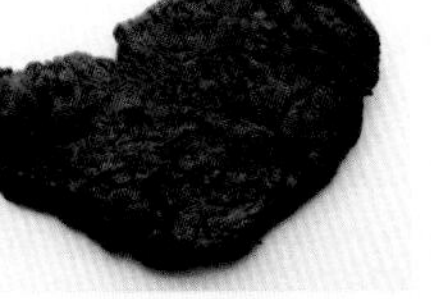

▲熟地：寧心安神

▲茯苓：健脾和胃

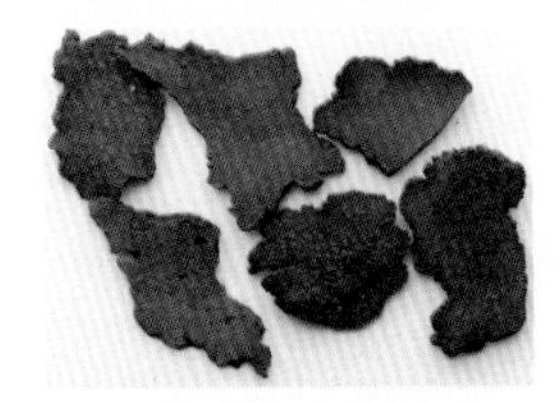

▲鎖陽：潤腸通便

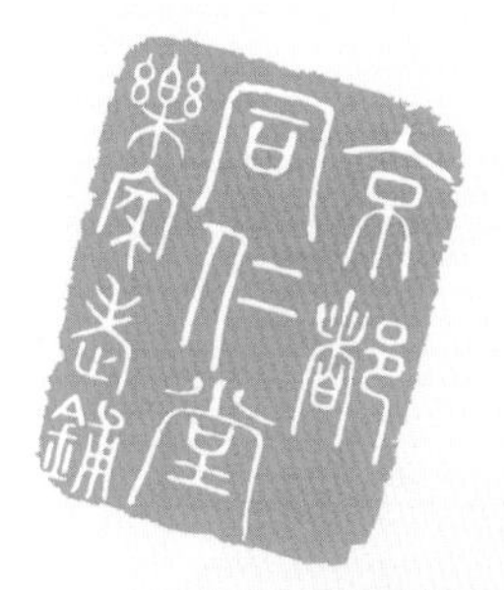

做法

① 將上述藥材洗淨放入紗布袋中；鮮山藥切丁備用。

② 將藥袋放入約700C.C.的清水內煮沸，接著轉小火熬煮45分鐘，去渣取汁。

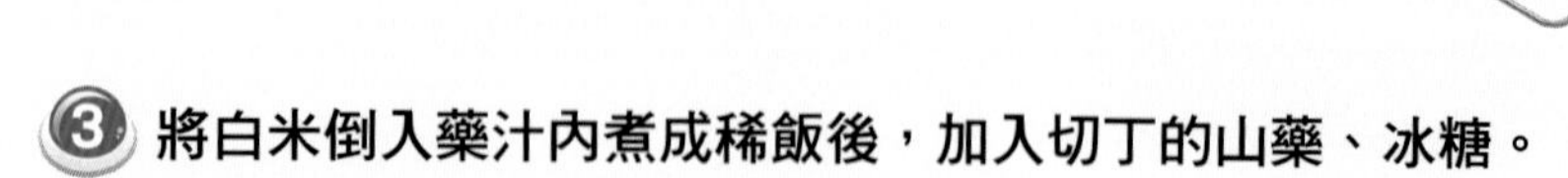

③ 將白米倒入藥汁內煮成稀飯後，加入切丁的山藥、冰糖。

④ 接著，繼續燜煮約5分鐘即可。

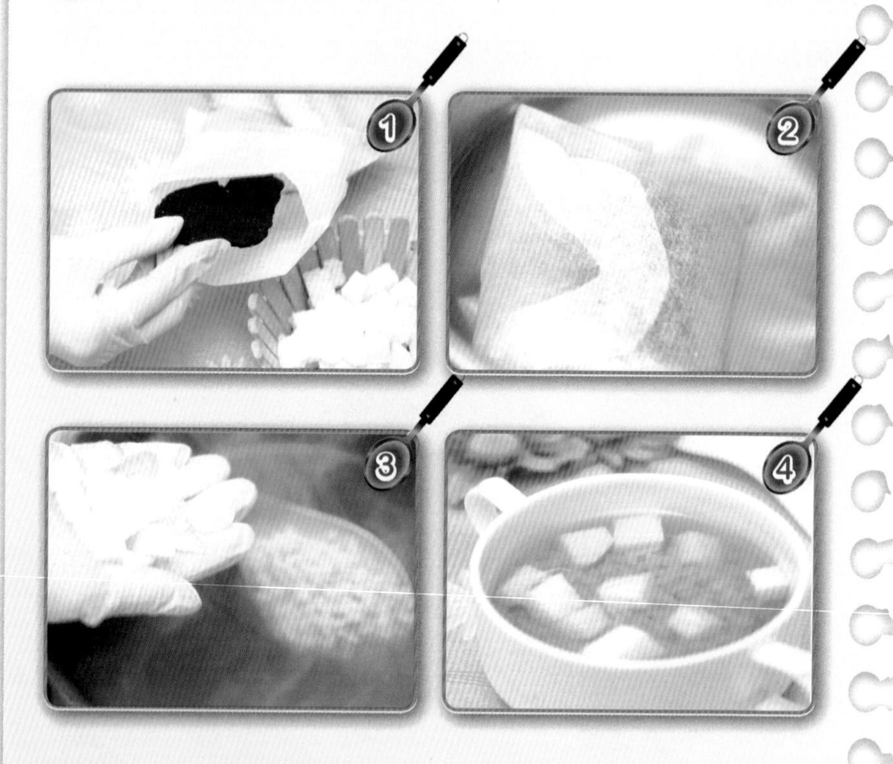

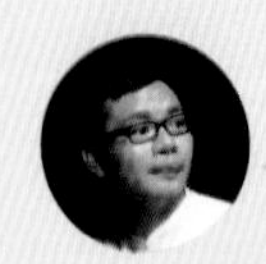

樂氏使用叮嚀！

適用族群 一般人皆可食用。尤以情志抑鬱、免疫力低者為佳。

不適用族群 凡是感冒者、生理期婦女以及兒童，皆不可食用。

山藥甜粥

甜品藥材	性味	歸經	甜品中的藥材功效
何首烏	味苦、甘澀，性微溫。	歸肝、腎經。	何首烏可分為制首烏與生首烏，以下為其功效解說： 【制首烏】有滋養補血，調經安胎，烏鬚安神的功效。本甜品即用制首烏。 【生首烏】可促進紅血球生成，並能強心、抗衰老，健腦安神，補血強身，有減輕動脈硬化的功效。
熟地	味甘，性微溫。	歸肝、腎經。	有滋陰補血，寧心安神，封填與強壯骨髓，降血糖之功效。（肝陽上亢的高血壓、咳血帶痰火、燥熱者皆不宜使用。） ＊熟地與何首烏的功效相近，但熟地補力較強，故一般補腎用熟地，補肝用何首烏。
茯苓	味甘淡，性平。	歸心、脾、腎經。	為利水滲濕藥，有健脾和胃，寧心安神，保護肝臟及增進免疫的作用。但配伍時，忌醋及一切酸性食物。
鎖陽	味甘，性溫。	歸脾、腎、大腸經。	可補腎強肝，強壯骨質，潤腸通便，並有促進性功能的作用。可改善腎虛陽萎，遺精早洩等症。

幸福桂圓凍

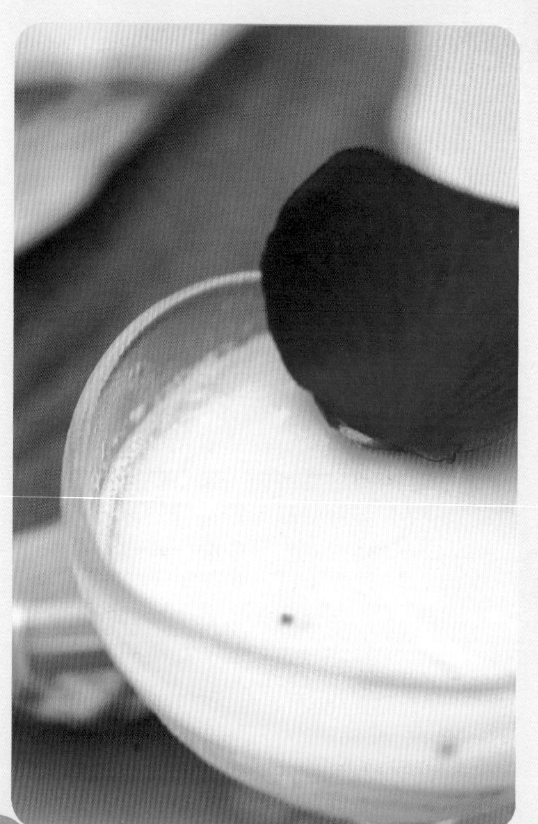

Point 甜品特效藥材

西洋參有補氣滋潤，清虛火，養胃生津，強壯體力，以及寧心安神，調整血壓的功效。

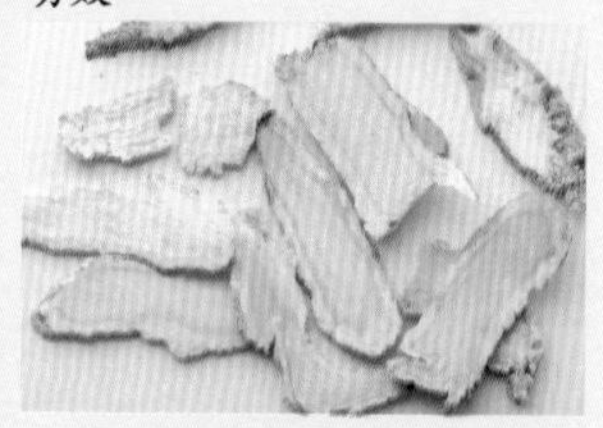

紅棗有補中益氣，調補脾胃，養血安神，緩和藥性的功效。但腹部脹滿、大便祕結者不宜使用。

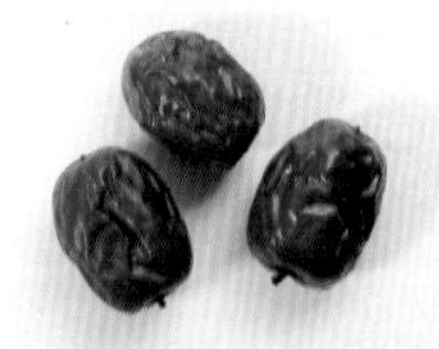

份量 3人份

黃精、桂圓、西洋參對人體具有強壯及滋補效果。尤其黃精可強壯健腦，桂圓可強身安眠，西洋參可補益鎮靜。故本品有強身健體、補氣益精的作用。對身體虛弱、精氣不足者尤佳。

材料

● 藥材：

黃精5克、桂圓15克、西洋參2克、桑椹5克、紅棗5個、枸杞5克。

● 食材：

果凍粉適量、微溫牛奶150c.c.、冰糖適量。

[藥材透視鏡]

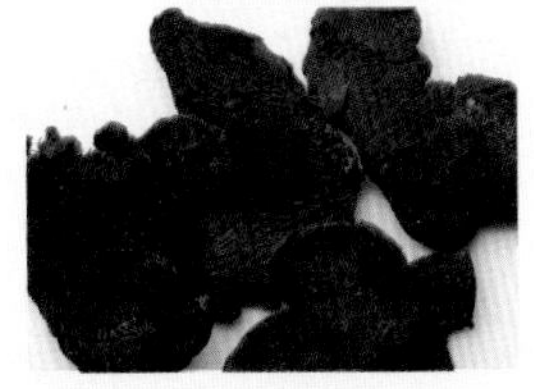

▲黃精：養陰生津

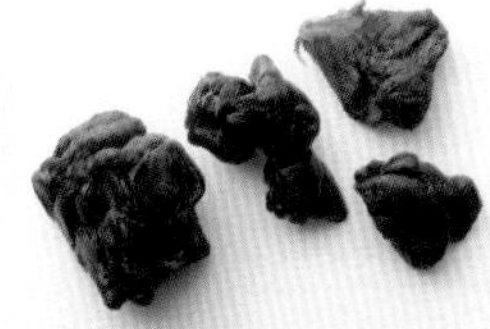

▲桂圓：強身安眠

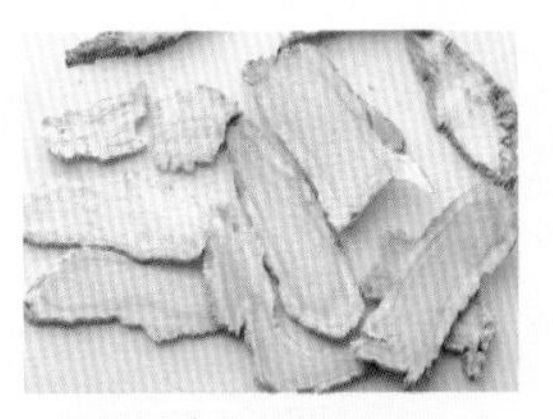

▲西洋參：補氣滋潤

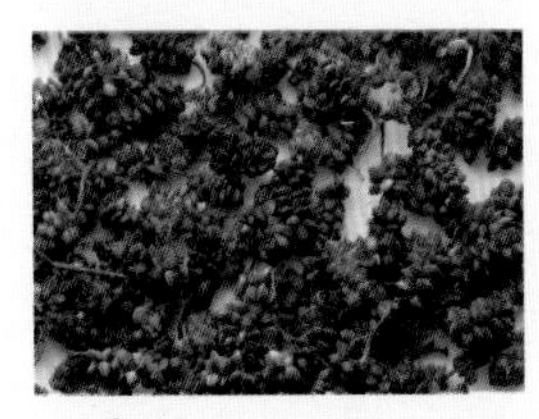

▲桑椹：明目聰耳

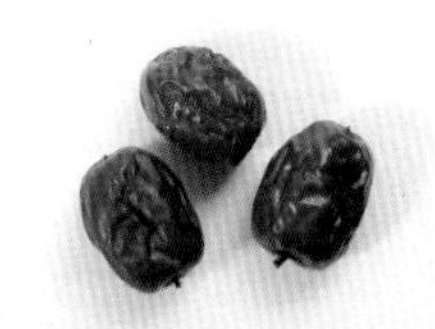

▲紅棗：養血安神

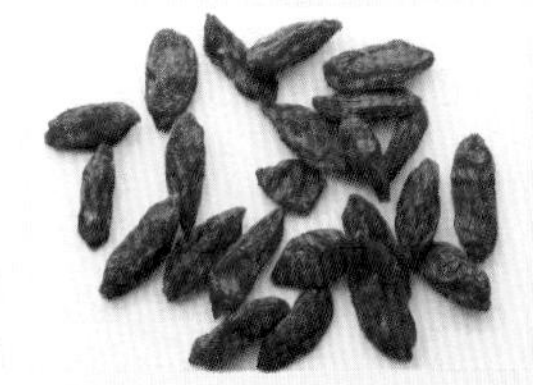

▲枸杞：養肝明目

做法

1. 將黃精、西洋參、桑椹洗淨後放入紗布袋中。
2. 將藥袋放入450C.C.的清水煮沸，接著轉小火熬煮45分鐘，去渣取汁。

③ 把紅棗、枸杞、桂圓放入藥汁中，待滾沸後轉小火燜煮約15分鐘。

④ 接著加入果凍粉、微溫牛奶、冰糖拌勻後熄火，倒入容器中，稍涼後放入冰箱，待形成果凍即可食用。

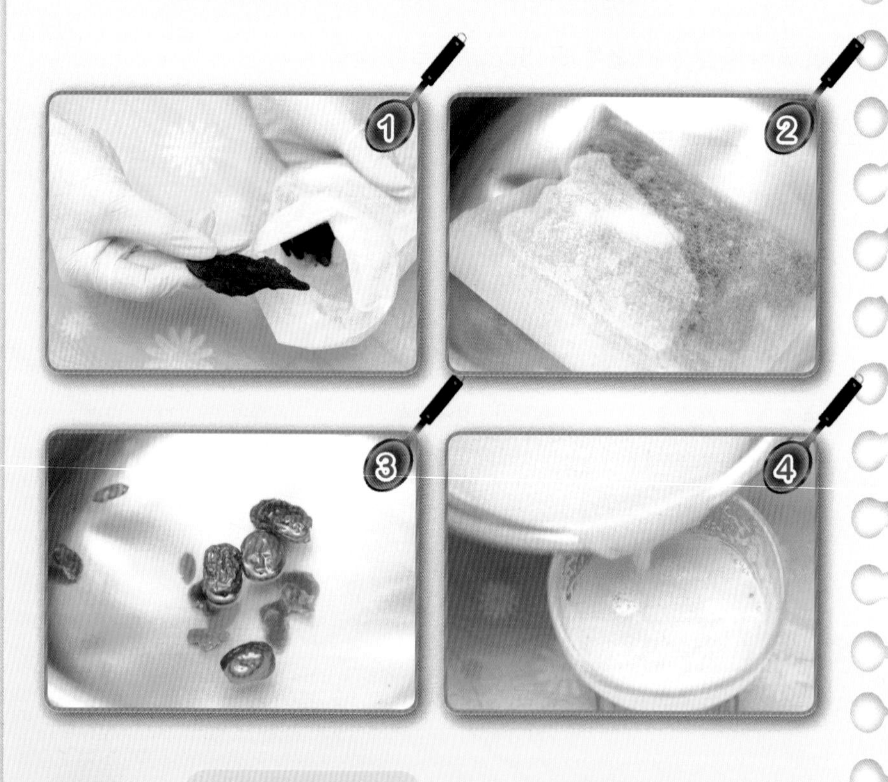

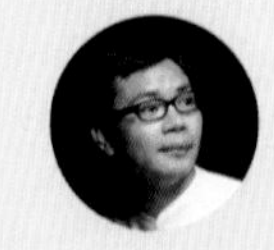

樂氏使用叮嚀！

適用族群 一般人都可適用；並對身體虛弱、精氣不足者尤佳。

不適用族群 凡是感冒、發燒者與兒童，皆不可食用。

幸福桂圓凍

甜品藥材	性味	歸經	甜品中的藥材功效
黃精	味甘，性平。	歸肺、脾經。	可健脾潤肺，強壯健腦。
桂圓	味甘，性溫。	歸心、脾經。	可滋養強壯，強身安眠；具有增強抵抗力的效果。
西洋參	味苦、甘，性微涼。	歸心、肺、腎經。	有補氣滋潤，清虛火，養胃生津，強壯體力，以及寧心安神，調整血壓的功效。
桑椹	味甘，性涼。	歸肝、腎經。	有滋補肝腎，養血祛風，明目聰耳，滋陰補血之效。
紅棗	味甘，性溫。	歸脾、胃經。	有補中益氣，調補脾胃，養血安神，緩和藥性的功效。但腹部脹滿、大便祕結者不宜使用。
枸杞	味甘，性平。	歸肝、腎經。	健腦安神，滋陰養血。

5 精選藥膳

蓯蓉香菇雞絲粥

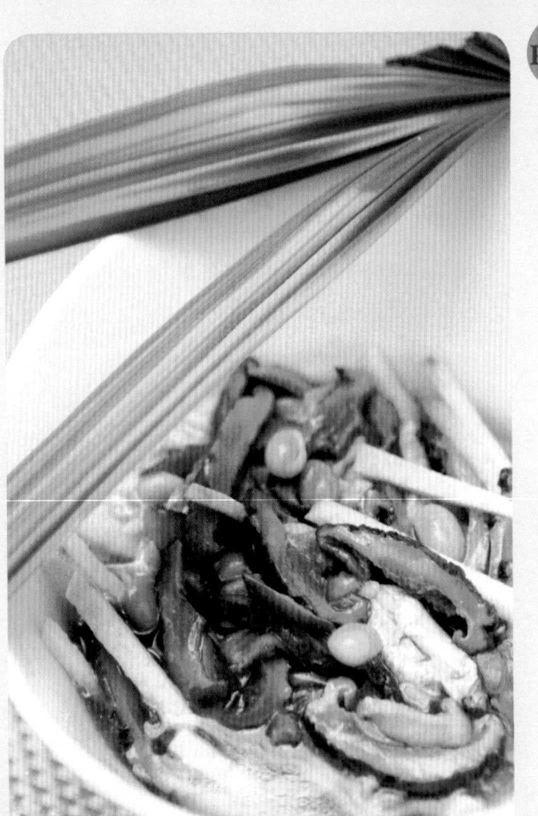

Point 藥膳特效藥材

巴戟天 有補中益氣，強筋骨，安五臟，增志益精，助陽等功效。可改善陽萎遺精，宮冷不孕等症。

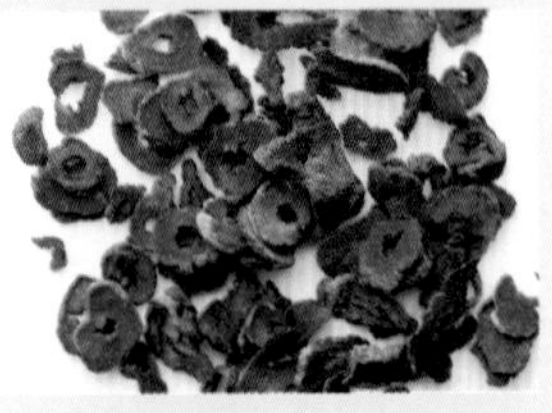

白朮 有益氣健脾，燥濕利水、調節免疫、抗菌的功效。但高熱煩渴、陰虛火熱、小便短赤者不宜使用。

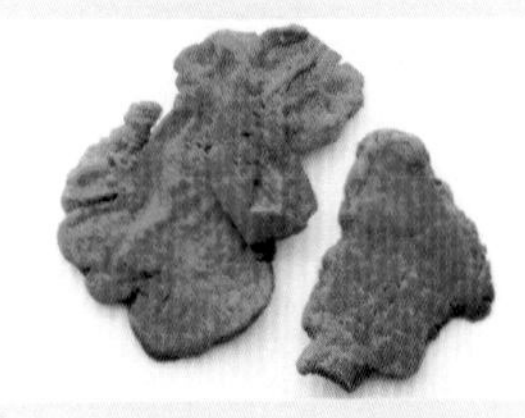

份量 3人份

肉蓯蓉與雞肉都有補氣作用，搭配巴戟天、菟絲子可增智益精，對於腎虛者有補養功效，而玉竹有美顏抗老的效果，可保養肌膚。故本品具有補中益氣，益腎精，養陰潤肺的效用。

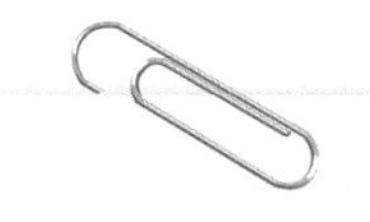

材料

● 藥材：

肉蓯蓉6克、茯苓8克、巴戟天10克、菟絲子10克、白朮6克、玉竹10克。

● 食材：

白米1杯、新鮮山藥絲1小碗、雞肉絲1碗、乾香菇絲半碗、毛豆2湯匙、蠔油1湯匙、油2湯匙、鹽適量、麻油少許、黑胡椒粉少許。

[藥材透視鏡]

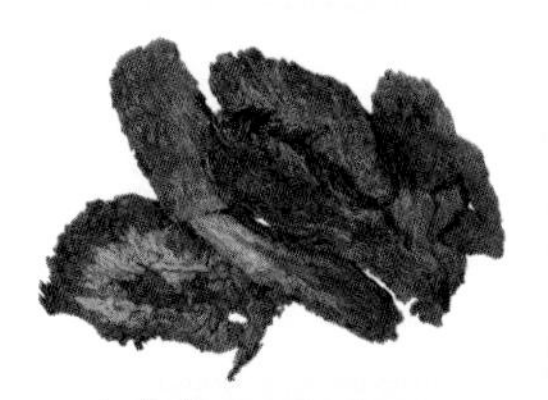

▲肉蓯蓉：潤腸通便

▲茯苓：健脾和胃

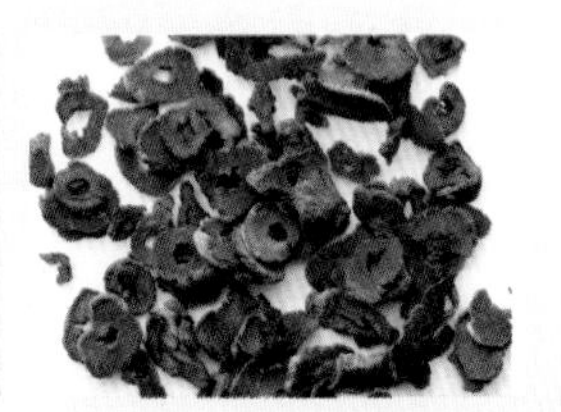

▲巴戟天：增志益精

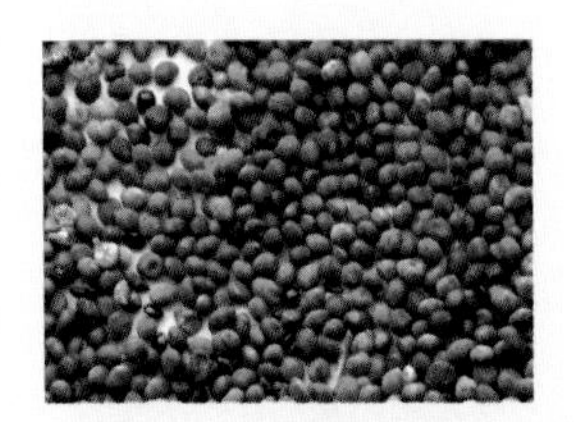

▲菟絲子：補腎益精

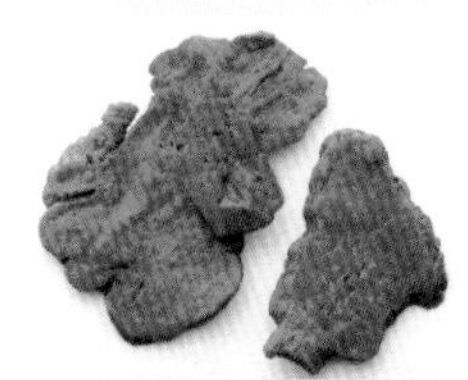

▲白朮：燥濕利水

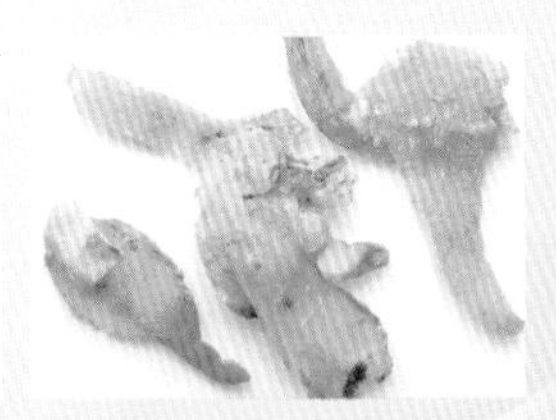

▲玉竹：養陰潤肺

做法

1. 將全部藥材洗淨裝入紗布袋中。在鍋中倒入約650C.C.冷水，用大火煮沸後，轉小火熬煮約45分鐘，去渣取藥汁。
2. 將藥汁與白米、新鮮山藥絲、雞肉絲一起熬煮，並加入適量的鹽。
3. 接著，毛豆洗淨，去除外層薄膜，並以滾水燙熟，撈出備用。乾香菇絲則先泡水至完全發透後備用。
4. 另起炒鍋，放2湯匙的油於鍋內爆香香菇絲，加入蠔油及適量香菇水。
5. 接著，轉小火煮滾1分鐘後熄火，放麻油及黑胡椒粉，再加入毛豆後，配料即完成。
6. 將步驟2煮好的山藥肉絲粥盛出放在碗中，再加入步驟5的配料即可。

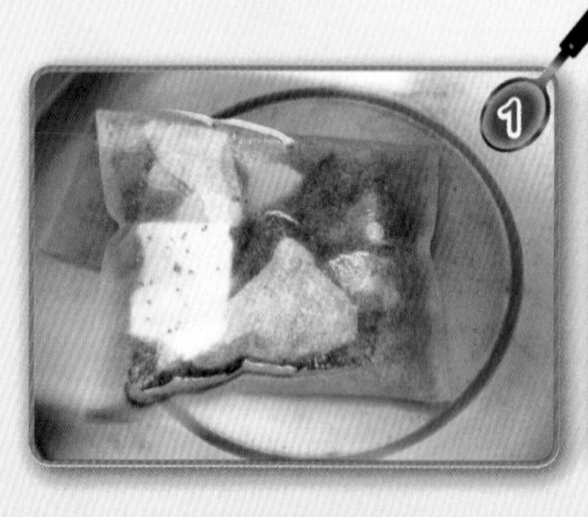

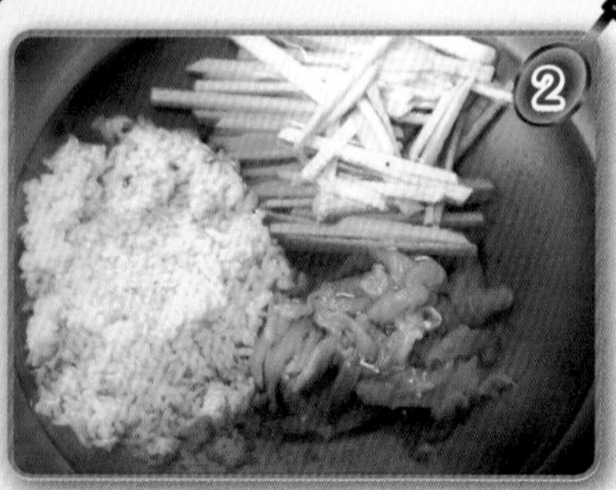

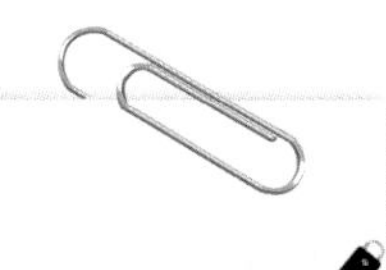

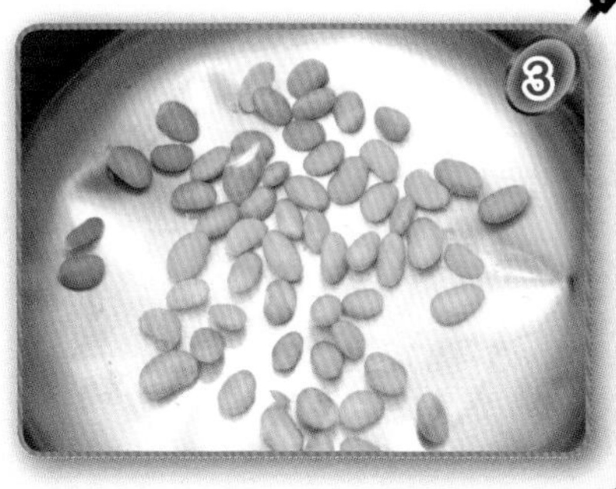

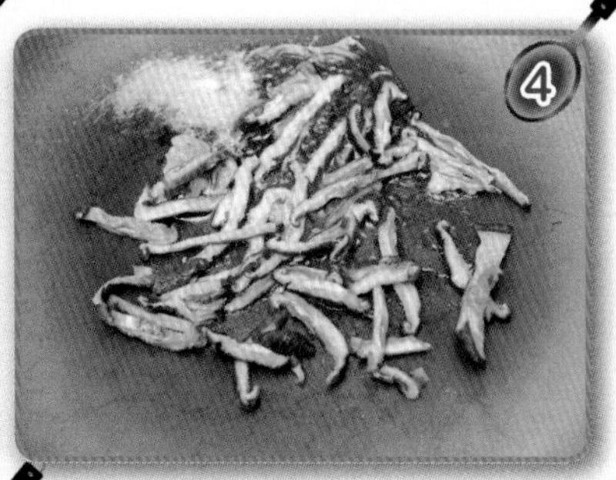

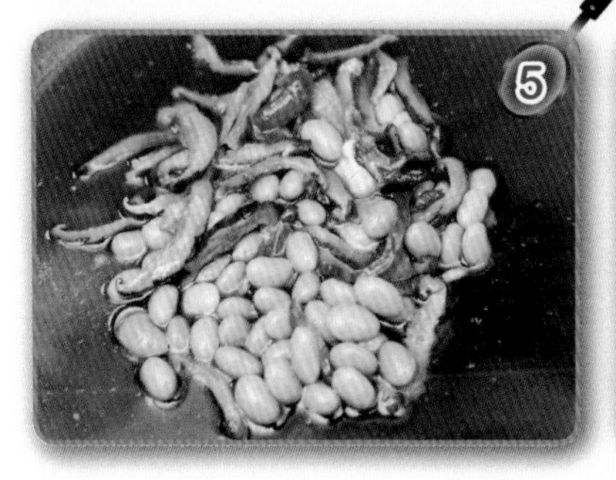

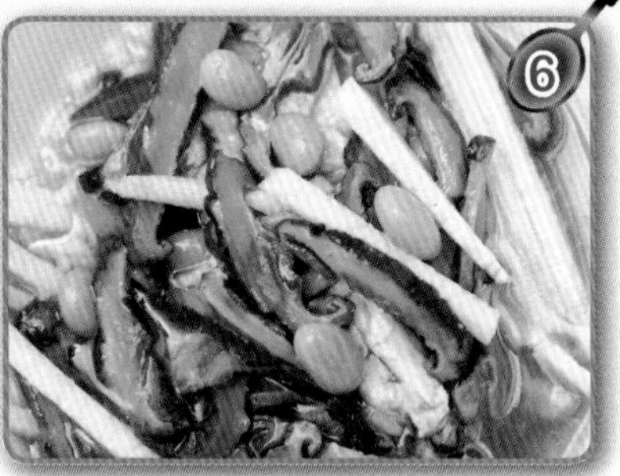

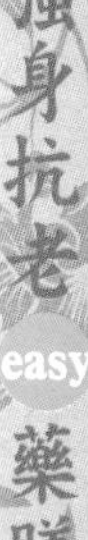

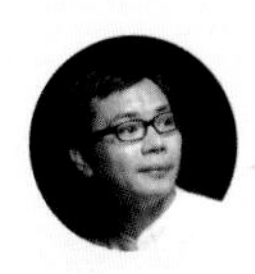

樂氏使用叮嚀！

適用族群 一般人都可適用。可改善腎虛、腰痛、陽萎、性功能減退等症。

不適用族群 凡是感冒者以及兒童，皆不可食用。由於本藥膳的補益作用強，故脾虛便溏者應慎服，痰濕內蘊者則是禁服。

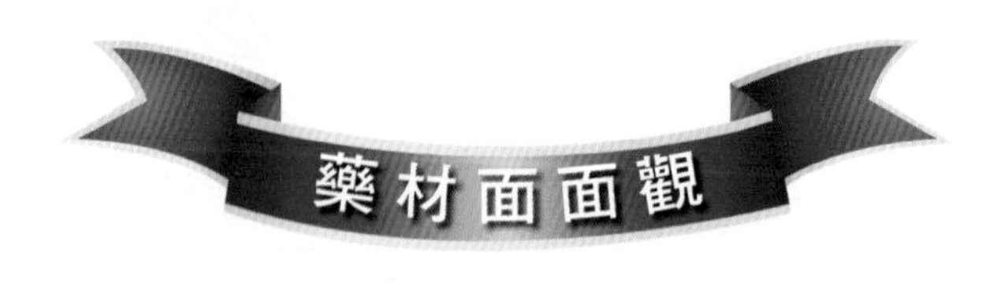

蓯蓉香菇雞絲粥

藥膳藥材	性味	歸經	藥膳中的藥材功效
肉蓯蓉	味甘鹹，性溫。	歸腎、大腸經。	用於腎虛陽萎，遺精早洩及腰膝冷痛，筋骨痙弱等症。
茯苓	味辛、甘，性大熱。	歸心、肝、脾、腎經。	能健脾補中，改善心悸、失眠等症狀。
巴戟天	味辛甘，性溫。	歸腎、肝經。	有補中益氣，強筋骨，安五臟，增志益精，助陽等功效。可改善陽萎遺精，宮冷不孕等症。
菟絲子	味辛甘，性平。	歸肝、腎經。	改善腎虛腰痛，有止瀉，安胎的功效。
白朮	味甘、微苦，性溫。	歸脾、胃經。	有益氣健脾，燥濕利水、調節免疫、抗菌的功效。但高熱煩渴、陰虛火熱、小便短赤者不宜使用。
玉竹	味甘，性微寒。	歸肺、胃經。	富含維生素A，具有延緩衰老之功效。

韭菜海參羹

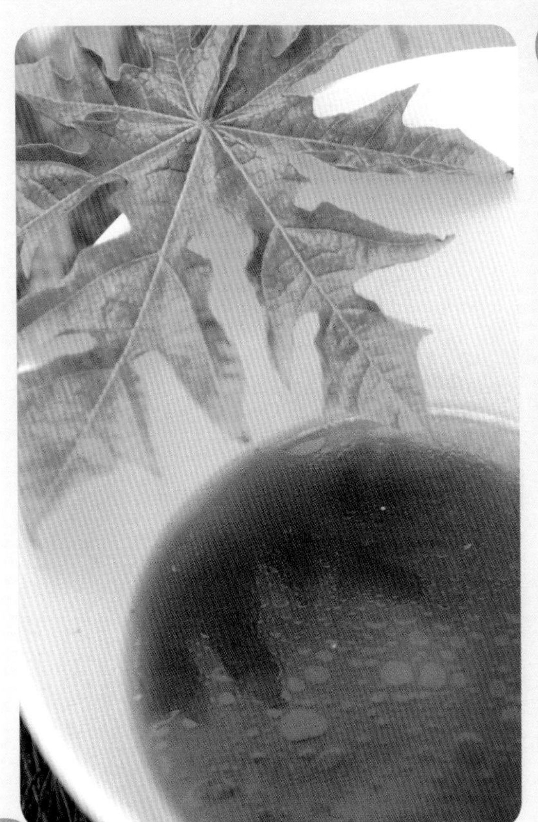

Point 藥膳特效藥材

淫羊藿可補肝溫腎，除風濕，且有益氣強志等功效；其所含維生素E，能增強性腺功能，並有延緩老化的作用。

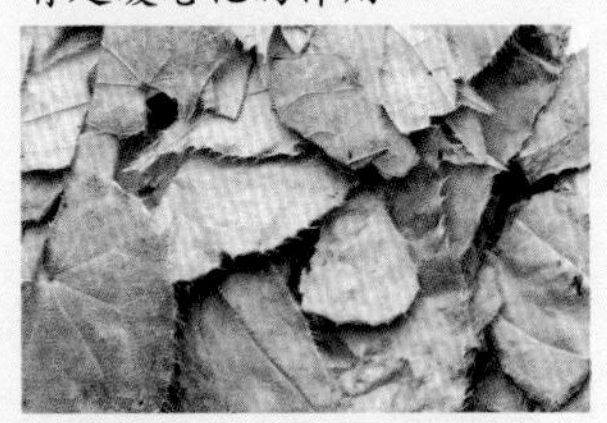

白芍有養血調經，平肝止痛的作用。善於和中，緩急止痛，補血。可改善面色萎黃、色斑、皮膚無光澤等情形。

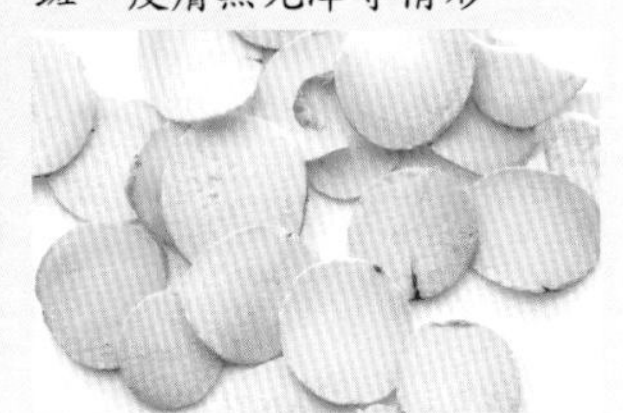

份量 3人份

本藥膳具有補中益氣，益腎精，養陰潤肺的功效。而韭菜為現今的「威而鋼」，因其具有溫補肝腎、助陽固精的作用，古人甚至稱其為「起陽草」，可見壯陽功效，搭配淫羊霍還能增強性腺，效果更為顯著。

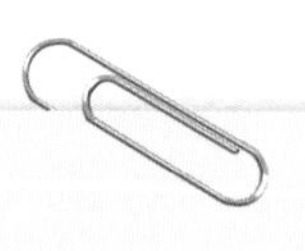

材料

● 藥材：

淫羊藿15克、何首烏10克、人參4克、枸杞10克、白芍10克。

● 食材：

韭菜適量、海參1~2條(適量即可)、鵪鶉蛋8~10顆、紅蘿蔔片少許、小玉米少許、太白粉、醬油及鹽適量。

[藥材透視鏡]

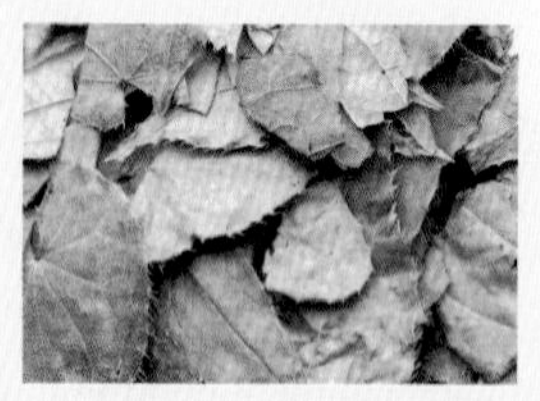
▲淫羊藿：延緩老化

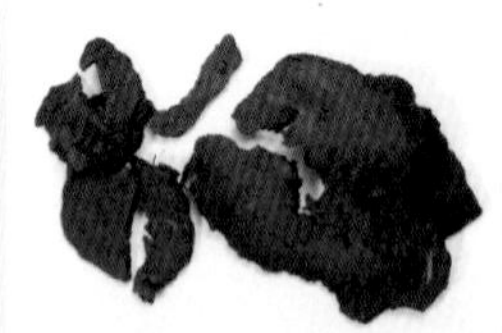
▲何首烏：滋養補血

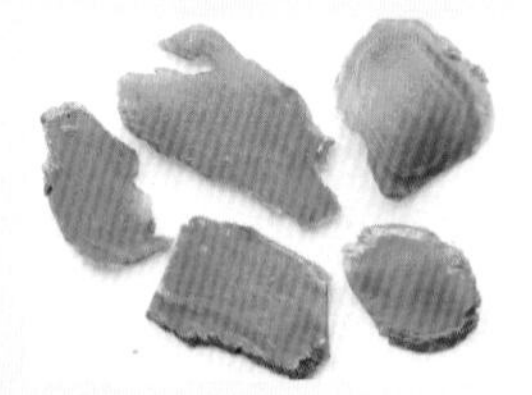
▲人參：安神定志

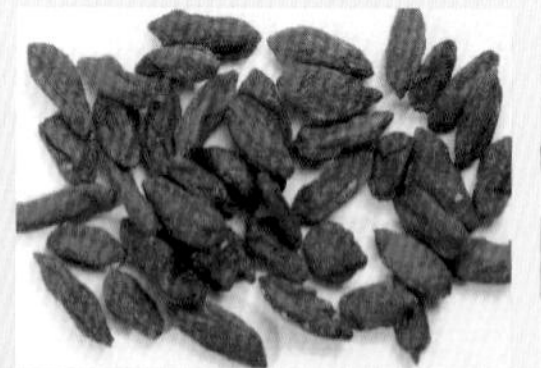
▲枸杞：養肝明目

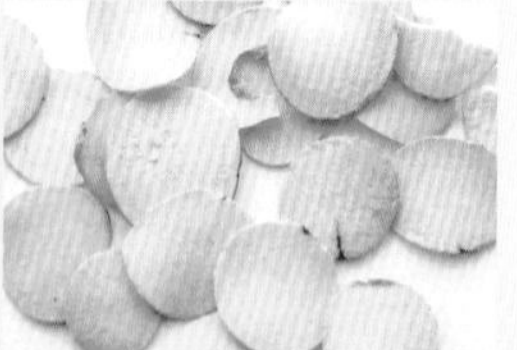
▲白芍：補血滋潤

做法

1. 韭菜洗淨切段；海參用水泡開後，洗淨切塊。
2. 將全部藥材洗淨，除了人參、枸杞外，其餘藥材裝入紗布袋中。接著，將人參、枸杞與藥袋，以及海參、鵪鶉蛋放入鍋中，加適量醬油及500C.C.冷水，以大火煮滾後，轉小火燜煮約45分鐘。

③ 待熬煮好後，放入韭菜及其他食材，加適量鹽，煮約3分鐘後，淋上太白粉水煮開，熄火即可。

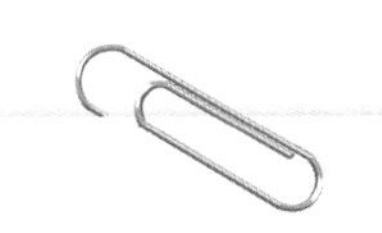

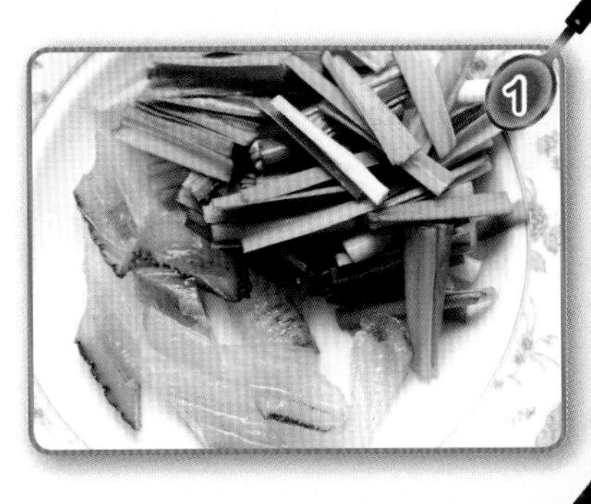

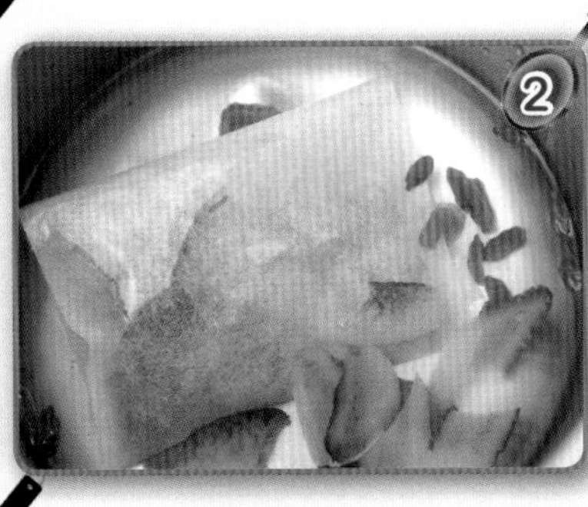

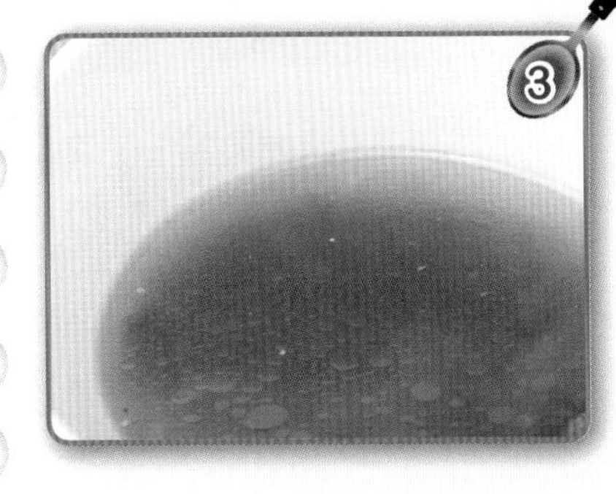

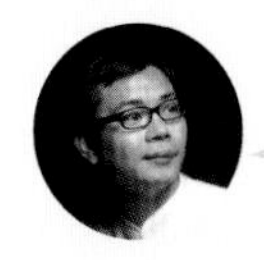

樂氏使用叮嚀！

適用族群 一般人皆可食用。尤以腎氣不足、腎虛、陽萎者最為適宜。

不適用族群 感冒者與兒童不可食用。

韭菜海參羹

藥膳藥材	性味	歸經	藥膳中的藥材功效
淫羊藿	味甘，性溫。	歸肝、腎經。	屬補陽藥，可補肝溫腎，除風濕，且有益氣強志等功效；其所含維生素E，能增強性腺功能，並有延緩老化的作用。
何首烏	味苦、甘澀，性微溫。	歸肝、腎經。	能抗衰老，增強免疫功能，並有益腎的作用。
人參	味甘、微苦，性微溫。	歸脾、肺經。	有大補元氣，生津止渴，安神等功能。
枸杞	味甘，性平。	歸肝、腎經。	有滋補肝腎，強壯筋骨，益精明目等功效。
白芍	味酸、苦，性微寒。	歸脾、胃經。	有養血調經，平肝止痛的作用。善於和中，緩急止痛，補血。可改善面色萎黃、色斑、皮膚無光澤等情形。

杜仲腰花湯

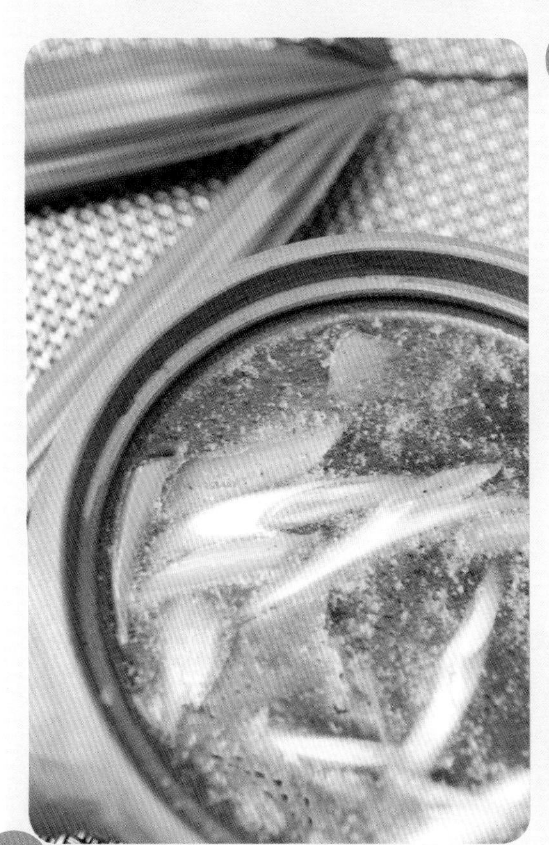

Point 藥膳特效藥材

杜仲有補益肝腎，強壯筋骨，鎮靜鎮痛，降血壓，固經安胎的功效。可改善孕婦腰痛，男子陽萎、遺精等症。

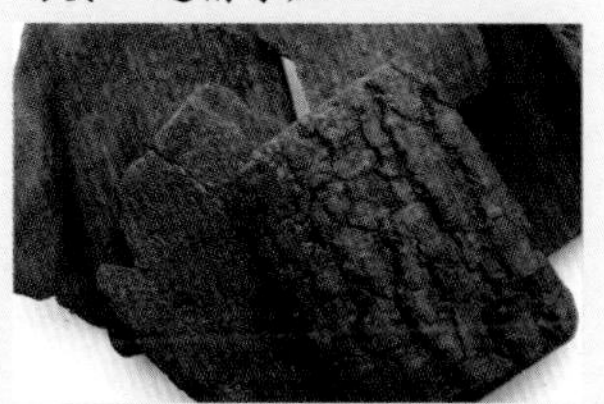

補骨脂具有溫腎助陽，納氣，止瀉的作用。可改善腎虛冷瀉，遺尿，小便頻數，陽萎，腰膝冷痛等不適。

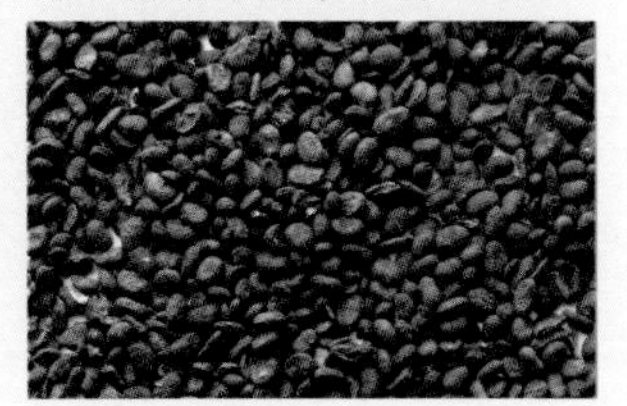

份量 3人份

豬腰具有補腎，強腰，益氣，止消渴的作用，可改善腎虛腰痛、水腫、耳聾等症。而藥材中的杜仲、補骨脂有補肝腎的作用，故本品能補中益氣，益腎精，強筋骨，抵抗衰老，以促進肌膚新陳代謝等功效。

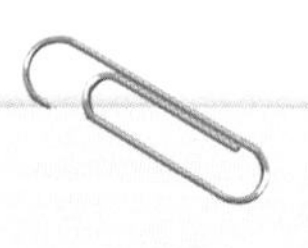

材料

● **藥材：**

杜仲30克、黃精10克、菟絲子10克、補骨脂10克、枸杞6克、黃耆4克、黑棗6個。

● **食材：**

豬腰一對、蔥、薑適量。

[藥材透視鏡]

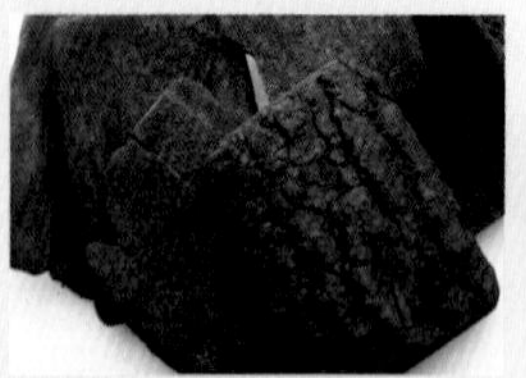

▲杜仲：補益肝腎

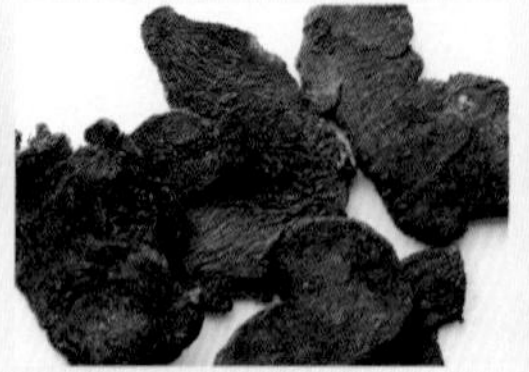

▲黃精：養陰生津

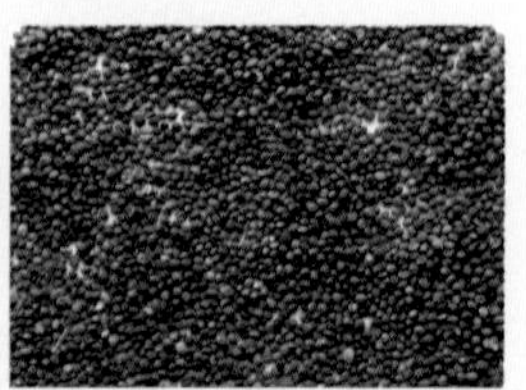

▲菟絲子：補腎益精

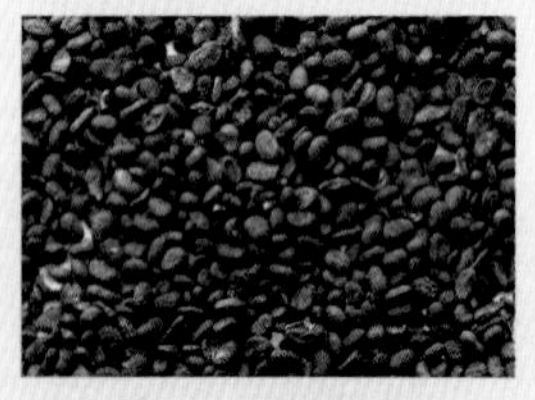

▲補骨脂：溫腎助陽

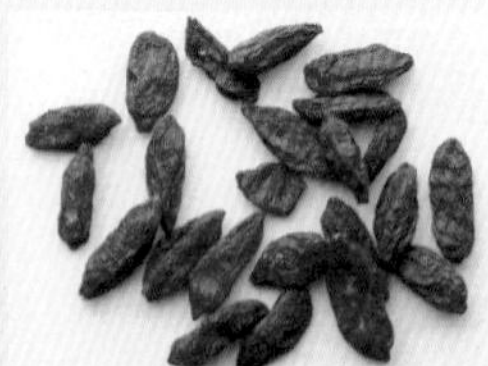

▲枸杞：養肝明目

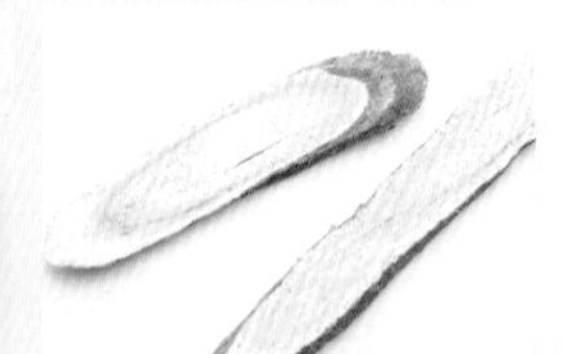

▲黃耆：補中益氣

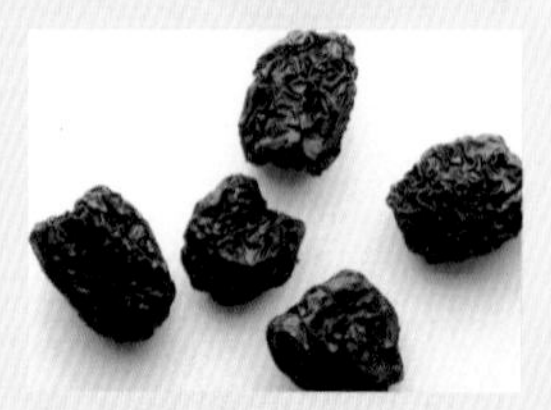

▲黑棗：養血安神

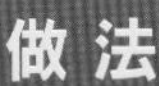

做法

1. 將全部藥材洗淨，除了杜仲外，將其餘藥材裝入紗布袋中。在鍋裡加水約1200C.C.，放入藥袋與杜仲，以大火煮滾後，轉小火燉煮約1小時，去渣取藥汁備用。
2. 豬腰剖開、洗淨，切成腰花；蔥切段、薑切片備用。另起炒鍋倒入適量油，待油熱後，放入蔥段、薑片爆香，接著加入腰花快炒。最後，倒入熬好的藥汁及青蔥於鍋內稍煮，加適量鹽即可。

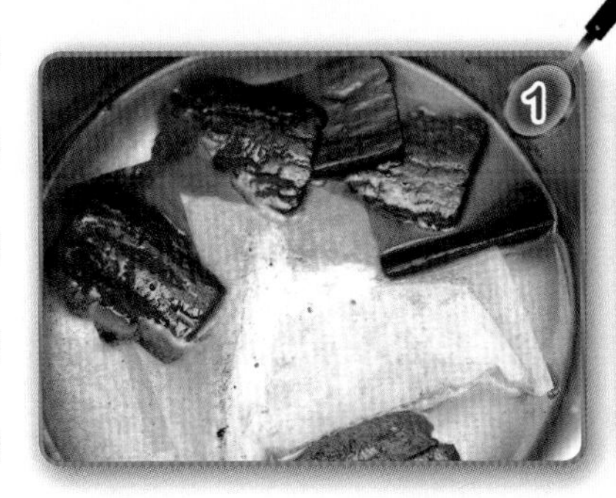

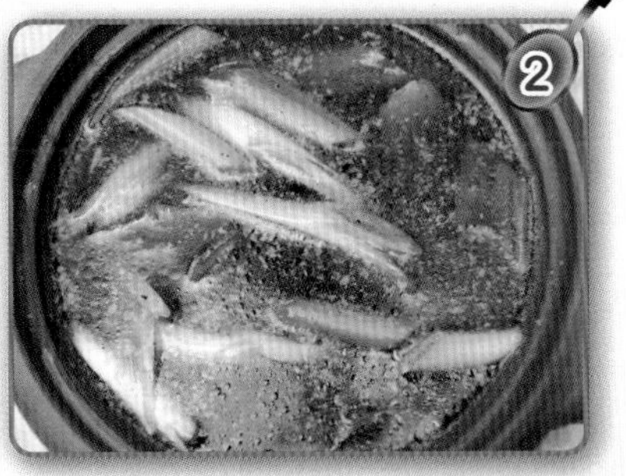

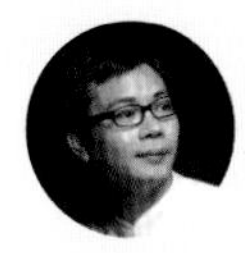

樂氏使用叮嚀！

適用族群 除一般人外，還適宜因腎虛所出現的腰酸腰痛、遺精、盜汗等症食用。

不適用族群 感冒者與兒童不可食用。此外，血脂偏高、高膽固醇者則應忌食。

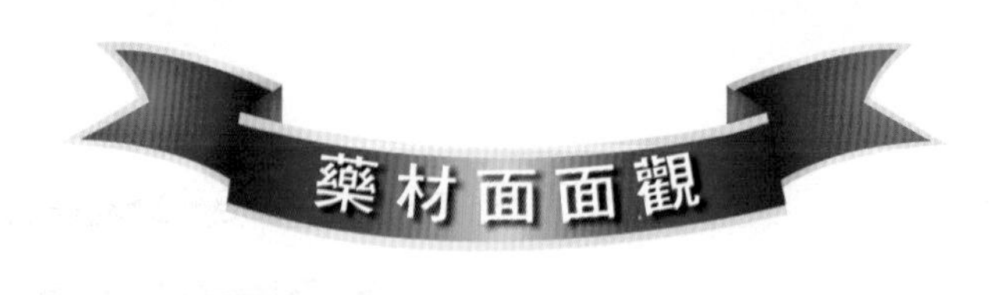

杜仲腰花湯

藥膳藥材	性味	歸經	藥膳中的藥材功效
杜仲	味甘、微辛，性溫。	歸肝、腎經。	有補益肝腎，強壯筋骨，鎮靜鎮痛，降血壓，固經安胎的功效。可改善孕婦腰痛，男子陽萎、遺精等症。
黃精	味甘，性平。	歸肺、脾經。	抗疲勞，護肝強心。
菟絲子	味辛甘，性平。	歸肝、腎經。	因富含維他命A，故能保養眼睛。
補骨脂	味辛苦，性溫。	歸腎、脾經。	具有溫腎助陽，納氣，止瀉的作用。可改善腎虛冷瀉，遺尿，小便頻數，陽萎，腰膝冷痛等不適。
枸杞	味甘，性平。	歸肝、腎經。	可抗疲勞和降血壓。因溫補效果強，故體質虛弱、抵抗力差者可多服用。
黃耆	味甘，性微溫。	歸肺、脾經。	可固表止汗，補益脾胃，並能提升陽氣。
黑棗	味甘，性溫。	歸脾、胃經。	補中益氣，養血安神，並有緩和藥性的作用。

幸福藥浴

Point 藥浴特效藥材

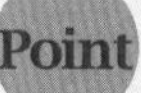

女貞子有補腎益精，養肝明目，強心利尿，健腦安眠，通便，烏鬚等功效。

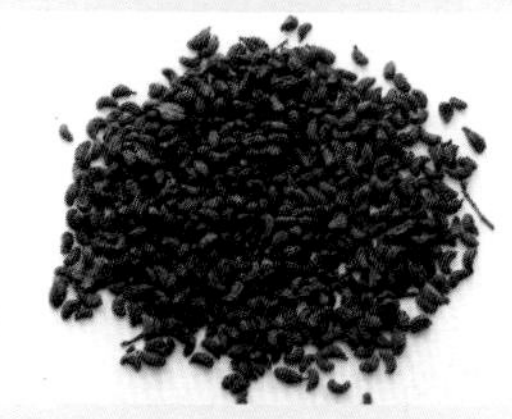

紅玫瑰花

可促進新陳代謝，有理氣解鬱，和血散瘀，養顏美容的功效。

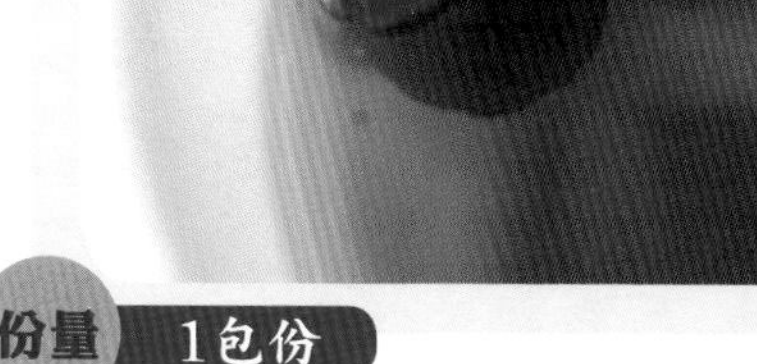

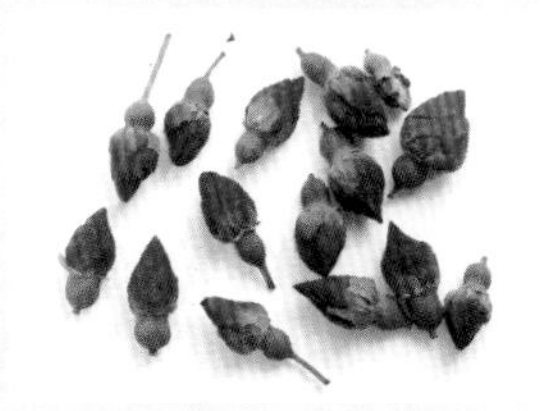

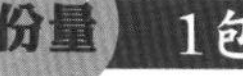

份量 1包份

由於現代人生活壓力龐大，故藥浴中的石菖蒲可鎮靜安神，而夜晚輾轉難眠者，因夜交藤、女貞子有助眠功效，故睡前浸泡此藥浴，可清心安眠，活血安神，並有滋潤肌膚，通筋活絡的作用。

材料

● **藥材：**

當歸10克、肉桂5克、檀香5克、石菖蒲10克、夜交藤10克、女貞子5克、何首烏10克、紅玫瑰花5克。

[藥材透視鏡]

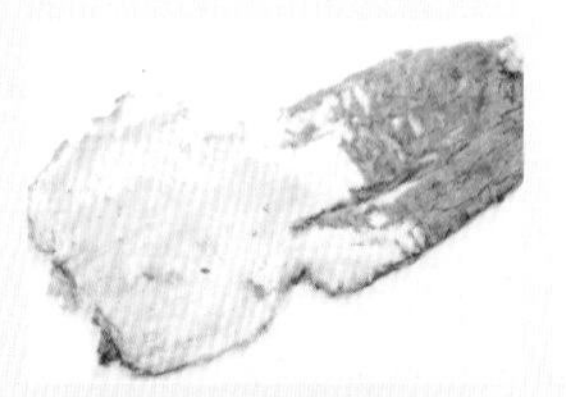

▲當歸：行血補血

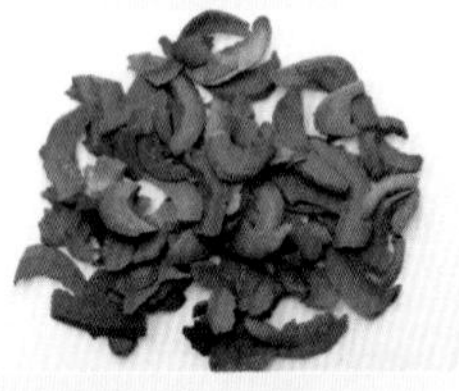

▲肉桂：溫補脾腎

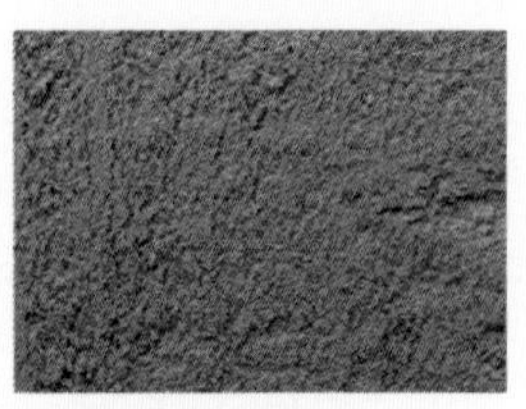

▲檀香：行氣散寒

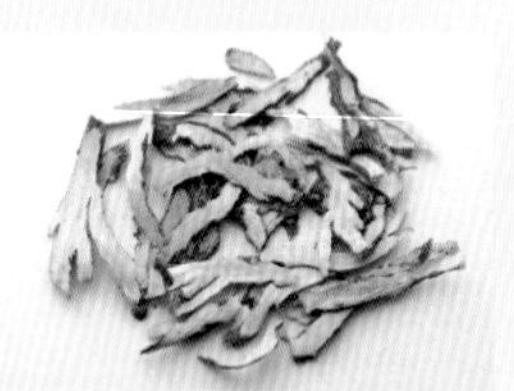

▲石菖蒲：鎮靜安神

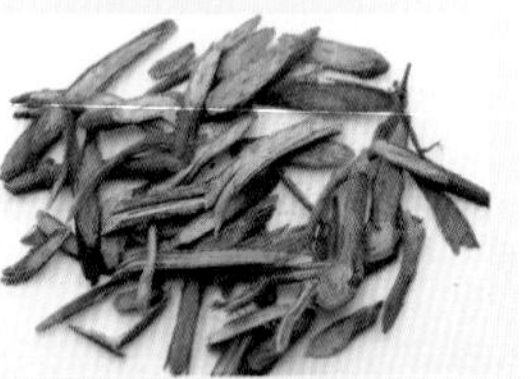

▲夜交藤：清心安眠

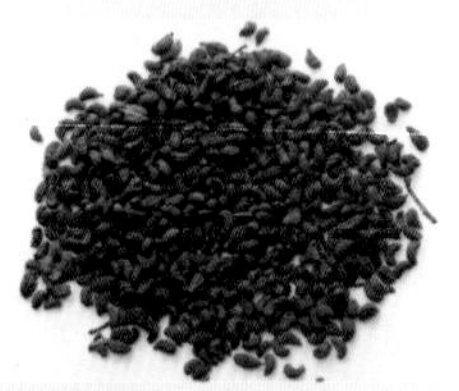

▲女貞子：返老回春

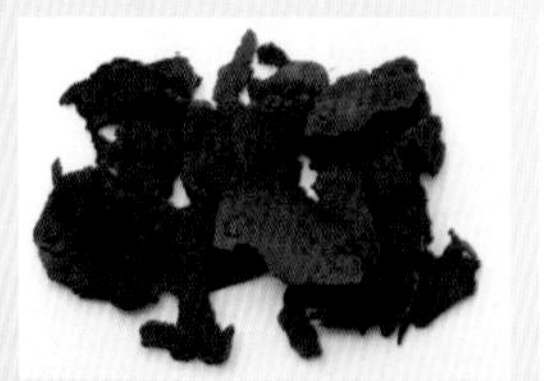

▲何首烏：滋養補血

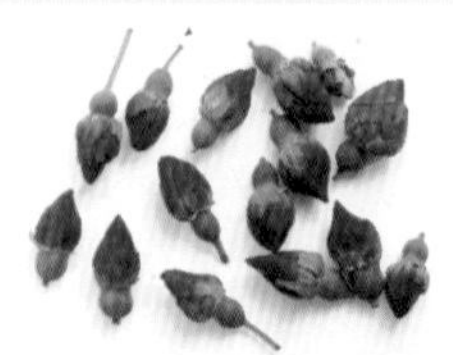

▲紅玫瑰花：解鬱調經

做法一

1. 除了玫瑰花以外，將其餘藥材洗淨，用1500C.C.冷水浸泡15分鐘後；開大火煮滾，再轉小火煮約45分鐘，去渣取藥汁。
2. 將藥汁倒入盆中或浴缸內(適宜水溫約42℃左右)，加入洗淨的玫瑰花。於睡前浸泡約10分鐘，稍作休息後，再浸泡10分鐘即可(此時可視個人體質酌量加熱水)。

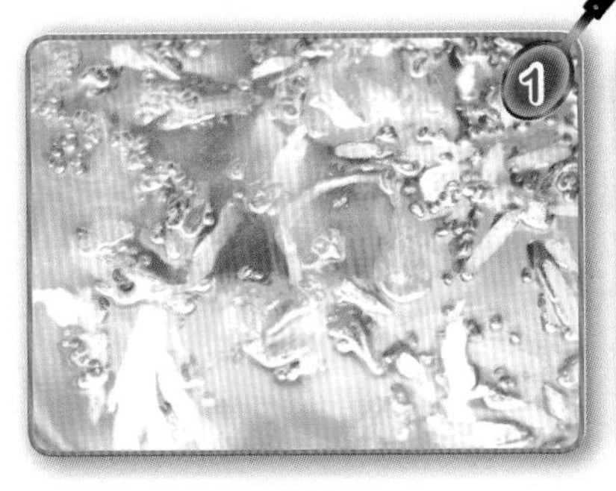

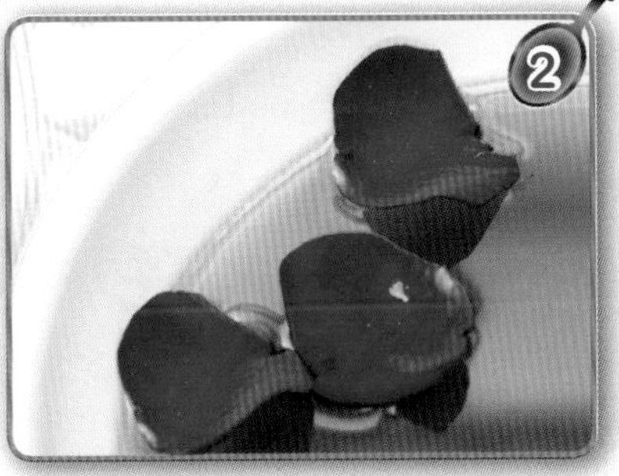

做法二

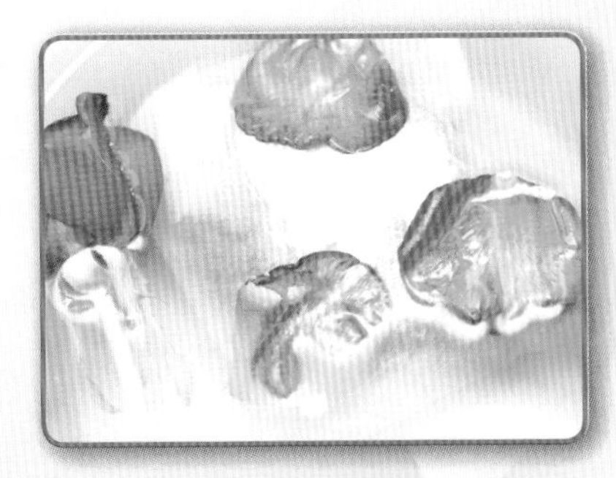

除了玫瑰花外，可請中藥房先壓碎其餘藥材，裝入布包內。可直接將藥包丟入盆中或浴缸內(適宜水溫約42℃左右)，接著加入洗淨的玫瑰花，於睡前浸泡約10分鐘，稍作休息後，再浸泡10分鐘即可（此時可視個人體質酌量加熱水）。

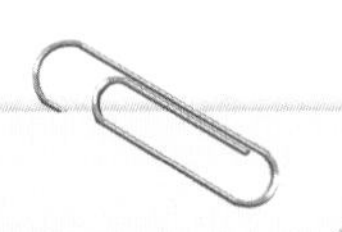

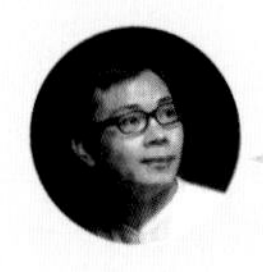

樂氏泡澡叮嚀！

1. 浸泡時要保持浴室空氣流通。
2. 孕婦、生理期間、有傷口者不宜浸泡。
3. 心臟病患者、高血壓患者的水溫不宜過高，且水量高度不可超過心臟。
4. 泡澡前可先喝一杯溫水，補充浸泡時所流失的汗液。

泡澡時，你也可進行的穴位按摩！

可在淋浴或泡澡時，順便按揉勞宮穴、足三里穴，使藥效能滲入體內，並透過按摩來舒緩身體。

自我按摩

在泡澡時，先利用大拇指指尖掐按掌心的勞宮穴，每次1～3分鐘，先左後右，可舒緩壓力、調節情緒。接著，中指指腹向下按壓足三里，直到酸麻腫脹為止，接著休息5～10秒後再繼續按壓，每天按摩10～15分鐘，有壯陽補腎，精力充沛的功效。

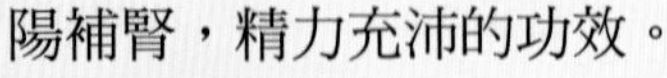

此外，足三里又稱為「長壽穴」，經常按摩有祛病延年，增強體力，消除疲勞等作用。

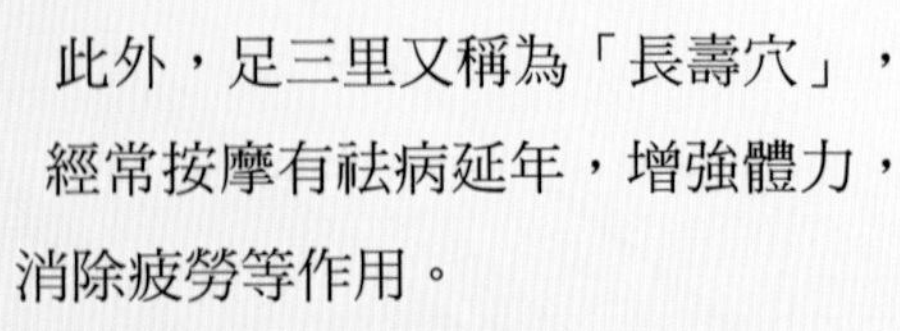

取穴小常識

[勞宮穴]

精確取穴：

位於人體手掌心，於第二、三掌骨之間偏於第三掌骨，中指所對應之掌心位置即是。

按摩方式：

右手平伸，掌心向上，以左手輕握右手腕，左手四指置手背，彎曲大拇指，用指甲尖垂直掐按1~3分鐘後，再換手做。

勞宮穴

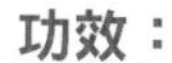

功效：

可調節自律神經，舒緩緊張情緒。

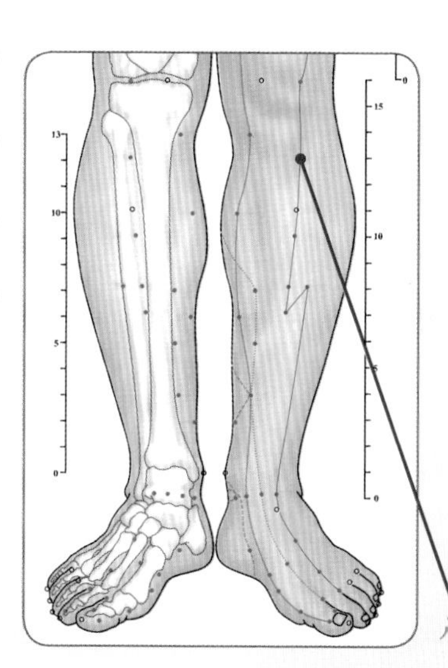

[足三里穴]

精確取穴：

外膝眼下3寸，距脛骨前脊一橫指，於脛骨前肌上。

按摩方式：

以中指指腹垂直施力按壓。

功效：

有消除疲勞，調理氣血，振奮精神的作用。

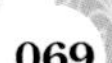

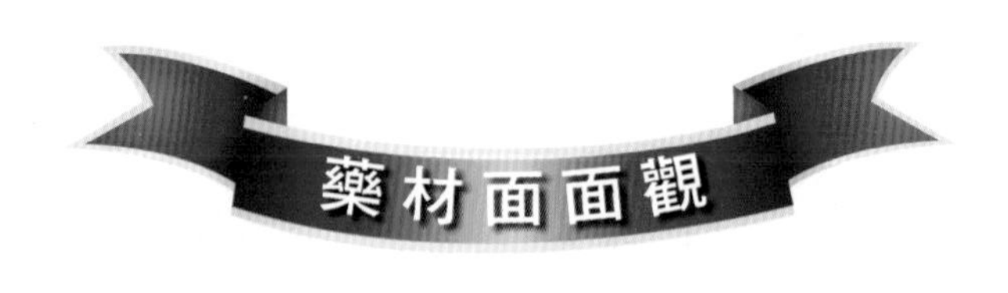

幸福藥浴

藥浴藥材	性味	歸經	藥浴中的藥材功效
當歸	味甘辛，性溫。	歸肝、心、脾經。	可養血活血，紅潤肌膚。
肉桂	味甘辛，性大熱。	歸心、肝、脾、腎經。	有溫補脾腎，散寒止痛的功效。但因含揮發油，故不宜久煮。
檀香	味辛，性溫。	歸脾、胃經、肺經。	可行氣，散寒力較強。
石菖蒲	味辛，性溫。	歸肝、脾經。	有芳香開竅，鎮靜安神的功效。
夜交藤	味甘，性平。	歸心、肺、肝、腎經。	有清心安眠，通經活絡的功效。
女貞子	味酸苦，性微寒。	歸肝、腎經。	有補腎益精，養肝明目，強心利尿，健腦安眠，通便，烏鬚等功效。
何首烏	味苦、甘澀，性微溫。	歸肝、腎經。	能烏鬚髮，益精氣，強筋骨，改善白髮症狀。
紅玫瑰花	味甘微苦，性溫。	歸肝、脾經。	可促進新陳代謝，有理氣解鬱，和血散瘀，養顏美容的功效。

健體按摩膏

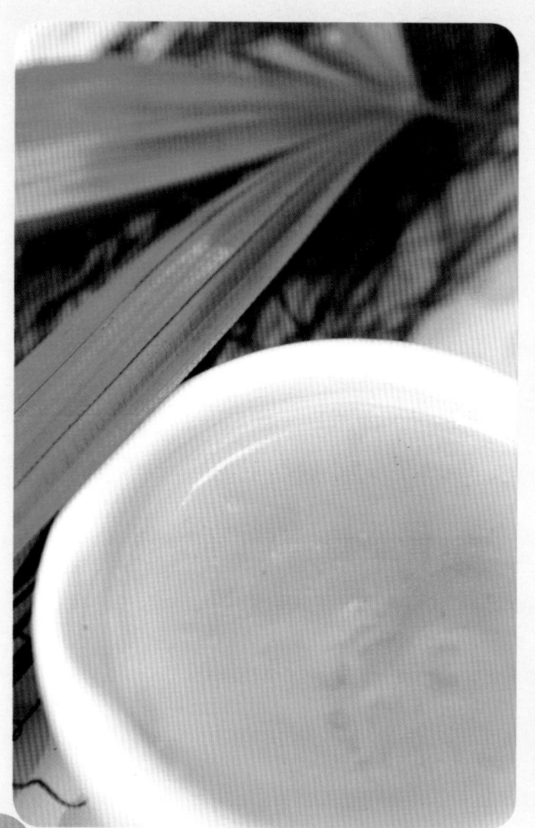

Point 按摩膏特效藥材

肉蓯蓉 補腎益精，潤腸通便，增強體力，促進性功能，但容易腹瀉者不宜使用。

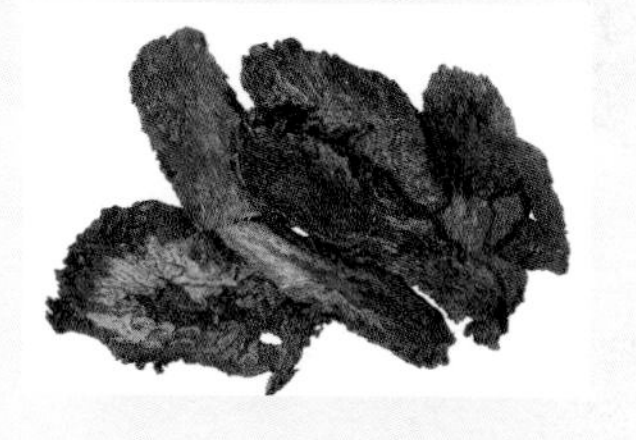

小茴香 有祛寒止痛，溫補脾肺，止嘔祛痰的功效。可改善少腹冷痛，腎虛腰痛等不適。

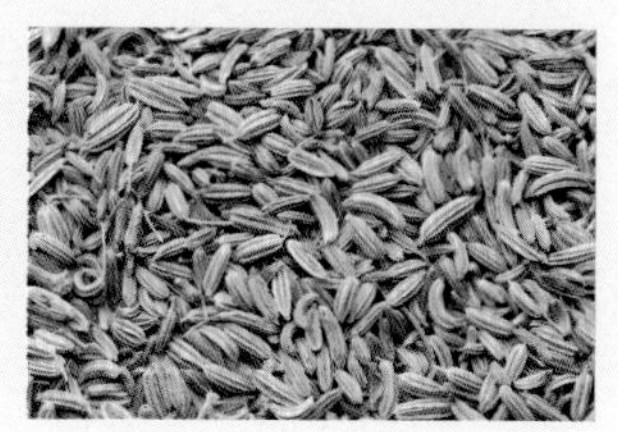

份量 1罐

本品所含的赤芍、川芎有活血作用，針對現代人氣血瘀阻有疏瀉作用。尤其肉蓯蓉、淫羊藿能強化性腺功能。本品搭配穴位按摩具有活血消腫，固腎益精的功效。

材料

●藥材：

赤芍10克、茯苓10克、川芎10克、石菖蒲10克、淫羊藿10克、肉蓯蓉10克、小茴香10克、續斷10克、當歸10克。

●調配原料：

橄欖油1小瓶(約100C.C.)、凡士林500C.C. (或凡士林600C.C.不加橄欖油)、過濾紗布一塊。

[藥材透視鏡]

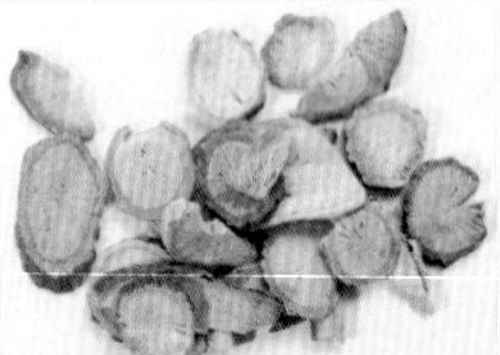

▲赤芍：清熱涼血

▲茯苓：健脾和胃

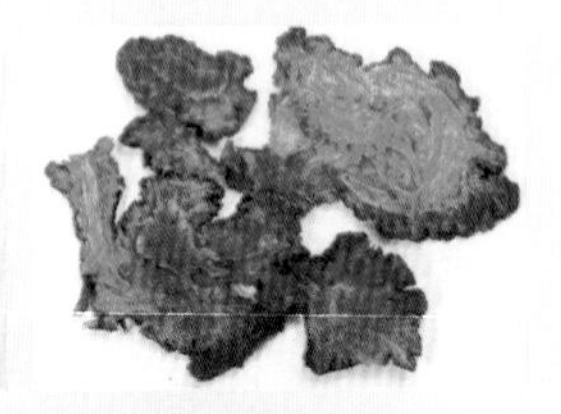

▲川芎：行氣活血

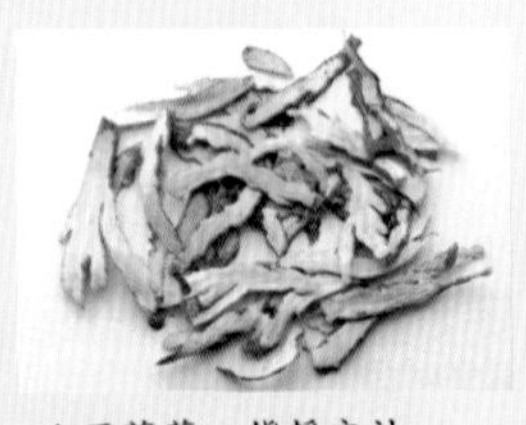

▲石菖蒲：鎮靜安神

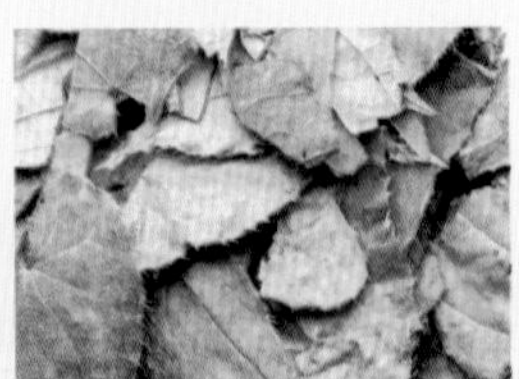

▲淫羊藿：延緩老化

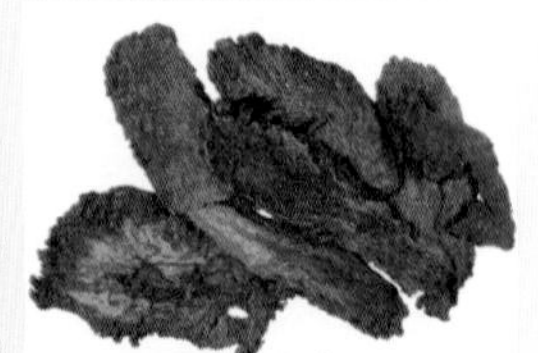

▲肉蓯蓉：潤腸通便

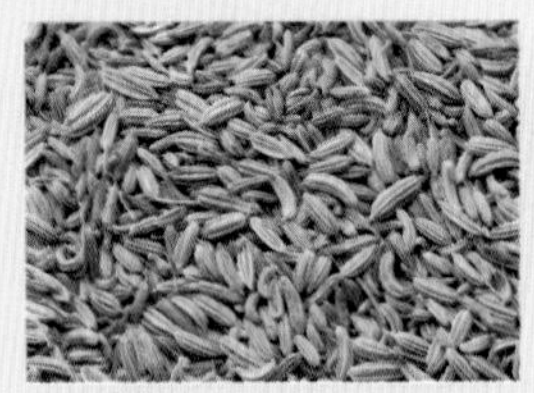

▲小茴香：祛寒止痛

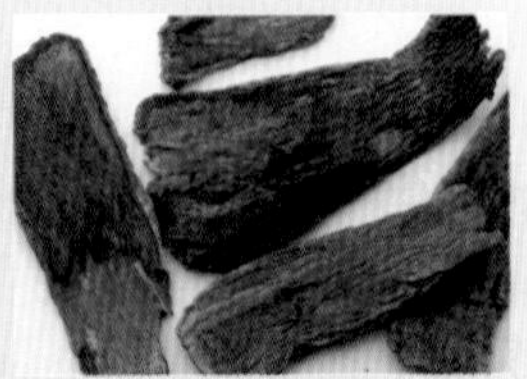

▲續斷：強壯筋骨

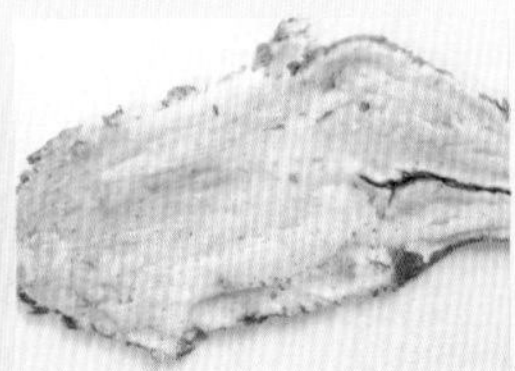

▲當歸：行血補血

做法

1. 將凡士林放入不鏽鋼鍋，開小火融化凡士林，待化開後將全部藥材切碎放入。
2. 轉中火，待藥材呈現焦黃色後熄火，並將藥油以紗布去渣過濾。
3. 接著，加入橄欖油到過濾好的藥油中攪拌均勻，再將藥油倒入容器內。
4. 待全涼後，蓋上瓶蓋，按摩膏即完成。

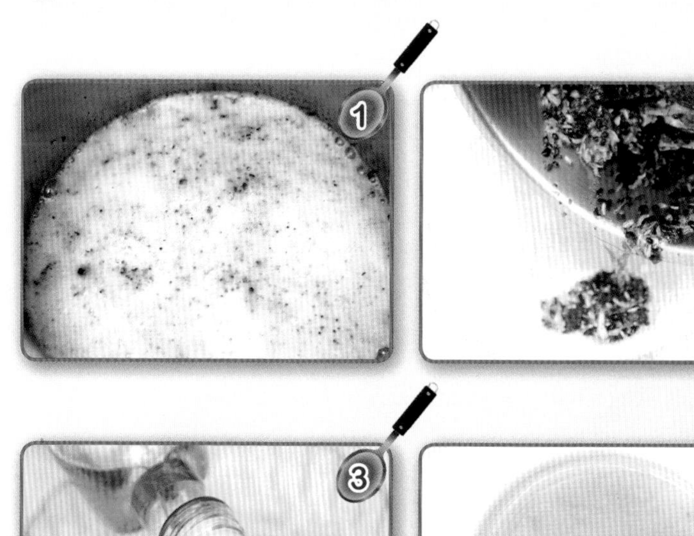

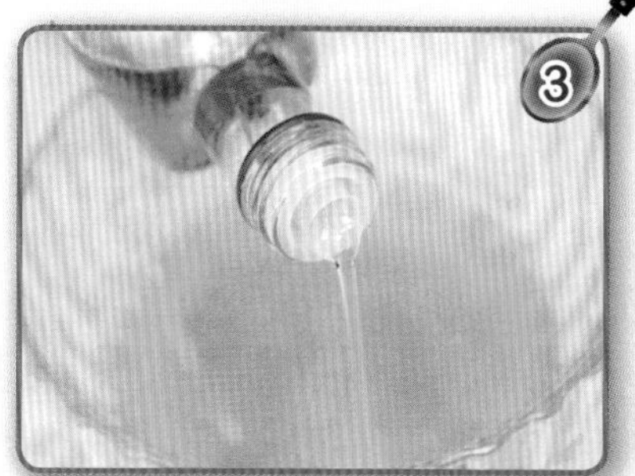

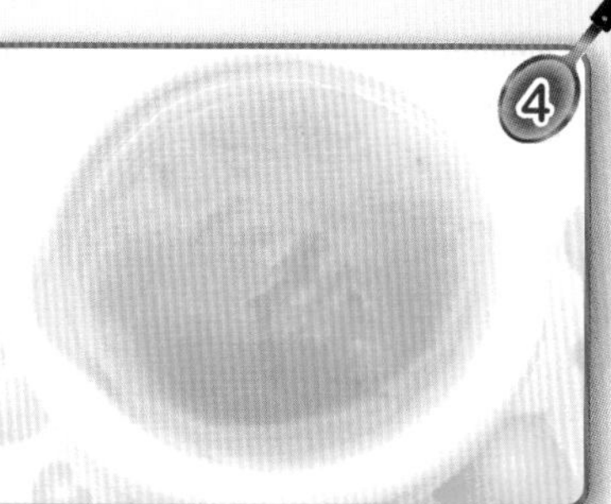

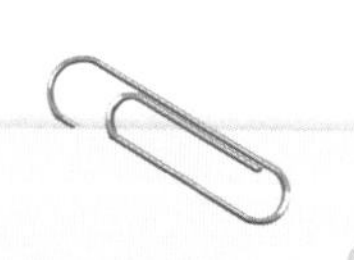

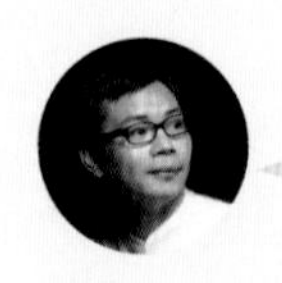

樂氏使用叮嚀！

針對皮膚有傷口、感冒不適、肌膚容易過敏、起紅疹者，切勿使用，以免感染。

按摩時，加強穴位更有效！

在塗抹按摩膏的同時，加強刺激關元穴、三陰交穴，可使按摩膏的藥效滲進體內，在血液循環的過程中，使藥效完善發揮！

自我按摩

將按摩膏塗抹於關元穴、三陰交穴。首先，按揉關元穴約1分鐘。接著，手掌以順時鐘方向按摩直到下腹部出現溫熱感覺即可。

之後，用手掌推揉三陰交穴，往上約至膝關節下三指處（在腳內側），直到局部產生灼熱感，方可將藥效揉入穴位中，以促進血液循環，達到養生之效。

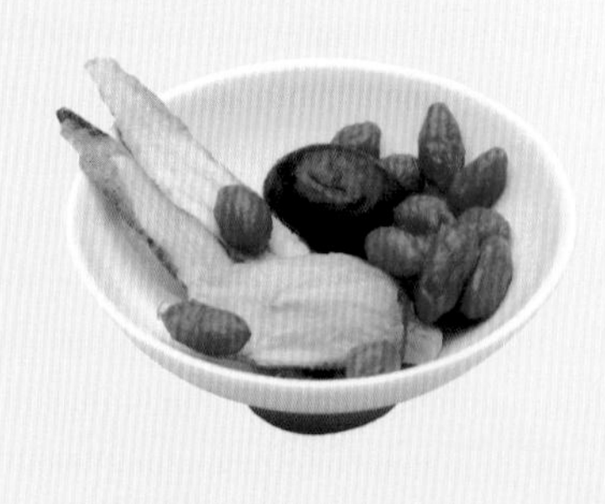

事實上，若沒有塗抹按摩膏，也可每天按摩穴位。長期下來，有壯陽補腎，使其精力充沛的作用。尤其刺激三陰交穴還可改善男女生殖器官的疾病，如陽萎、遺尿等。

取穴小常識

[關元穴]

精確取穴：

位於下腹部，前正中線上，於臍中下3寸。

按摩方式：

以左手中指指腹按壓穴道，右手中指指腹放在左手中指指甲上，同時用力揉按穴道，有酸脹感。

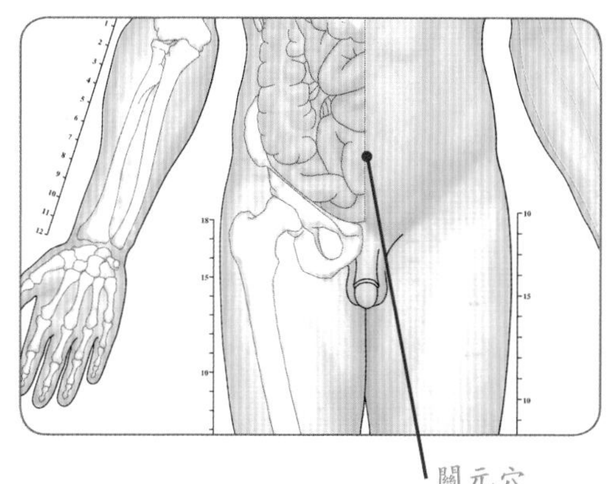

功效：

有培腎固本，調氣回陽的作用。可改善全身衰弱，月經不調等症。

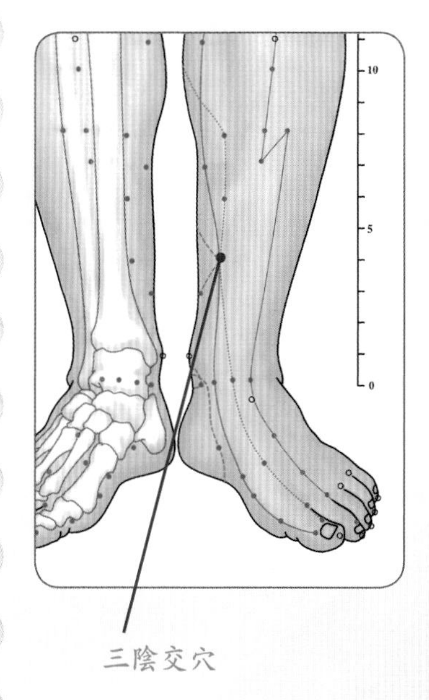

[三陰交穴]

精確取穴：

小腿內側，足內踝尖上3寸，脛骨內側緣後方即是。

按摩方式：

以大拇指指尖垂直按壓穴位，每次左右腳各1~3分鐘。

功效：

此穴是婦科主穴，對婦科疾病具有療效，還可改善消化不良、食慾不振等症。

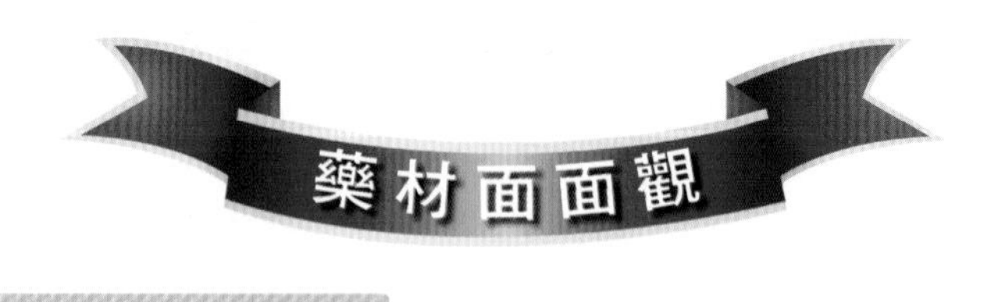

健體按摩膏

藥膏藥材	性味	歸經	藥膏中的藥材功效
赤芍	味苦，性微寒。	歸心、肝經。	有清熱涼血，活血散瘀，消腫止痛的功效。
茯苓	味辛甘，性大熱。	歸心、肝、脾、腎經。	具有消除水腫，寧心安神的作用。
川芎	味苦，性微寒。	歸心、肝、心包經。	有補益肝腎，行氣活血，強壯筋骨的功效。
石菖蒲	味辛，性溫。	歸肝、脾經。	具有醒神益智，開竅的作用。
淫羊藿	味甘，性溫。	歸肝、腎經。	有益氣強志，延緩老化的作用。因含維生素E，故可增強性腺功能。
肉蓯蓉	味甘鹹，性溫。	歸腎、大腸經。	補腎益精，潤腸通便，能促進性功能，但容易腹瀉者不宜使用。
小茴香	味辛，性溫。	歸肝、腎、脾、胃經。	有祛寒止痛，溫補脾肺，止嘔祛痰的功效。可改善少腹冷痛（經痛），腎虛腰痛等不適。
續斷	味苦辛，性微溫。	歸肝、腎經。	調節血脈，強壯筋骨。
當歸	味甘辛，性溫。	歸肝、心、脾經。	鎮靜止痛，疏通經絡。

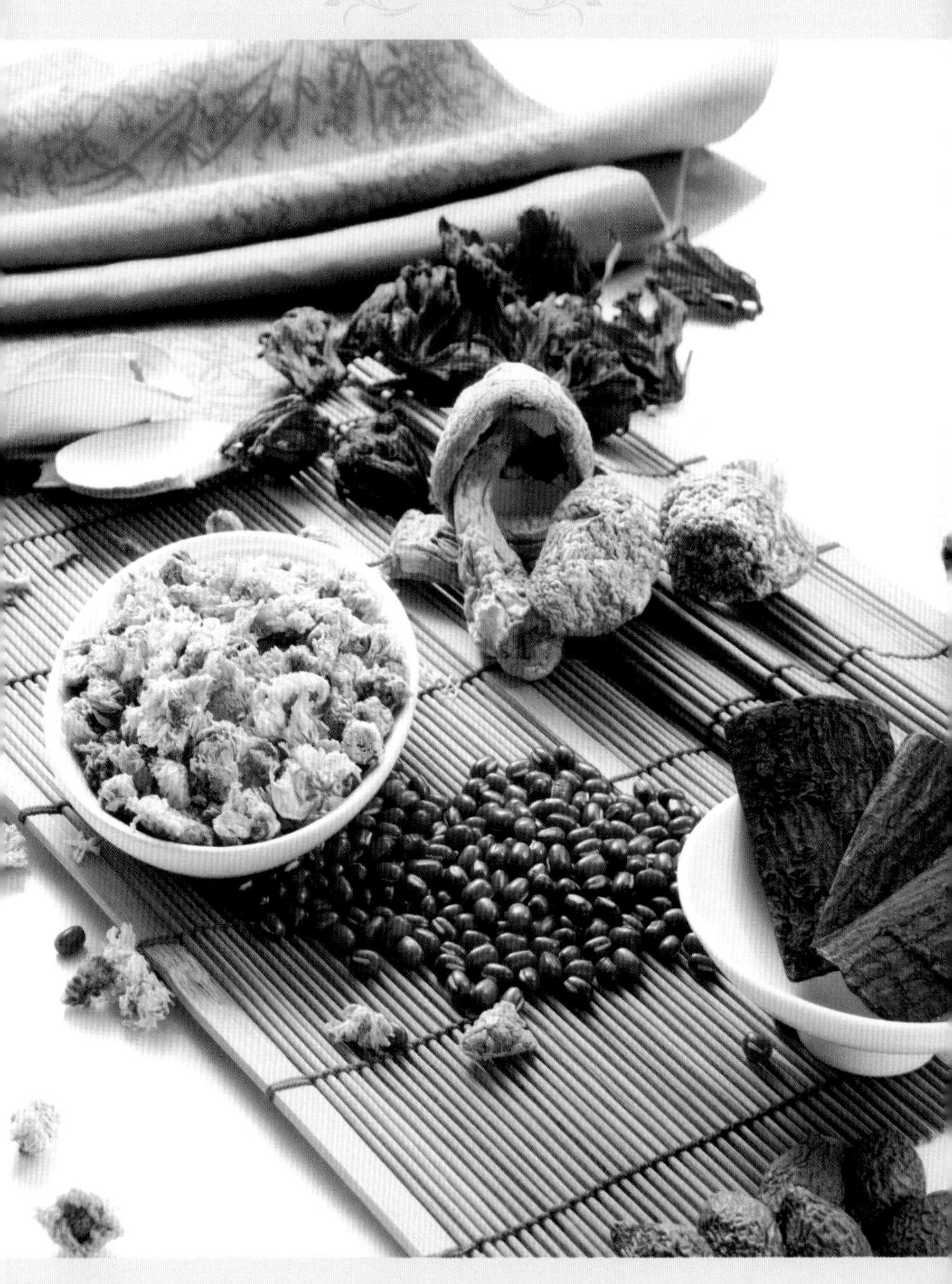

樂氏同仁堂配方典故

～【紫金轉骨方(男用)】

康熙晚年，四子胤禎得子弘曆（即乾隆）。弘曆聰穎、機伶過人，自幼得到祖父康熙的寵愛，甚至被康熙接入宮中撫養，讚為：「必為國之棟樑！」後胤禎即位，為「雍正帝」，將弘曆視為繼位儲子，給予他錦衣玉食、七寶珍膳等至高享受，絲毫不會吝惜。

由於清朝是在「馬背上取天下」，故儲君人選必擅騎射，因此弘曆年幼之時，康熙便聘請太傅教其騎射御書術，欲使其文韜武略，無不專精。康熙帝為免疼愛的皇孫在騎射過程中碰撞成瘀，影響發育，故命樂氏同仁堂配製方藥，用以祛傷化瘀，強筋續骨，以助其轉骨成長、高人一等，此方即為「紫金御用轉骨方」！

後弘曆登基是為「乾隆」，身長一百八十公分，成為清代最高的皇帝。其與生俱來的優勢讓乾隆面對內臣外賓，極具自信與魄力，他勵精圖治，因而國強民富、四海稱臣，成為中國國力最頂盛的階段。而乾隆也有感於前無古人，並有著不可一世的傲氣，故自封為「十全老人」。而「紫金御用轉骨方」誠為乾隆盛世的幕後推手！

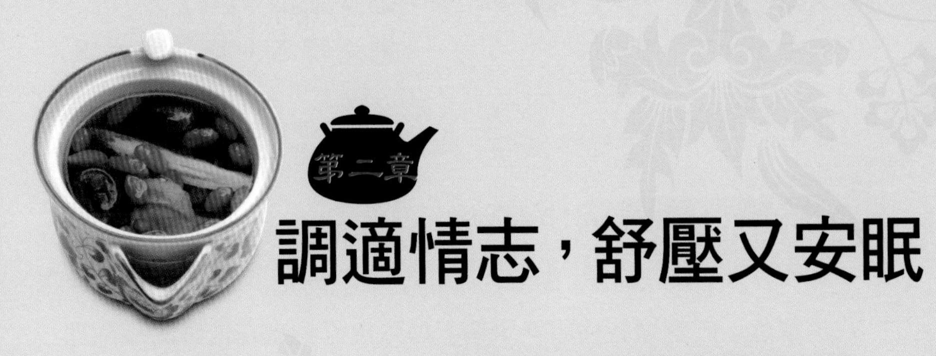

第二章

調適情志，舒壓又安眠

樂氏解碼**養生觀念篇**

樂氏內外**調補養生篇**

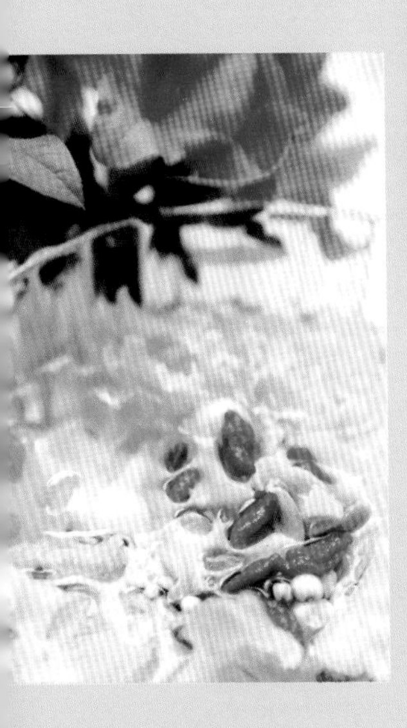

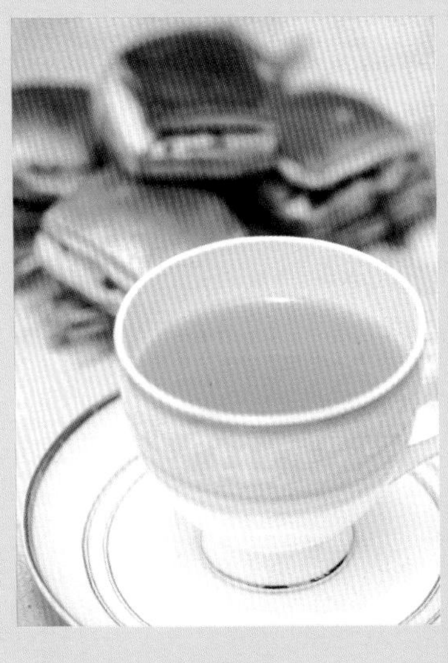

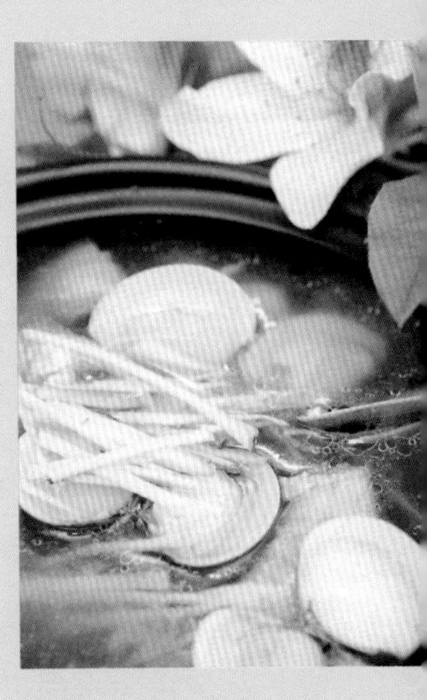

樂氏解碼 養生觀念篇

調適情志，舒壓又安眠

情緒不穩是失眠禍源

在現今步調快速的社會中，講求效率，非但要快，還必須像隻「八爪章魚」般處理各種瑣碎事情，導致自己身處在忙碌的深淵裡，因而出現情緒緊張、壓力龐大、身體不適等問題。然而，根據研究指出，大多數人普遍都有情緒不穩的情形，也因此容易憂慮而失眠。長期下來，對身體會產生極大負擔，致使體內器官快速退化，如腦神經衰弱、記憶力降低、注意力不集中等，若失眠沒有改善、壓力沒有適當宣洩，還有可能產生憂鬱症。

事實上，大清王朝的慈禧相當注重睡眠品質。由於她晚上常會擔心自己遭到行刺而輾轉難眠，故寢室外，總有守衛與宮女輪流堅守。然而，即便看守嚴密，但她依舊無法安穩入眠。後來，為了健康著想，她請人設計一顆裝有茶葉的枕頭，以其安眠、寧心的效果來幫助入睡；此外，慈禧枕頭中央還開了一個小洞，以便聽到外頭的動靜，使其安心，由此可見睡眠品質對慈禧的重要性。

睡眠重質不重量

一個人睡眠品質的良好與否，關係到自己的身體健康。事實上，睡得多並不代表身體真的「休息」了，只要隔天感覺神清氣爽、有精神就夠了（八小時以下的睡眠時間即可），有時睡得時間太長反而不好，甚至可能感到更疲累。因此，睡眠必須重質，唯有讓身體放鬆，進入「深度睡眠」的狀態，身體才能在此階段進行修復工程。

然而，當你出現如入睡困難、容易清醒或睡眠容易中斷等現象時，就代表「失眠」了。其發生原因不外乎是晚間或睡前的腦部活動頻繁、憂鬱、或老化機轉等；甚至是身體上的疾病，如咳嗽、肌肉酸痛……等也會造成輾轉難眠。並且，失眠或睡眠不足者，往往會在白天出現倦怠、虛弱、懶言、情緒煩躁等症狀，久而久之將會影響工作效率，甚至是社交與人際關係的不良。因此，唯有維持情緒的健康、安穩的睡眠，才能為健康帶來助益。

情志失調有損健康

中醫認為，怒傷肝，喜傷心，思傷脾，悲傷肺，恐傷腎，故情志失調對五臟或多或少都會造成損害。不過，與情緒相關的症狀無法施以任何藥劑治療，因此需要倚賴人為力量加以調適，才能維持積極、正面的情緒，故採用「五行相剋的原理」收攝情志，其道理以「先養心後養生」為宗旨。

《黃帝內經》認為五志與五臟的關係極為密切，記述了「怒傷肝，悲勝怒」、「喜傷心，恐勝喜」、「思傷脾，怒勝思」、「悲傷肺，喜勝悲」、「恐傷腎，思勝恐」的理論。而這項觀點一直被歷代醫家應用在養生學裡，顯示出情緒的好壞與防病祛疾、延年益壽有著相當大的關聯。

怒傷肝，悲勝怒

由於「肝主怒」，故大怒會使氣向上而傷及肝，情緒將出現煩躁易怒、心情鬱悶，甚至有頭暈等現象。因此，為改善這種情形，古人認為「悲能抑怒」。因肺主悲，所以當肺氣旺盛時，肝氣就會下降。

也就是說，適當的哭泣能平撫怒氣，對養護肝臟極有效益。

喜傷心，恐勝喜

由於「心主喜」，故大喜會損傷心氣，將出現失眠、健忘、心悸等。而改善方法即「以恐勝喜」，因「腎主恐」，所以一點恐懼、不安的情緒能抑制過度喜悅的情緒，對養心有益處。

思傷脾，怒勝思

由於「脾主思」，故思慮過多會傷脾，由於大腦憂思過度，將使神經系統失調，導致消化液的分泌減少，容易有食慾不振、面容憔悴、抑鬱不舒等情形。故中醫認為「以怒勝思」，因「肝主怒」，所以當被激怒時，可有效化解憂愁的情緒。

悲傷肺，喜勝悲

由於「肺主悲」，故過於悲傷、難過會傷及肺氣，出現如乾咳、氣短、聲音沙啞等情形。因此，中醫認為「以喜勝悲」，故用「喜」散去「悲」，即情緒開心將能化解鬱悶在肺中的氣結，驅除肺的抑鬱之氣。

恐傷腎，思勝恐

由於「腎主恐」，故恐懼不安會傷害腎氣，干擾神經系統，容易出現耳鳴、頭暈、陽萎等情形。因此，中醫表示「以思勝恐」，也就是當思路清楚、問題獲得答案後，就不會感到恐懼了。

由此可知，情志過度容易傷害五臟，唯有依其五行相生相剋的關係，才能維持情緒不過喜、過悲，以穩定情志，達到平和狀態。

古人情志生剋法

五情過度	所傷五臟	應對方法
大怒	傷肝	正所謂「悲勝怒」，意即利用悲來抑制怒。
暴喜	傷心	正所謂「恐勝喜」，意即利用恐懼來抑制喜樂。
憂思	傷脾	正所謂「怒勝思」，意即利用憤怒抑制憂思。
悲傷	傷肺	正所謂「喜勝悲」，意即利用喜悅來抑制悲傷。
恐懼	傷腎	正所謂「思勝恐」，意即利用憂思來抑制恐懼。

清朝「六養」、「四少」養生法

現今養生方法大行其道，食補、經絡、足穴等天然療法，已成為現代人進行簡易養生的趨勢。但事實上，為了達到「養生」的最高境界，清朝時期也有當代的養生之道，意即「六養」、「四少」養生法，其主旨為「無欲無求」、「修身養性」、「安穩情緒」。

其實，所謂的「六養」，意即保養「目」、「耳」、「心」、「指」、「足」、「筋骸」等六個部位，其養生之道究竟為何？以下簡略概述之：

＊**養耳**：傾聽流水之聲以聰耳。

＊**養目**：欣賞美麗的青天綠地以養目。

＊**養心**：以閱讀來修身養性。

＊**養指**：藉由彈琴寫字以活動手指。

＊**養足**：藉由杖履等簡單配備，逍遙快活地行遍天下，以促進腿部活動力。

＊養筋骸：透過靜心打坐、調整呼吸頻率，來疏通經絡，頤養情志。

簡言之，就是要盡量接觸大自然，多呼吸新鮮空氣，頤養性情，藉此使耳目聰明、行動矯健；並在沉靜時，利用閱讀書籍來養氣，維持身體健康。

而「四少」其實是針對「口」、「心」、「胃」、「睡」來保養身體，意即這四者都要維持「少」的原則，而通常能控制欲望的人皆可達成，其詳述如下：

＊口：指「言少」，也就是話不要過多，只要一語中的、說到重點即可，有時話講得太多，容易導致口舌之爭而影響情緒。

＊心：指「事少」，也就是避免累積煩惱、鑽牛角尖，以豁達心境看待所有事，務必讓自己的情緒獲得安穩。

＊胃：指「食少」，也就是不要吃太多。古人飲食清淡，定時定量，不若現代人壓力一來就暴飲暴食，使腸胃負擔過重，導致新陳代謝紊亂。因此，唯有少量，才能讓身體內臟有時間修復。

＊睡：指「睡少」，也就是睡眠時間要適度，不要過長，只要精神狀態佳即可。

事實上，無論是「六養」還是「四少」，清朝人們的養生宗旨就是「順應自然」、「怡情養性」，當作息依照四季、十二時辰的規律來生活，並減少煩惱憂愁，維持良好睡眠，將能擺脫壓力、負面情緒對身體的壓榨，使身體與心靈達到平和境界。

[樂氏內外調補養生篇]

舒壓又安眠

舒壓安眠 easy 茶飲

10、茯苓安眠茶
11、舒壓茶
12、解鬱茶

舒壓安眠 easy 甜品

13、紅棗蓮子麥片粥
14、百合舒壓銀耳湯
15、舒壓棗仁雞湯
16、寧神蛤蜊雞湯
17、鮑魚肉片粥

舒壓安眠 easy 藥浴

18、.舒壓藥浴
19、.助眠藥浴

茯苓安眠茶

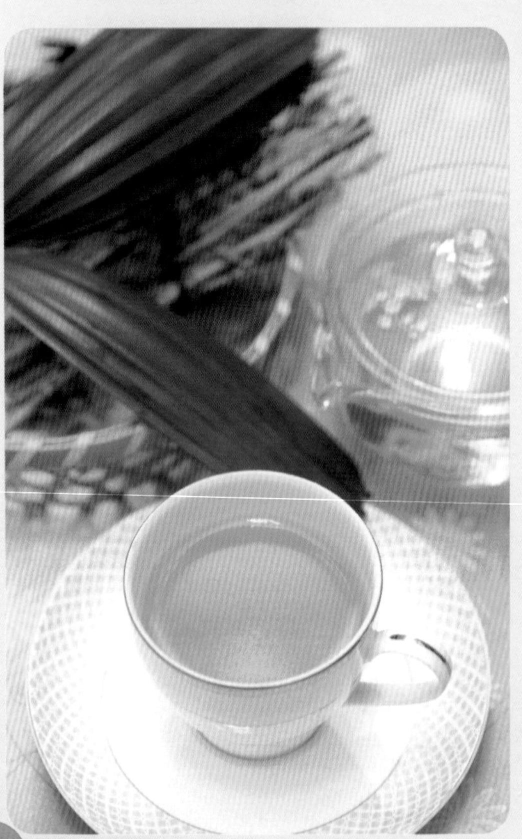

Point 茶飲特效藥材

茯苓 主要具有滲濕利水，益脾和胃，寧心安神，增強記憶力的作用。可改善心神不安，心悸失眠、腹瀉遺精等症。

炙甘草 甘草炙則補，可補脾和胃，益氣複脈。對於胃寒氣弱、血虧陰虛者皆適用。

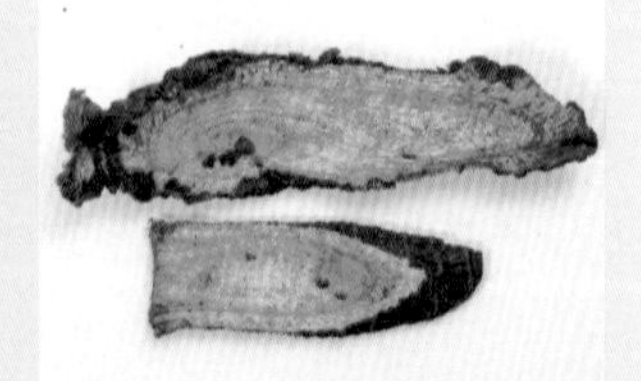

份量 1包份

具有疏肝解鬱，寧心安神，延緩衰老的作用。其中，遠志的功效較偏向於安定心神。而遠志生用會刺激咽喉，故多外用；唯炮製過後的遠志，能消除刺喉的不適，故以內服居多，可寧心安神，祛痰開竅。

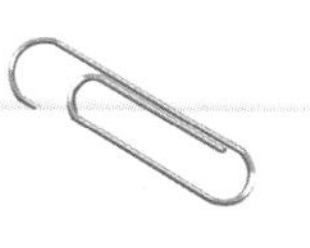

材料

● 藥材：

茯苓3克、薄荷1克、白芷2克、丹參2克、炙甘草1克、遠志(炮製)2克、酸棗仁3克、茉莉花1克、紅棗3顆。

 [藥材透視鏡]

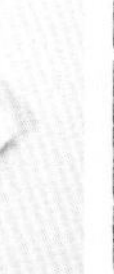

▲茯苓：健脾和胃

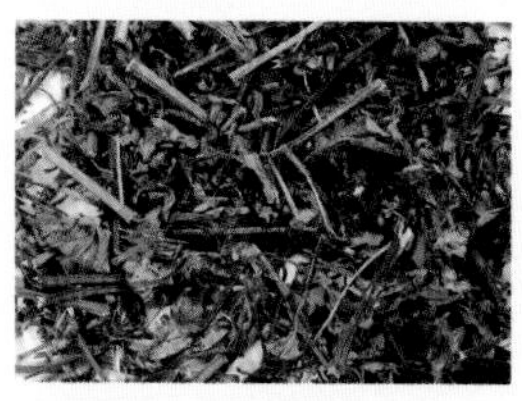

▲薄荷：止癢解毒

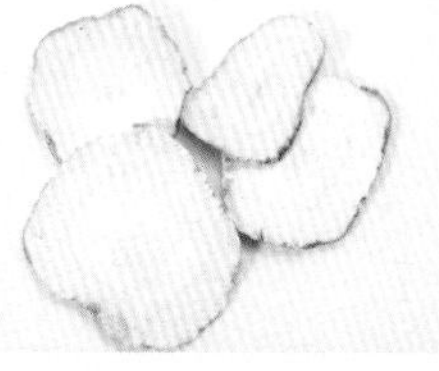

▲白芷：香竄通竅

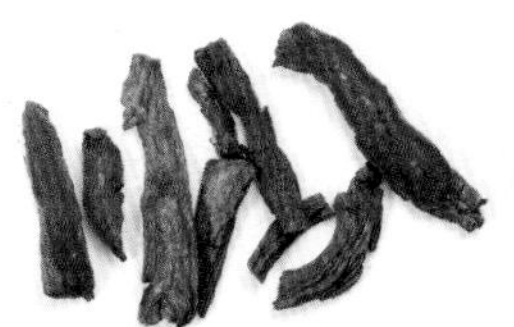

▲丹參：清熱除煩

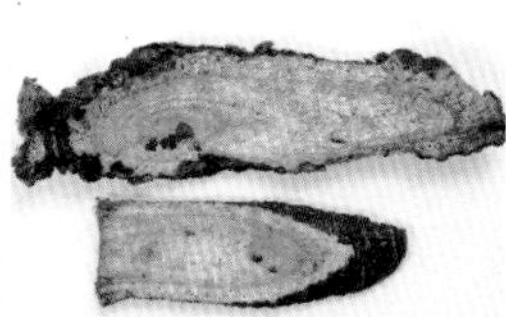

▲炙甘草：補脾和胃

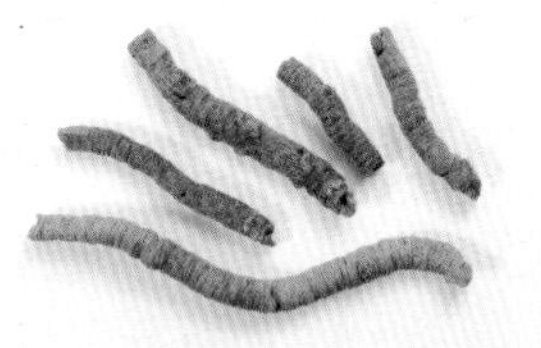

▲遠志(炮製)：寧心安神

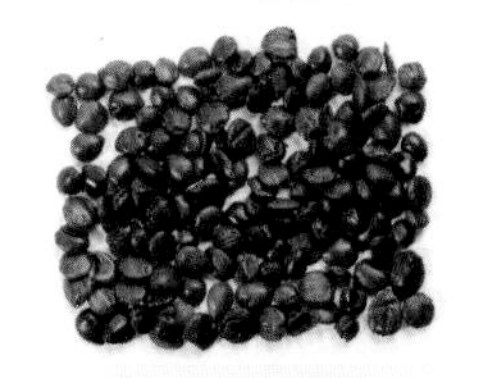

▲酸棗仁：鎮靜安神

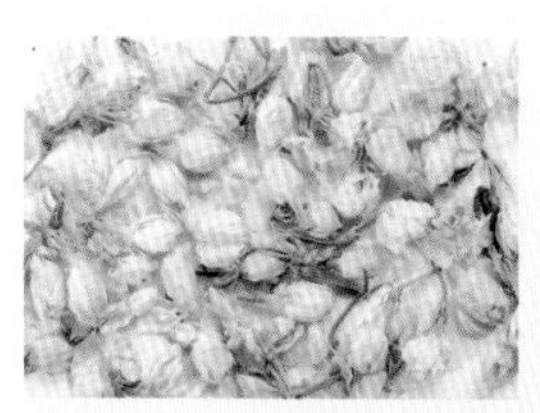

▲茉莉花：和中下氣

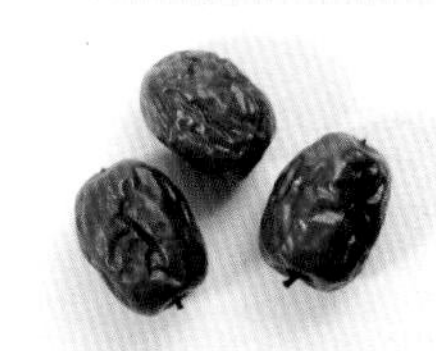

▲紅棗：養血安神

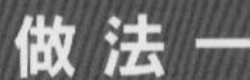

做法一

請中藥房將茉莉花另外放，並壓碎其餘藥材，裝入紗布袋內。把藥袋與茉莉花一起放入茶壺中。用滾燙的熱開水直接沖泡，燜約20分鐘，即可飲用。

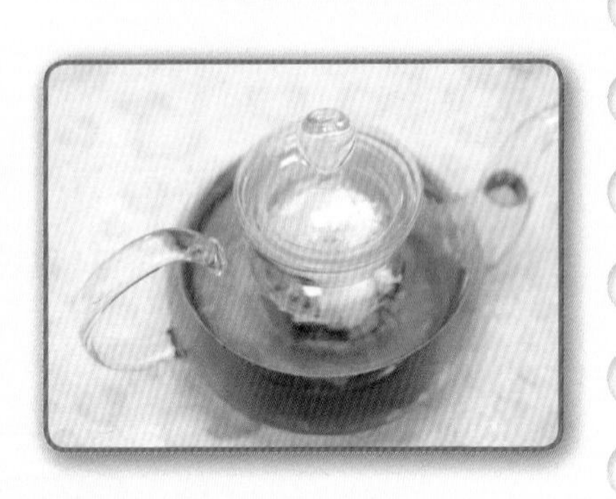

做法二

將藥袋放入壺中，倒約450C.C.的清水煮沸，轉小火燜煮35分鐘後熄火。接著，再放入茉莉花燜約2~3分鐘即可飲用。

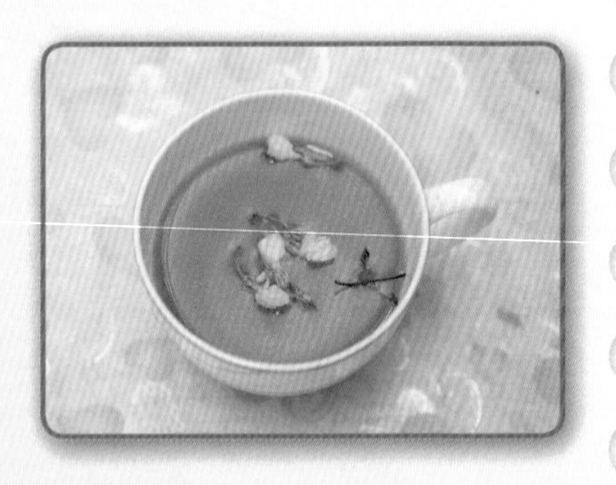

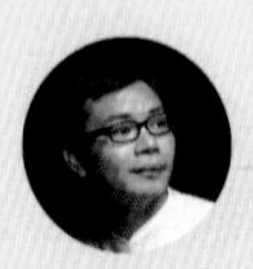

樂氏使用叮嚀！

適用族群 一般人與失眠者，具有舒壓寧心的作用。

不適用族群 感冒者不可飲用。

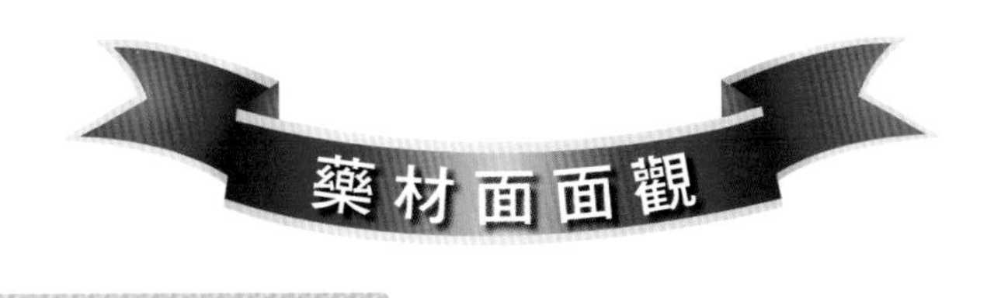

茯苓安眠茶

茶飲藥材	性味	歸經	茶飲中的藥材功效
茯苓	味甘淡，性平。	歸心、脾、腎經。	主要具有滲濕利水，益脾和胃，寧心安神，增強記憶力的作用。可改善心神不安，心悸失眠、腹瀉遺精等症。
薄荷	味辛，性涼。	歸肝、肺經。	健胃祛風，改善腹部脹氣。
白芷	味辛，性溫。	歸腸、肺、胃經。	有解表祛風，生肌止痛，香竄通竅的功效
丹參	味苦，性微寒。	歸心、肝經。	清熱除煩，寧心安神。
炙甘草	味甘，性平。	歸心、肺、脾、胃經。	甘草炙則補，可補脾和胃，益氣複脈。對於胃寒氣弱、血虧陰虛者皆適用。
遠志(炮製)	味辛苦，性微溫。	歸心、腎、肺經。	可寧心安神，多用於心神不寧，驚悸健忘，多夢等。
酸棗仁	味甘酸，性平。	歸心、肝、膽經。	可降低血壓，興奮子宮，是鎮靜安神的佳品，但容易腹瀉者宜少吃。
茉莉花	味辛甘，性溫。	歸肝、脾、胃經。	有和中下氣，健胃消脹，除臭殺菌，清熱退火，消除鬱悶的功效。
紅棗	味甘，性溫。	歸脾、胃經。	可生津液，有鎮靜利尿，潤澤肌肉的作用。

舒壓茶

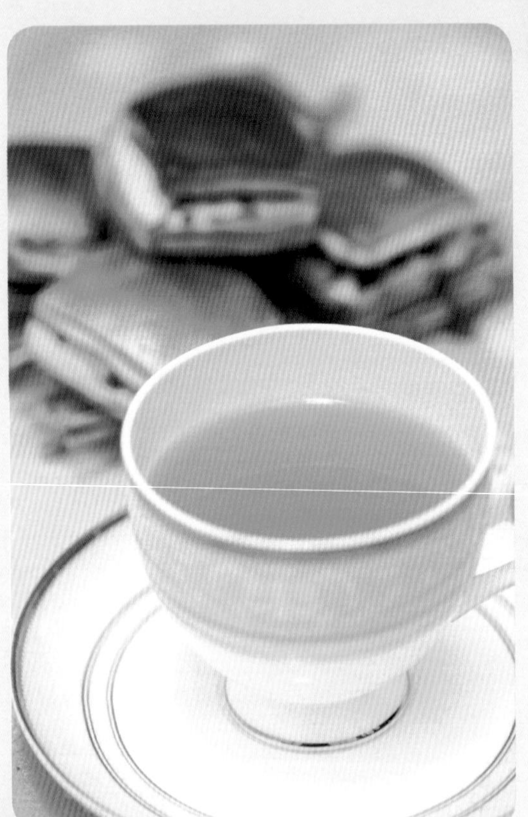

Point 茶飲特效藥材

東洋參 有補充元氣，安神益智，提神醒腦，增強免疫的功能，適合寒熱體質交錯者服用。

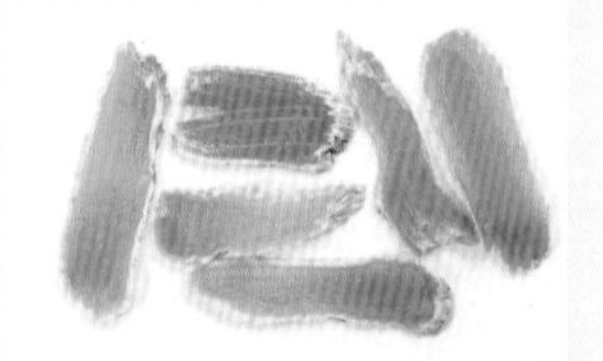

麥門冬 為養陰生津的良藥，有潤肺止咳的作用，但肺虛內熱、脾胃虛寒、大便泄瀉、肝火偏旺者不宜使用。

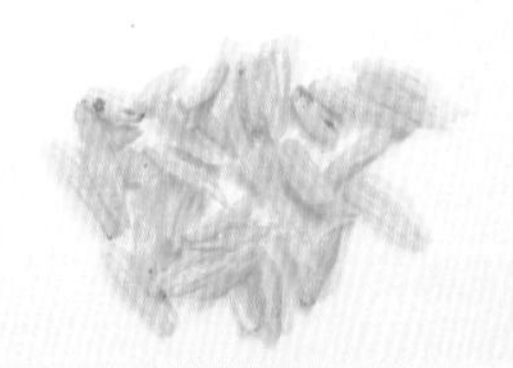

份量 1包份

本茶飲具有補氣滋潤，安神益智，清心安眠的作用。由於現代人壓力龐大，容易出現失眠、記憶力衰退、內分泌失調等不適，故本品添加能安眠的茯神、醒腦的東洋參、養肝的枸杞以有效調理臟腑機能。

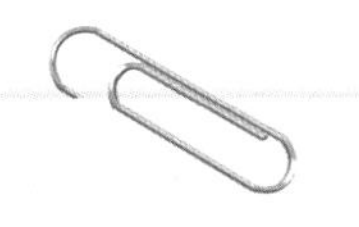

材料

● **藥材：**

茯神2克、麥門冬(去心)2克、天門冬2克、炙甘草1克、東洋參2克、枸杞3克、菊花2克。

[藥材透視鏡]

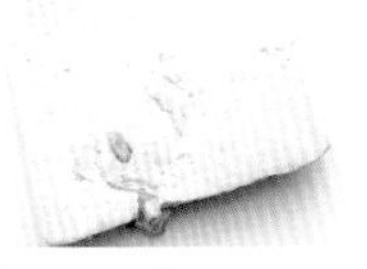

▲茯神：改善失眠

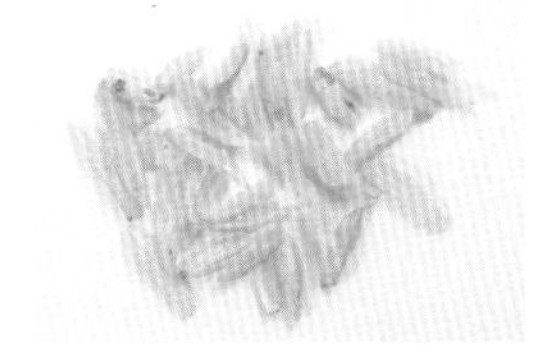

▲麥門冬(去心)：養陰生津

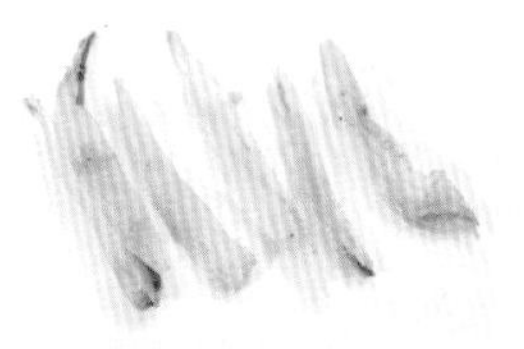

▲天門冬：除煩安神

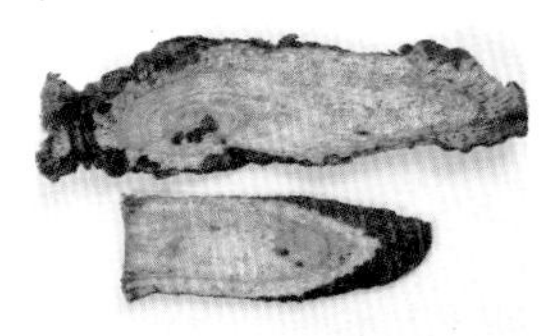

▲炙甘草：補脾和胃

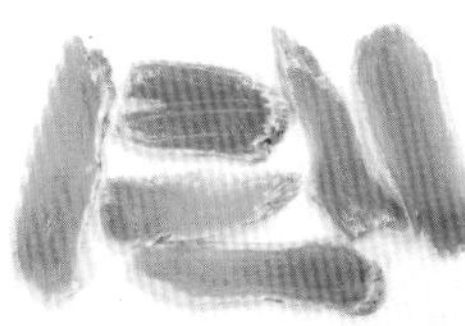

▲東洋參：提神醒腦

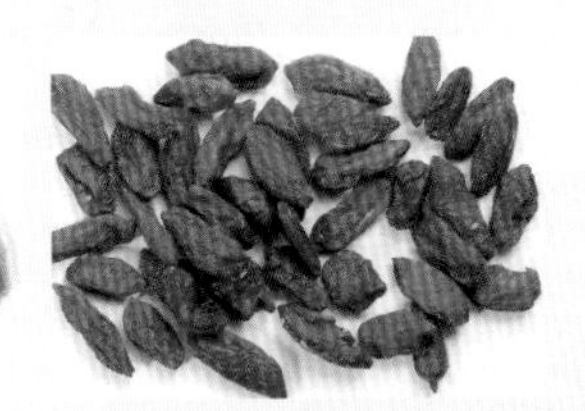

▲枸杞：養肝明目

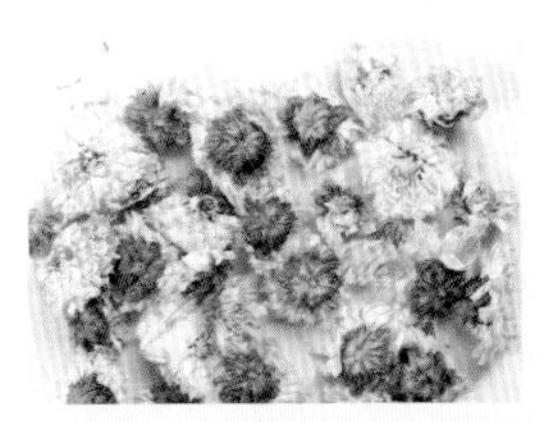

▲菊花：降壓安神

做法一

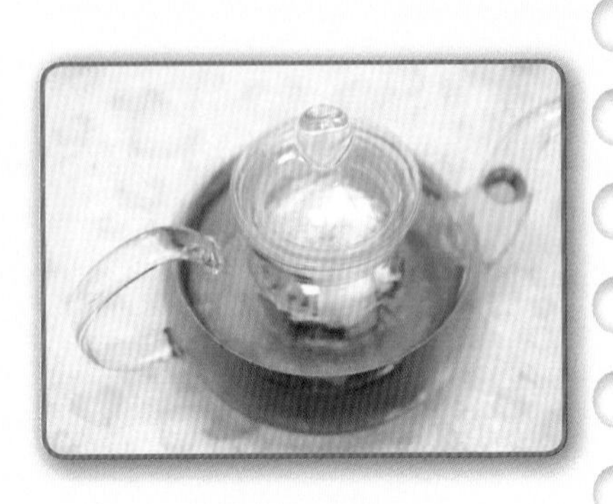

請中藥房將菊花另外放，並壓碎其餘藥材，裝入紗布袋內，放入茶壺中。用滾燙的熱開水直接沖泡，燜約20分鐘，即可飲用。

做法二

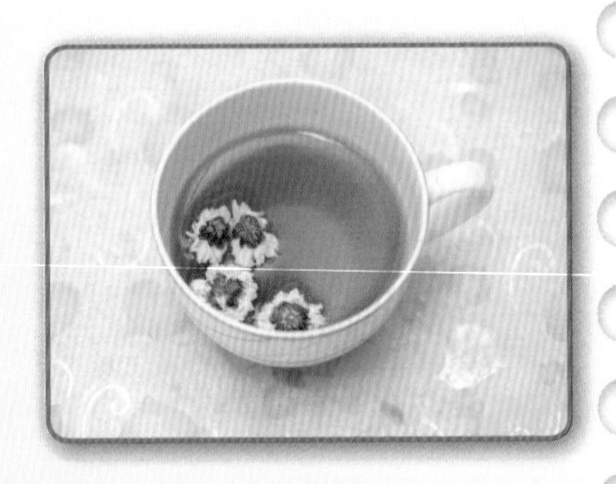

將藥袋放入鍋中，倒約450 C.C.的清水煮沸，轉小火燜煮35分鐘後熄火。接著放入菊花，燜約2~3分鐘即可飲用。

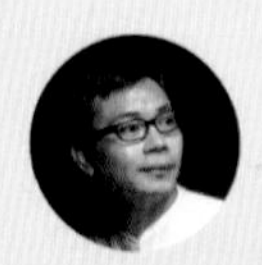

樂氏使用叮嚀！

適用族群 一般人與失眠者，並具有抗衰老的作用。

不適用族群 感冒的人不可飲用。

舒壓茶

茶飲藥材	性味	歸經	茶飲中的藥材功效
茯神	味甘，性平。	歸心、脾經。	可安神、改善失眠、心悸等症狀。
麥門冬	味甘、微苦，性微寒。	歸心、肺、胃經。	為養陰生津的良藥，有潤肺止咳的作用，但肺虛內熱、脾胃虛寒、大便泄瀉、肝火偏旺者不宜使用。
天門冬	味甘、微苦，性寒。	歸肺、腎經。	有除煩安神，潤燥止咳的功效。
炙甘草	味甘，性平。	歸心、肺、脾、胃經。	可改善倦怠乏力，心悸等症。
東洋參	味苦甘，性微溫。	歸脾、肺經。	有補充元氣，安神益智，提神醒腦，增強免疫的功能，適合寒熱體質交錯者服用。
枸杞	味甘，性平。	歸肝、腎經。	可消除疲勞，預防動脈硬化及防止老化，具有溫暖身體的作用。
菊花	味甘苦，性微寒。	歸肝、肺經。	具有降壓安神，清肝明目的功效。

解鬱茶

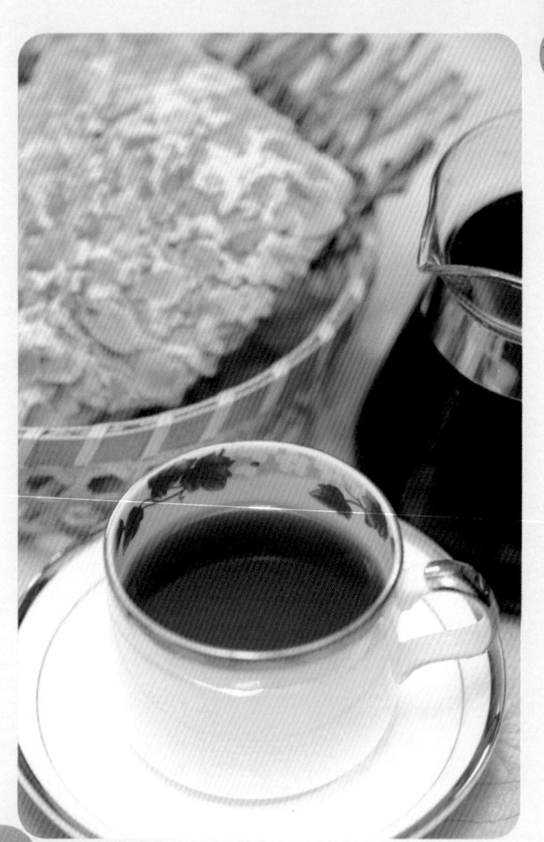

Point 茶飲特效藥材

柴胡 有疏氣解熱，補益升提，抗菌消炎，開鬱調經，鎮靜安神的功效。

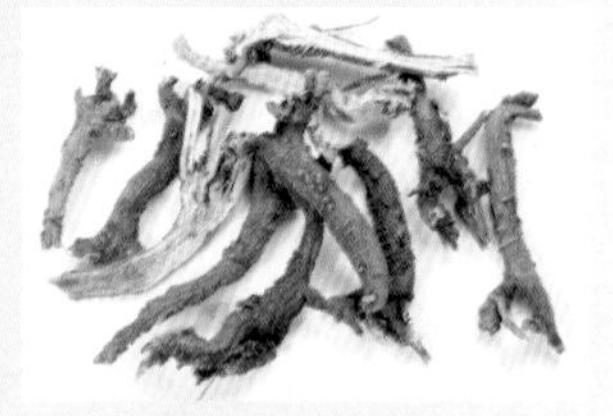

浮小麥 能益氣，養心除熱，有斂汗止汗，退熱除煩的作用。

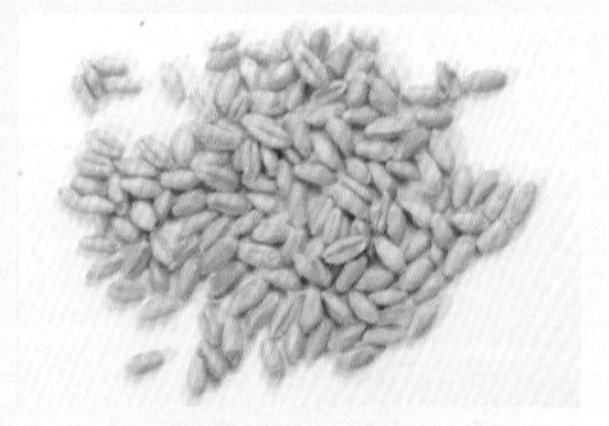

份量 1包份

情志鬱悶容易出現焦慮煩躁、胸脘悶而不舒，故服用本茶飲具有疏肝解鬱，養心安神，潤澤皮膚的作用。其中，柴胡不僅能解鬱安神，還有調經的功效；浮小麥、西洋參更可改善精神抑鬱、壓力大等情形。

材料

● **藥材：**

柴胡2克、浮小麥2克、西洋參2克、桂圓肉3克、紅玫瑰花2克。

[藥材透視鏡]

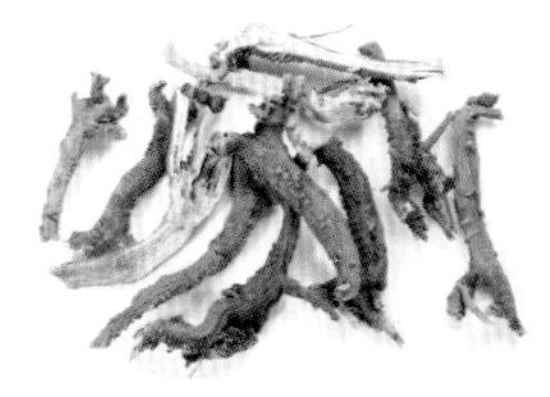
▲柴胡：清熱退火

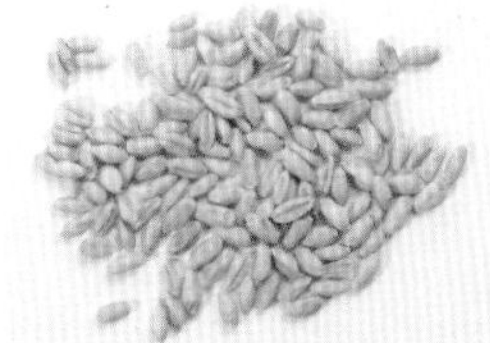
▲浮小麥：養心除熱

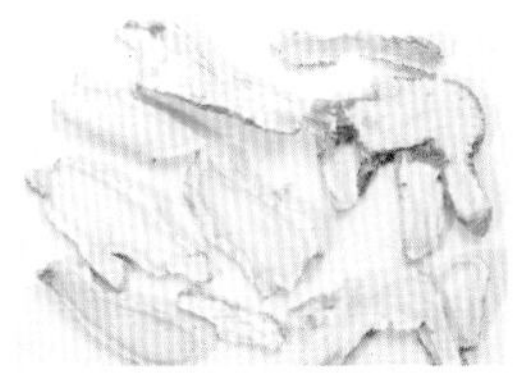
▲西洋參：補氣滋潤

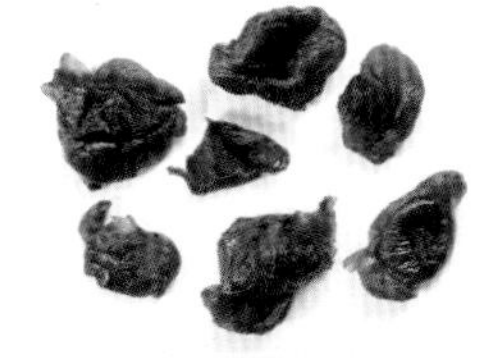
▲桂圓肉：強身安眠

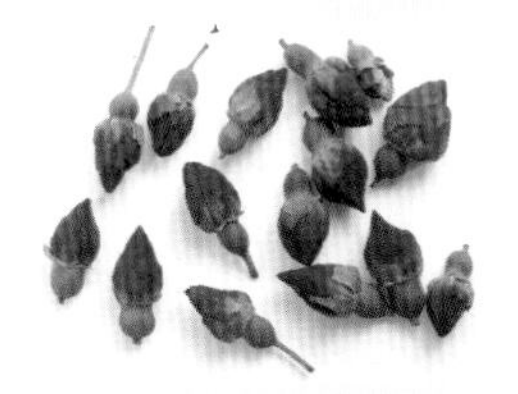
▲紅玫瑰花：解鬱調經

做法一

① 請中藥房將紅玫瑰花另外放，並壓碎其餘藥材裝入紗布袋內，與紅玫瑰花一同放入茶壺中。

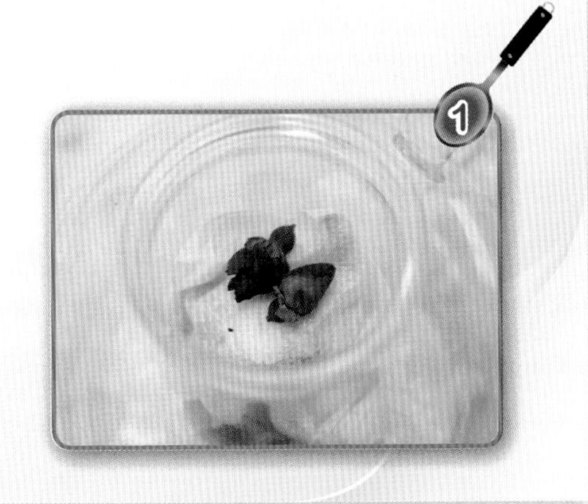

② 用滾燙的熱開水直接沖泡，燜約20分鐘，即可飲用。

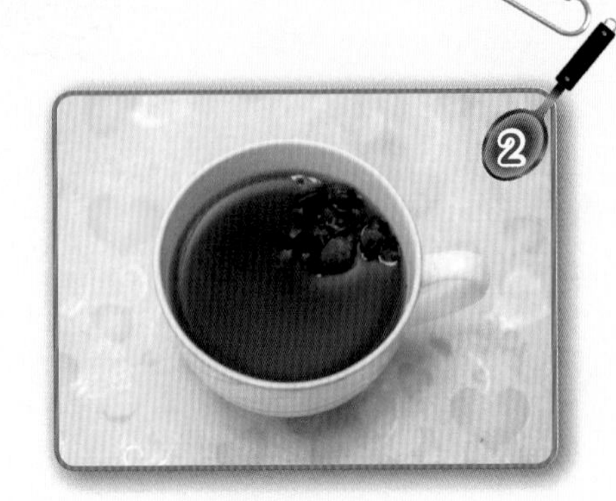

做法二

① 將藥袋放入壺中，倒入約450C.C.的清水煮沸，轉小火燜煮35分鐘後熄火。

② 接著，再放入玫瑰花，燜約2~3分鐘即可飲用。

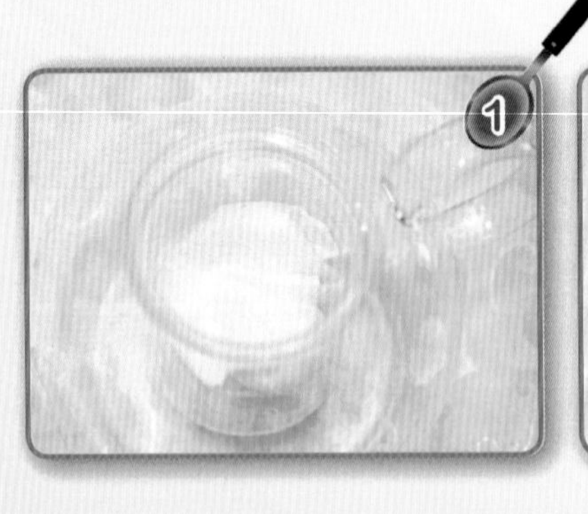

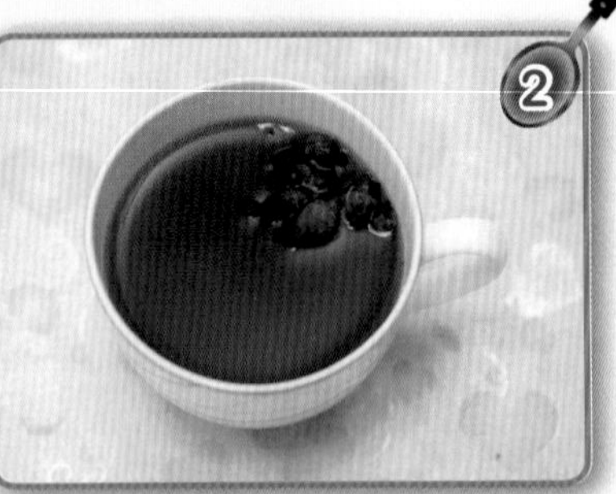

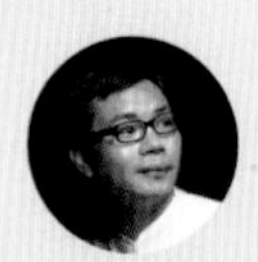

樂氏使用叮嚀！

適用族群 一般人與壓力大、情緒鬱悶者，皆可飲用。

不適用族群 感冒的人不可飲用。

解鬱茶

茶飲藥材	性味	歸經	茶飲中的藥材功效
柴胡	味苦，性微寒。	歸心、脾經。	有清熱退火，補益升提，抗菌消炎，開鬱調經，鎮靜安神的功效。
浮小麥	味甘，性涼。	歸心經。	能益氣，養心除熱，有斂汗止汗，退熱除煩的作用。
西洋參	味苦甘，性微涼。	歸心、肺、腎經。	有補肺養陰，清虛火的作用。可改善氣虛陰虧，內熱，咳喘痰血，虛熱煩倦，消渴，口燥咽乾等不適。
桂圓肉	味甘，性溫。	歸心、脾經。	可益脾健胃，養血安神，並有烏髮的功能。
紅玫瑰花	味甘、微苦，性溫。	歸肝、脾經。	有收斂止瀉的作用。可改善情緒鬱悶、腸胃不適、痛經等症，並具有養顏、美容的功效。

紅棗蓮子麥片粥

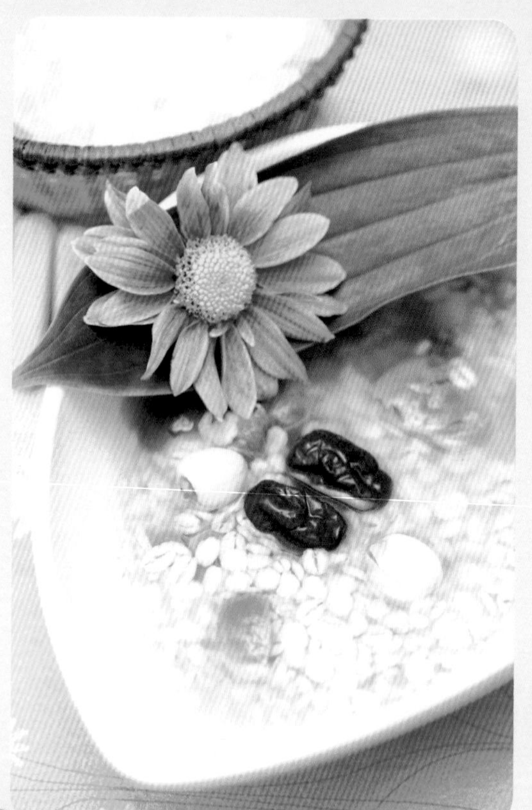

Point 甜品特效藥材

柏子仁 有寧心安神，通腸潤便的作用。可改善驚悸怔忡，失眠健忘，腸燥便祕等症。

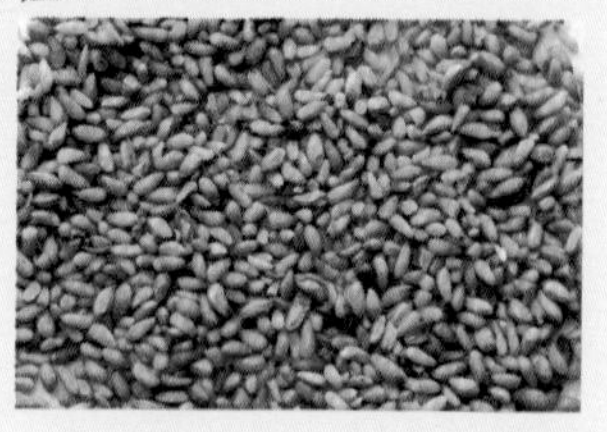

合歡皮 有寧心安神，疏肝解鬱，除煩安眠，活血消腫，利尿等作用。

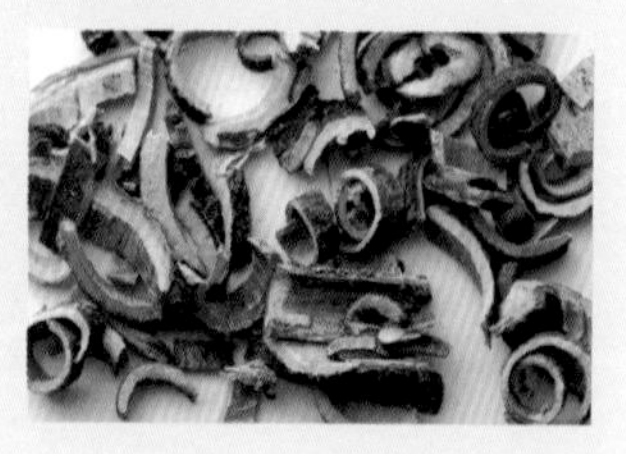

份量 2人份

「合歡皮」顧名思義具有善解肝鬱，安心神的作用，意即可調理因憂鬱、失眠、情志所出現的忿怒憂鬱，虛煩不安，健忘失眠等症，因此加入合歡皮具有寧心安神，養心益腎，助眠等功效。

材料

● 藥材：

合歡皮6克、茯苓10克、柏子仁10克、桂圓10克、蓮子8顆、紅棗6顆。

● 食材：

麥片70克(適量)、冰糖(或鹽)適量。

[藥材透視鏡]

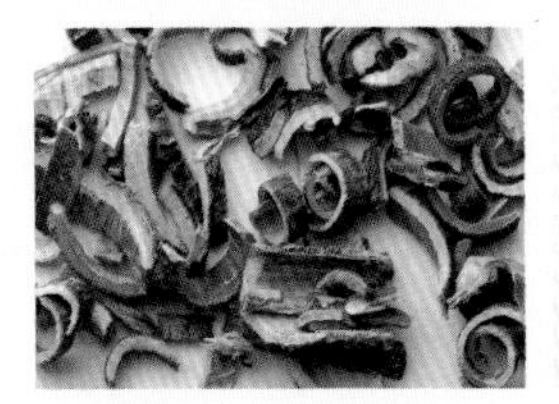
▲合歡皮：寧心安神

▲茯苓：健脾和胃

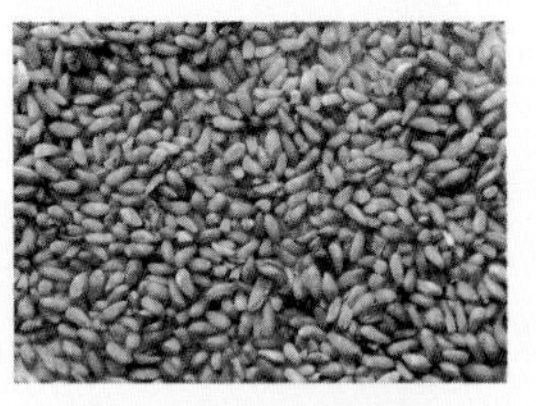
▲柏子仁：通腸潤便

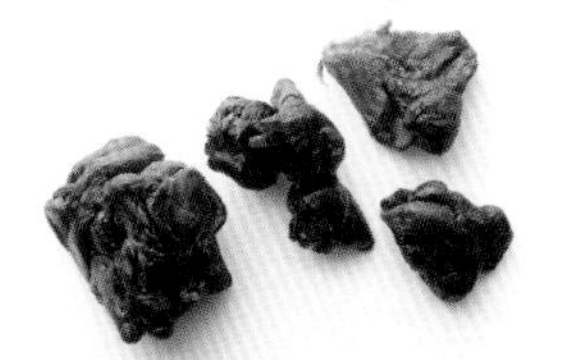
▲桂圓：強身安眠

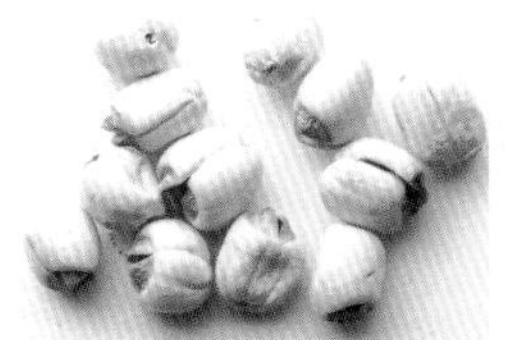
▲蓮子：安神助眠

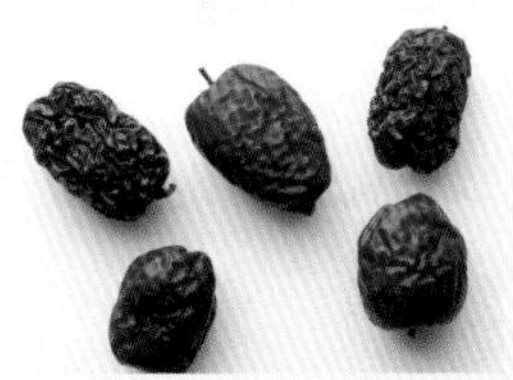
▲紅棗：養血安神

做法

1. 除桂圓、蓮子、紅棗以外，將其餘藥材洗淨裝入紗布袋中。

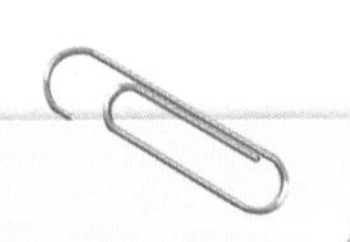

② 將藥袋及桂圓、蓮子、紅棗放入鍋中，倒入約650C.C.的清水，以大火煮沸後，改小火燜煮45分鐘。

③ 取出藥袋，將麥片放入湯汁中煮沸。

④ 加適量冰糖(或鹽)調味即可。

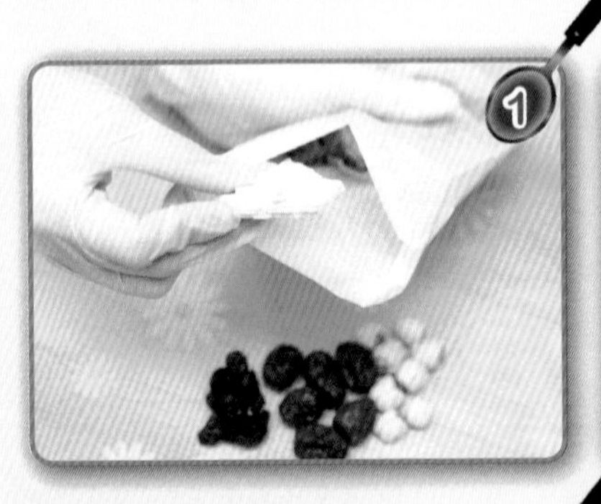

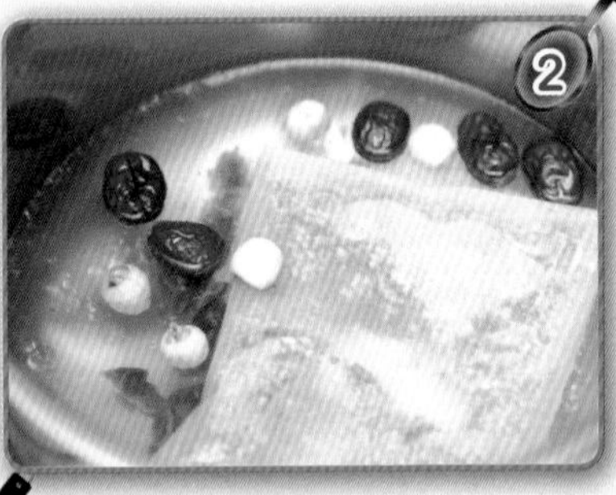

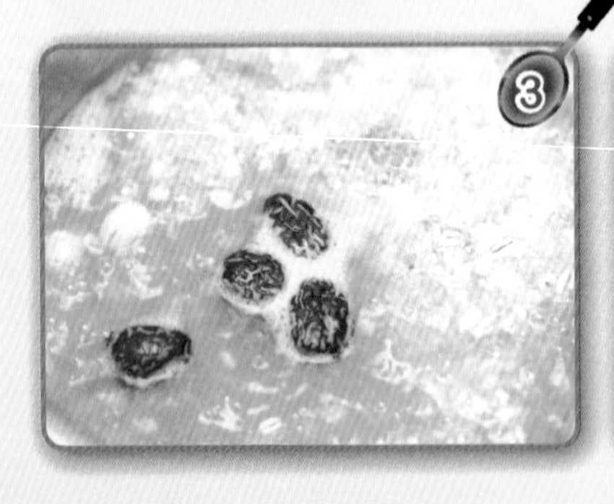

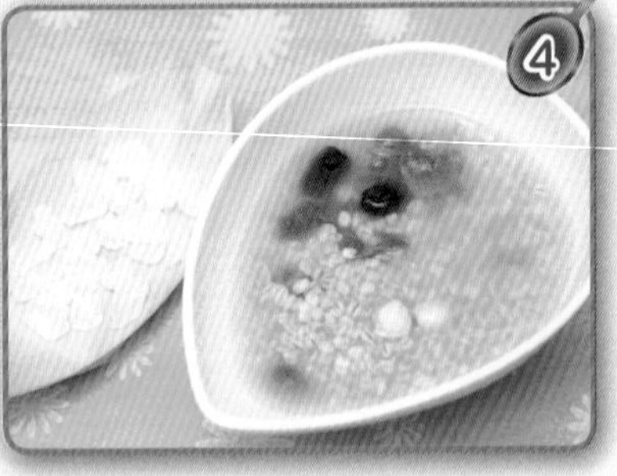

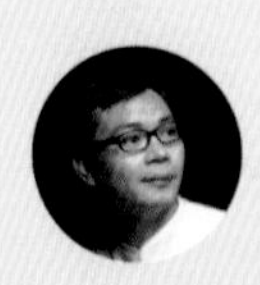

樂氏使用叮嚀！

適用族群 一般人、失眠者與情志抑鬱者尤為適宜。

不適用族群 感冒的人不可食用，糖尿病患者亦不宜多吃。

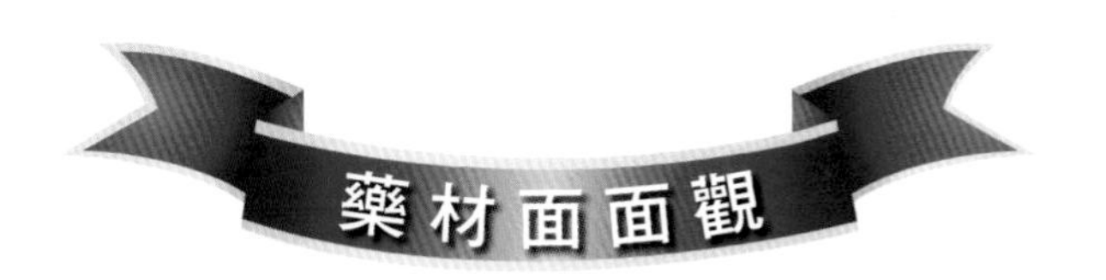

紅棗蓮子麥片粥

甜品藥材	性味	歸經	甜品中的藥材功效
合歡皮	味甘，性平。	歸心、肝經。	有寧心安神，疏肝解鬱，除煩安眠，活血消腫，利尿等作用。
茯苓	味甘淡，性平。	歸心、脾、腎經。	能改善驚悸，健忘等症，具有健脾和胃的功效。
柏子仁	味甘，性平。	歸心、脾、肝、膽經。	有寧心安神，通腸潤便的作用。
桂圓	味甘，性溫。	歸心、脾經。	可益心脾，補氣血，能改善因心脾虛損、氣血不足所致的失眠、健忘、驚悸、眩暈等症。
蓮子	味甘澀，性平。	歸心、脾、腎經。	富含維他命C、鈣、磷、鐵等營養素，並有安神助眠等作用。
紅棗	味甘，性溫。	歸脾、胃經。	有補氣養血、滋補壯陽的作用，但糖尿病患者宜少吃。

百合舒壓銀耳湯

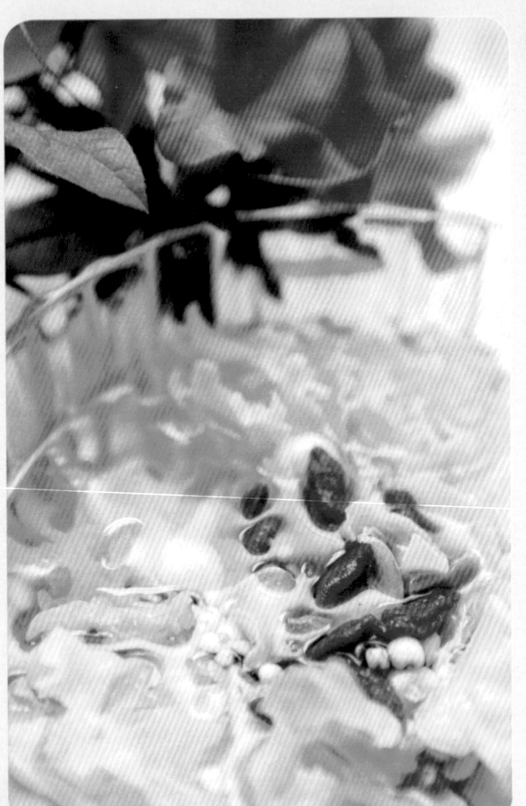

Point 甜品特效藥材

桂圓肉 可滋養強壯，益脾健胃，養血安神，強身安眠，增強抵抗力與烏髮的功效。

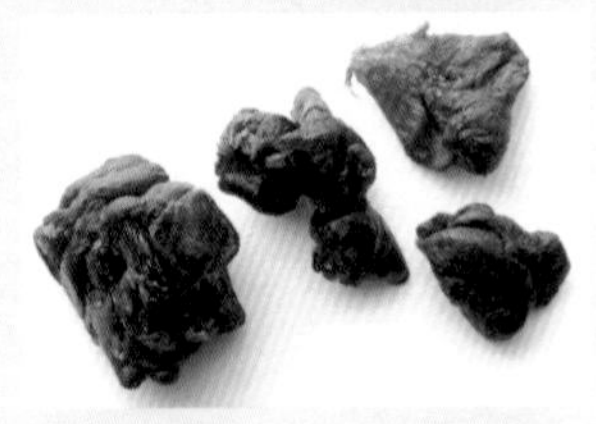

白木耳 為延年益壽的滋補佳品。具有滋陰潤肺，益氣和血的功效。但風寒咳嗽者不宜服用。

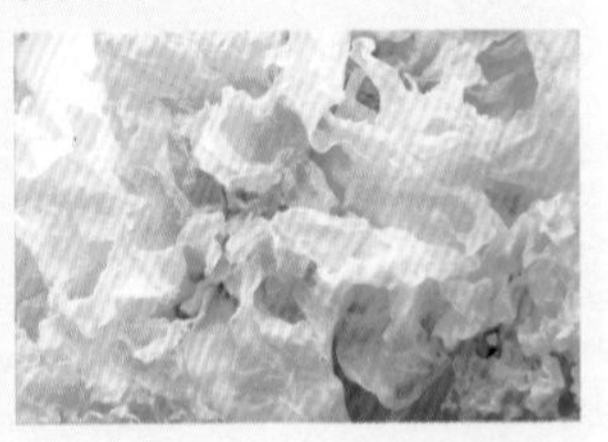

份量 1人份

白木耳其實就是「銀耳」，有潤肺、養元氣的作用，其功效等同於燕窩。而蓮子能去心火，養心氣，具有解煩助眠的效果。因此，失眠者服用本甜品不僅能舒緩情緒，還有除煩安眠，寧心等效果。

材料

● 藥材：

桂圓肉10克、薏仁10克、枸杞10克、鮮蓮子10克、白木耳10克、百合10克、紅玫瑰花2克。

● 食材：

冰糖適量。

[藥材透視鏡]

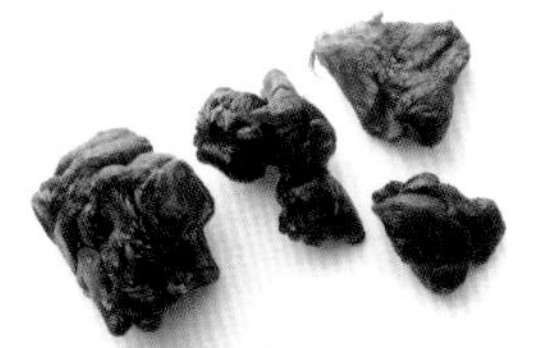

▲桂圓肉：強身安眠

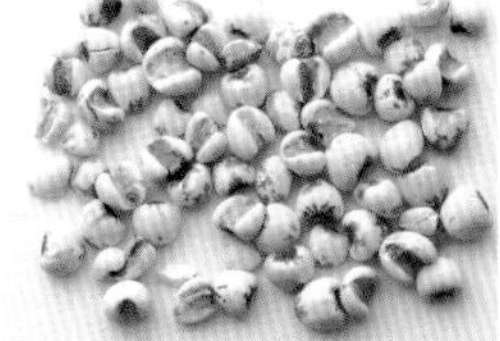

▲薏仁：利水滲濕

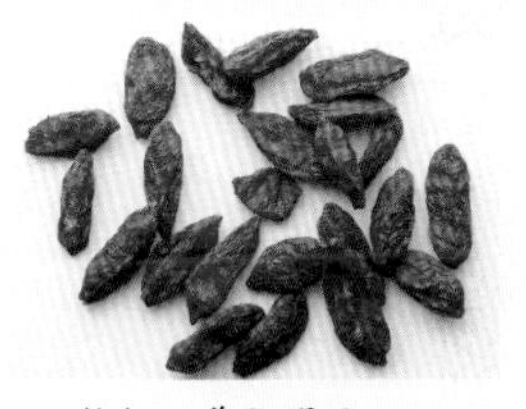

▲枸杞：養肝明目

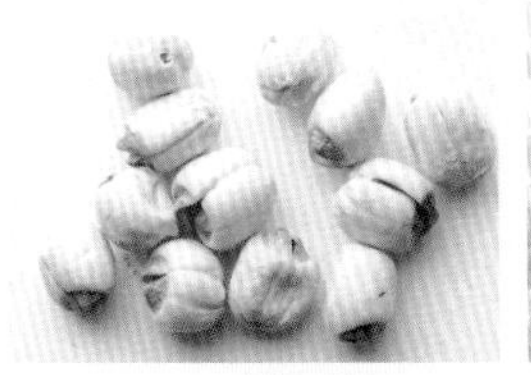

▲鮮蓮子：安神助眠

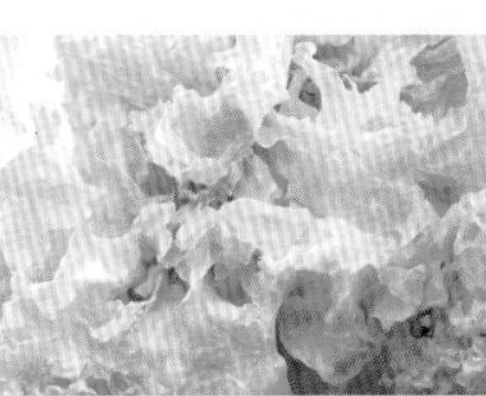

▲白木耳：滋陰潤肺

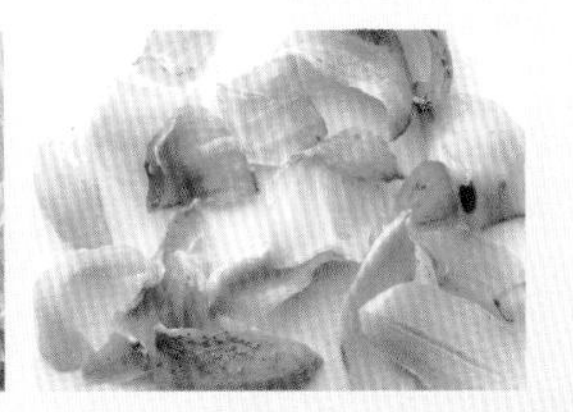

▲百合：潤肺止咳

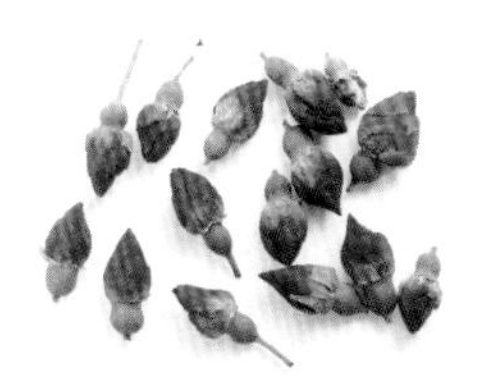

▲紅玫瑰花：解鬱調經

做法

① 白木耳洗淨，去渣泡水備用。將薏仁、鮮蓮子放入鍋中，倒約650 C.C.的清水，燉煮45分鐘至薏仁熟軟。

② 接著，加入白木耳、枸杞、百合、紅玫瑰花共煮，直到白木耳變軟即可。

③ 依個人口味加適量冰糖，即可食用。

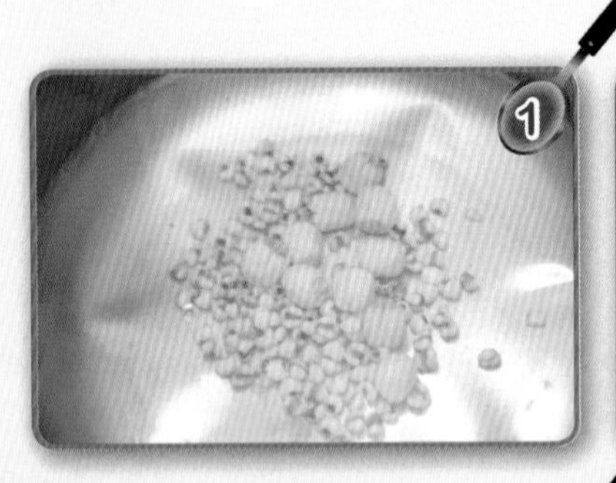

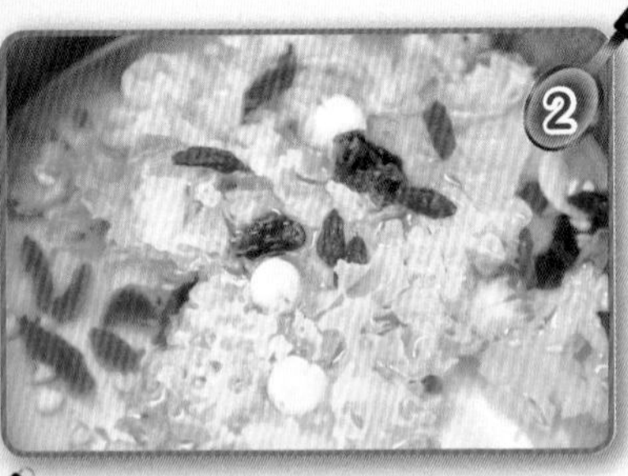

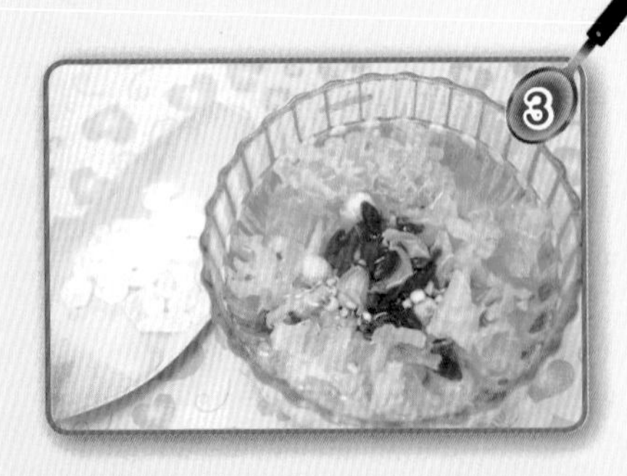

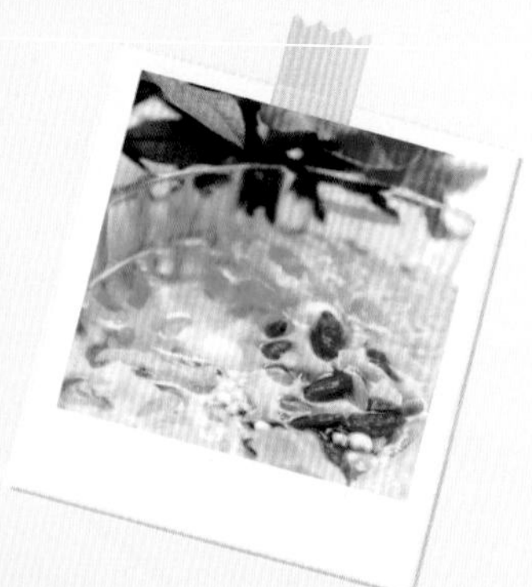

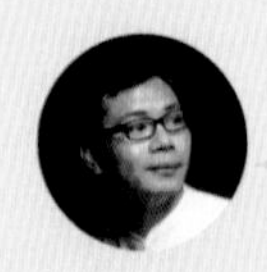

樂氏使用叮嚀！

適用族群 一般人、壓力龐大、輾轉難眠者，皆可食用。

不適用族群 感冒的人不可食用。

百合舒壓銀耳湯

甜品藥材	性味	歸經	甜品中的藥材功效
桂圓肉	味甘，性溫。	歸心、脾經。	可滋養強壯，益脾健胃，養血安神，強身安眠，增強抵抗力與烏髮的功效。
薏仁	味甘淡，性微寒。	歸脾、胃、肺、大腸經。	具有清熱排膿，健脾止瀉，利水滲濕的作用。
枸杞	味甘，性平。	歸肝、腎經。	有明目安神的功效。
鮮蓮子	味甘澀，性平。	歸心、脾、腎經。	有養心益腎，健脾止瀉的作用。
白木耳	味甘淡，性平。	歸肺、胃、腎經。	為延年益壽的滋補佳品。具有滋陰潤肺，益氣和血的功效。但風寒咳嗽者不宜服用。
百合	味甘，性微寒。	歸心、肺經。	有潤肺止咳，清心安神的功效。但風寒咳嗽、大便稀爛者不宜單用百合。
紅玫瑰花	味甘、微苦，性溫。	歸肝、脾經。	可改善憂鬱情緒，調整腸胃等不適。

舒壓棗仁雞湯

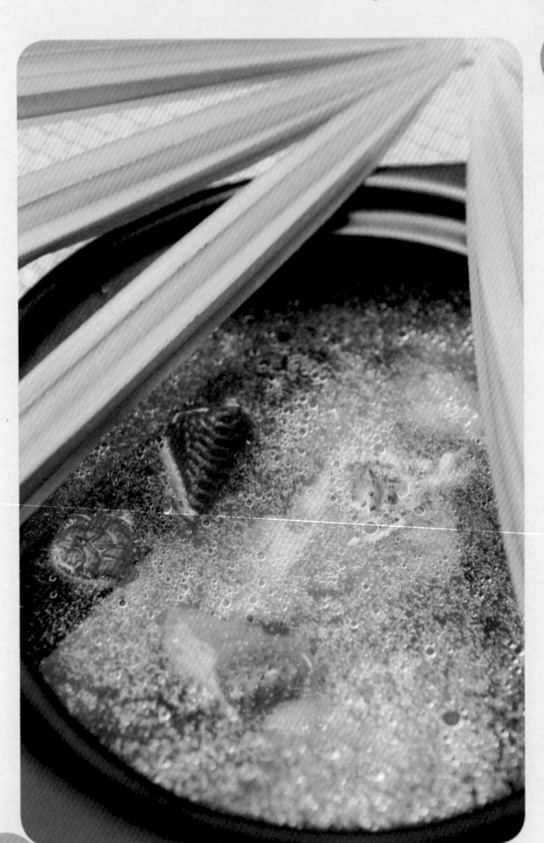

Point 藥膳特效藥材

茯神具有寧心安神，利水的作用。可增強記憶力，改善失眠症狀。此外，亦適用於脾胃虛弱、腹瀉、水腫等症。

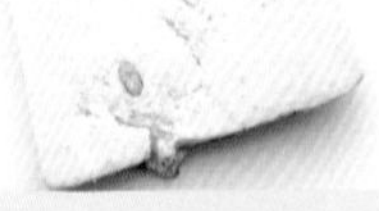

生甘草甘草生用為通，適宜感冒、濕疹、發熱、乾咳等症。可改善倦怠乏力，心悸氣短，咳嗽痰多等不適。

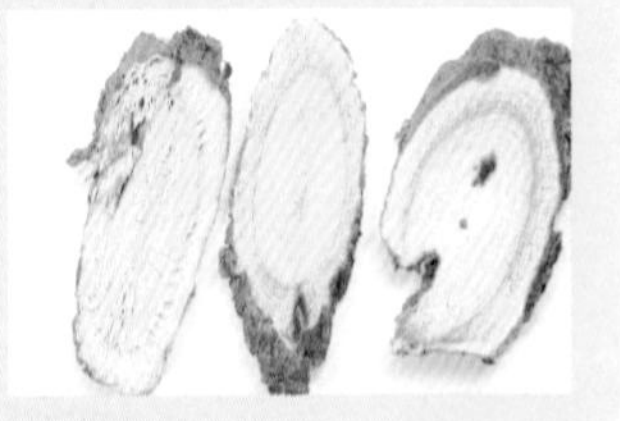

份量 3人份

藥膳中的烏骨雞，有美容護膚、滋補強身、瘦身減肥的功效，並能平肝祛風、補虛除勞，其富含鐵質，是補血佳品。故本藥膳具有氣血雙補，活血去瘀，健腦安神，養顏益壽的作用。

材料

● **藥材：**

丹參7克 、何首烏10克、茯神15克、遠志7克、酸棗仁10克、當歸1片、生甘草2克、黃耆5克、紅棗8克。

● **食材：**

烏骨雞半隻、米酒與鹽適量。

[藥材透視鏡]

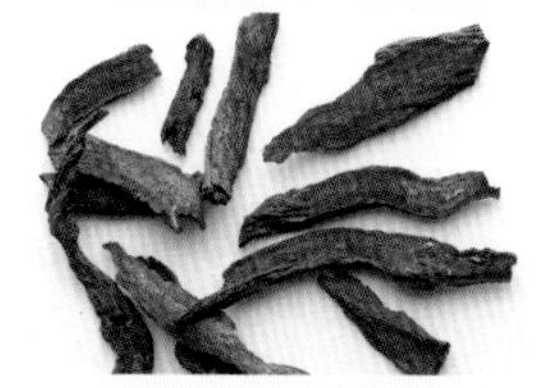

▲丹參：清熱除煩

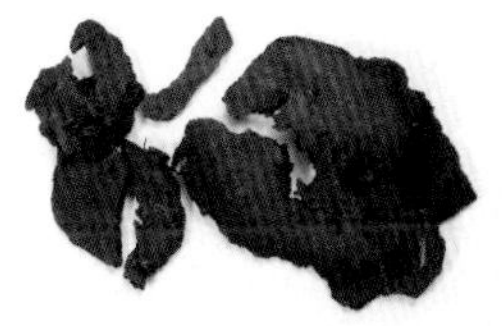

▲何首烏：滋養補血

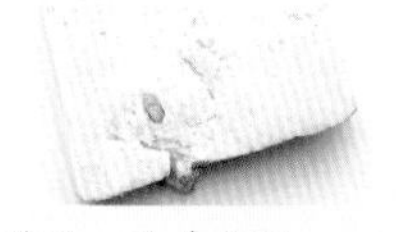

▲茯神：改善失眠

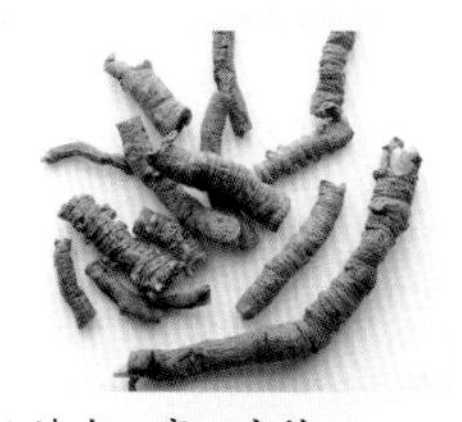

▲遠志：寧心安神

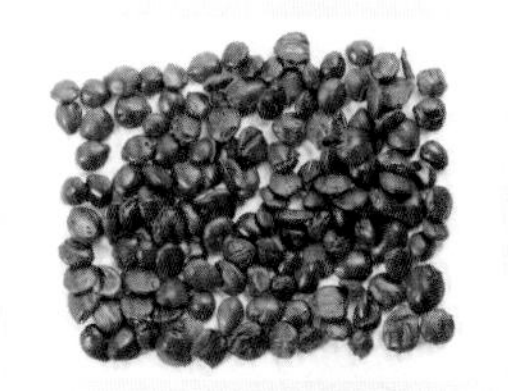

▲酸棗仁：鎮靜安神

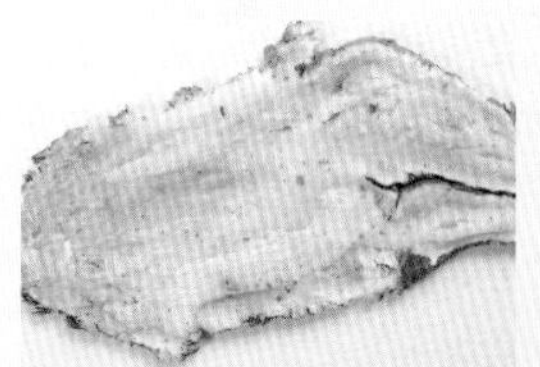

▲當歸：行血補血

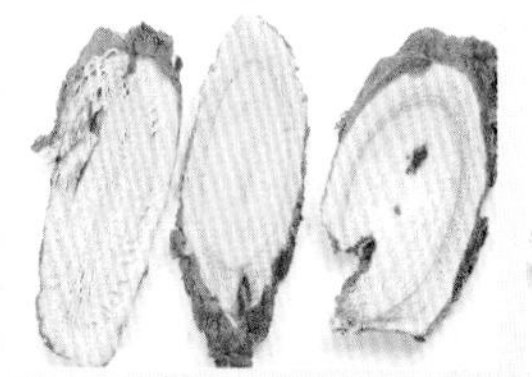

▲生甘草：補脾益氣

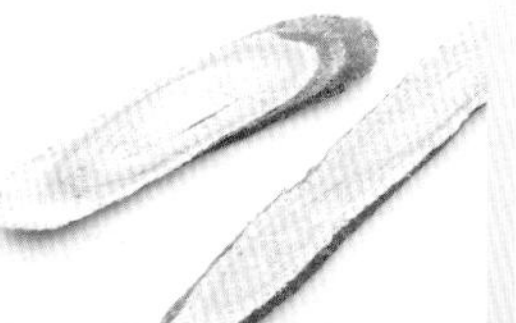

▲黃耆：補中益氣

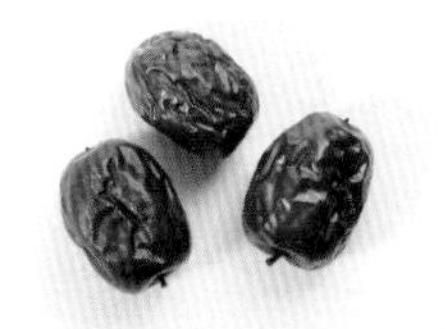

▲紅棗：養血安神

做法

1. 將雞切塊洗淨後，汆燙備用。
2. 將全部藥材與食材洗淨，放入鍋中，倒入約3000C.C.左右的清水，以大火煮沸後，轉小火燜煮約2小時。
3. 最後加入米酒及適量鹽調味即可。

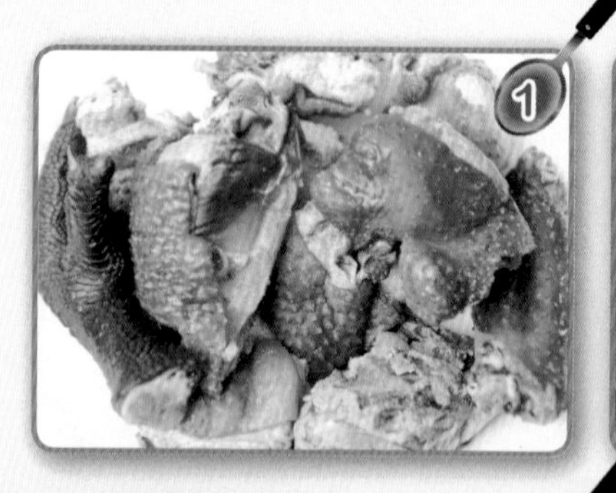

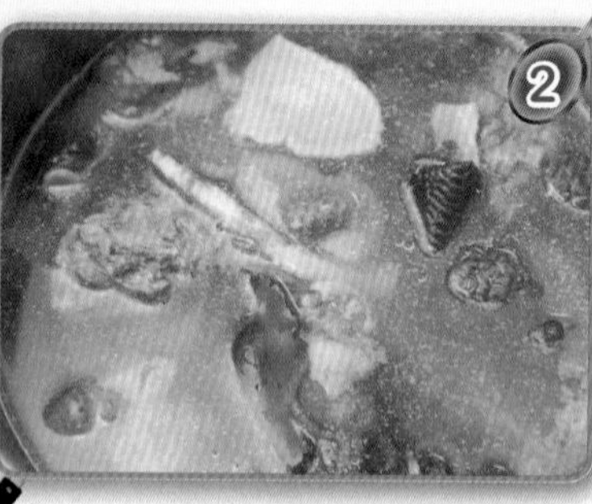

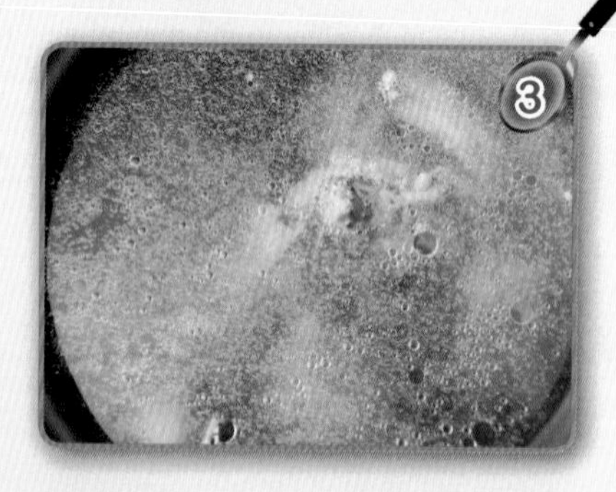

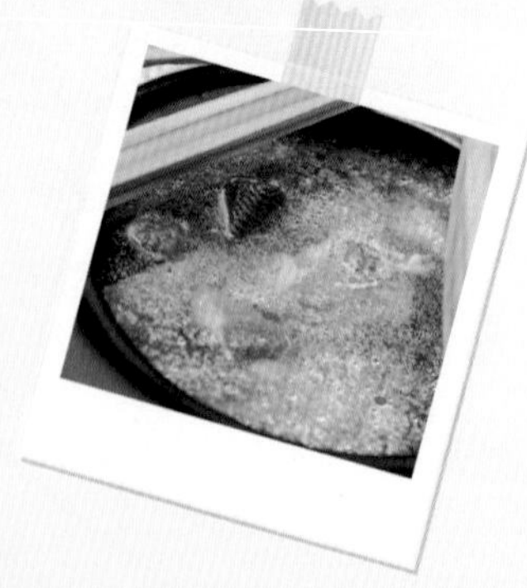

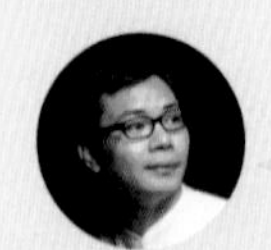

樂氏使用叮嚀！

適用族群 一般人，尤以失眠者為佳。此外，還具有美容功效。

不適用族群 感冒的人不可食用。

舒壓棗仁雞湯

藥膳藥材	性味	歸經	藥膳中的藥材功效
丹參	味苦，性微寒。	歸心、肝經。	有活血去瘀，促進血液循環，抑菌消炎之功效。
何首烏	味苦、甘澀，性微溫。	歸肝、腎經。	可補肝腎，養血祛風、澀精止遺等作用。
茯神	味甘，性平。	歸心、脾經。	具有寧心安神，利水的作用。可增強記憶力，並改善失眠症狀。此外，亦適用於脾胃虛弱、腹瀉、水腫等症。
遠志	味辛苦，性微溫。	歸心、腎、肺經。	有化痰消腫，開竅鎮定的功效。
酸棗仁	味甘酸，性平。	歸心、肝、膽經。	具有抗氧化作用，可延緩衰老。
當歸	味甘辛，性溫。	歸肝、心、脾經。	有通腸潤便，補血，改善心悸暈眩等不適。
生甘草	味甘，性平。	歸心、肺、脾、胃經。	甘草生用為通，適宜感冒、濕疹、發熱、乾咳等症。可改善倦怠乏力，心悸氣短，咳嗽痰多等不適。
黃耆	味甘，性微溫。	歸肺、脾經。	可改善中氣虛弱，體倦乏力，語音低微等症。
紅棗	味甘，性溫。	歸脾、胃經。	具有保護肝臟、增強體力與養血安神的功效。

16 精選藥膳

寧神蛤蜊雞湯

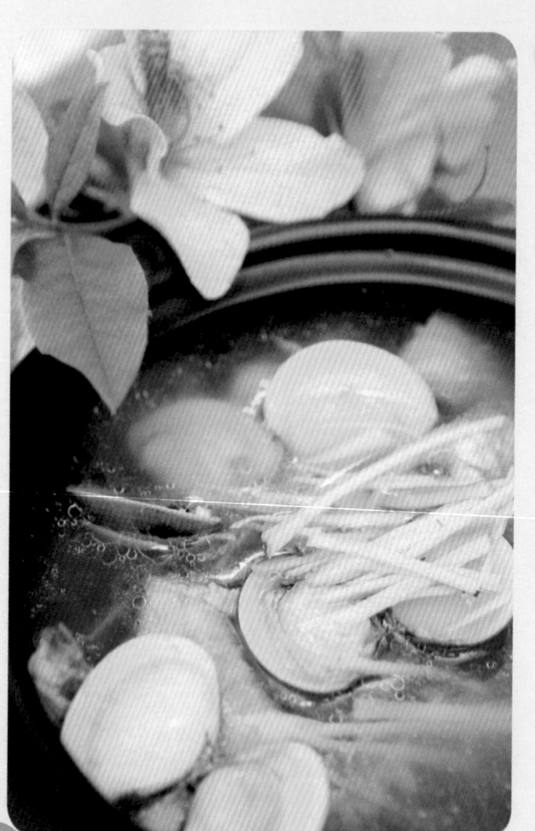

Point 藥膳特效藥材

當歸可改善心肝血虛，面色萎黃，眩暈心悸等症。且因當歸甘溫質潤，有行血活血的作用，故為補血要藥。

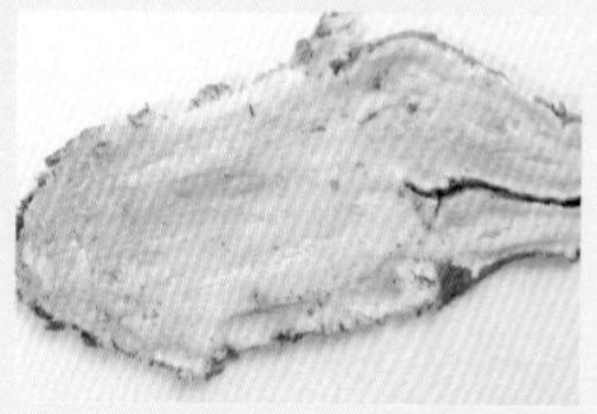

蓮子可養心益腎，緩解口乾舌燥的症狀。此外，還可補脾止瀉、降虛火，有安神作用。

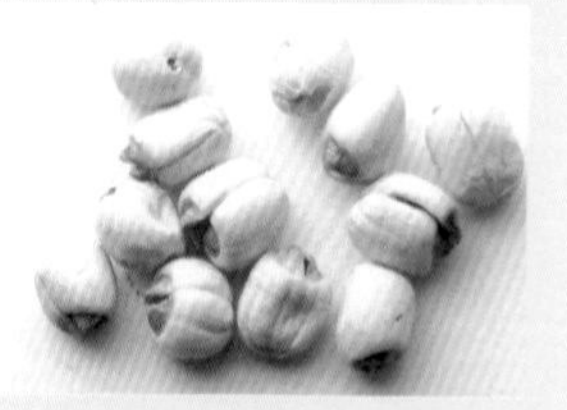

份量 3人份

本藥膳具有潤肺養肺，生津安神，滋陰除悶的作用。其中，當歸因補血功能較強，故常與黃耆配伍以改善血虛體弱；蓮子可退心火，並能養心安神，故針對容易焦慮緊張、失眠者大有助益。

材料

● 藥材：

茯神15克、酸棗仁（打碎）15克、玉竹15克、蓮子10顆、當歸5克、黃耆5克。

● 食材：

雞半隻、鮮蛤蜊半斤、薑絲半碗、米酒與鹽適量。

[藥材透視鏡]

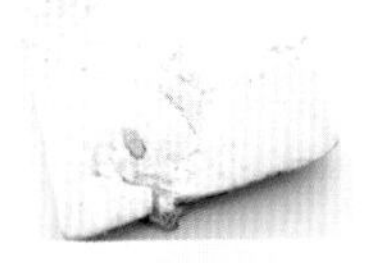

▲茯神：改善失眠

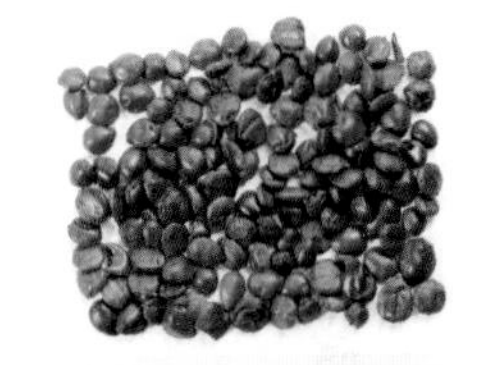

▲酸棗仁：鎮靜安神

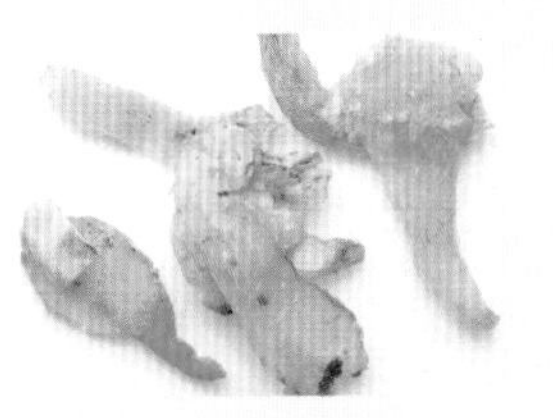

▲玉竹：養陰潤肺

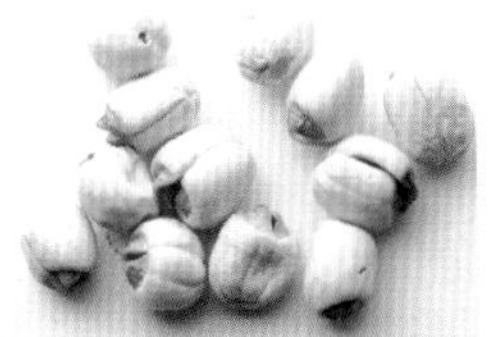

▲蓮子：安神助眠

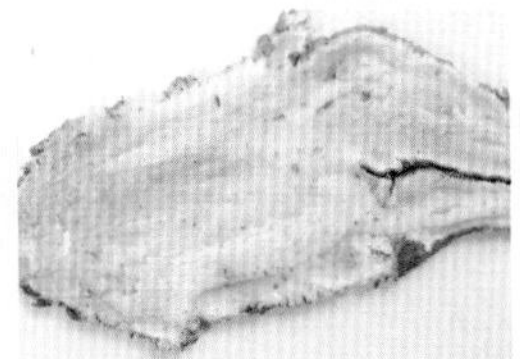

▲當歸：行血補血

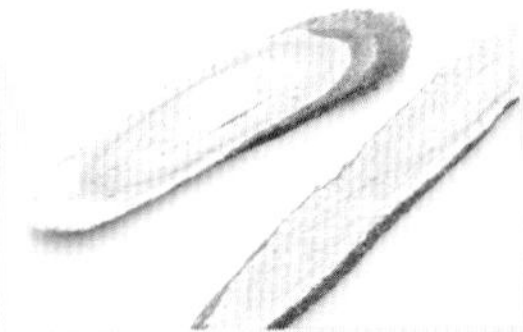

▲黃耆：補中益氣

做法

1. 將雞肉切塊，洗淨後汆燙備用；鮮蛤蜊置於清水中，使其吐沙乾淨；蓮子泡水30分鐘備用。

② 將全部藥材洗淨後，與雞塊一起放入鍋中，倒入約3000C.C.的清水，以大火煮滾後，轉小火燜煮約2小時。

③ 接著，加入鮮蛤蜊、薑絲、鹽及灑一點米酒調味，轉大火煮熟即可食用。

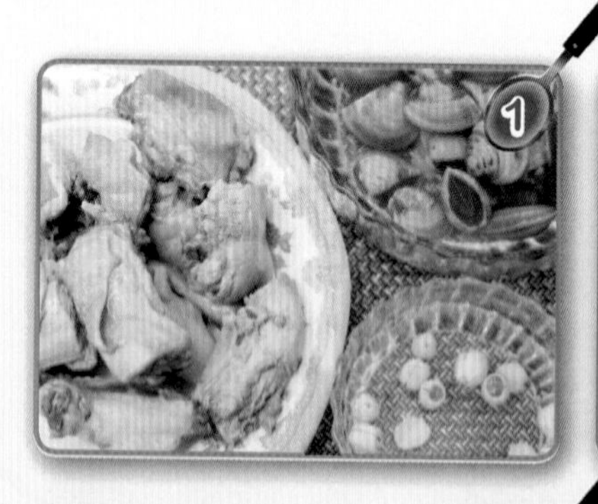

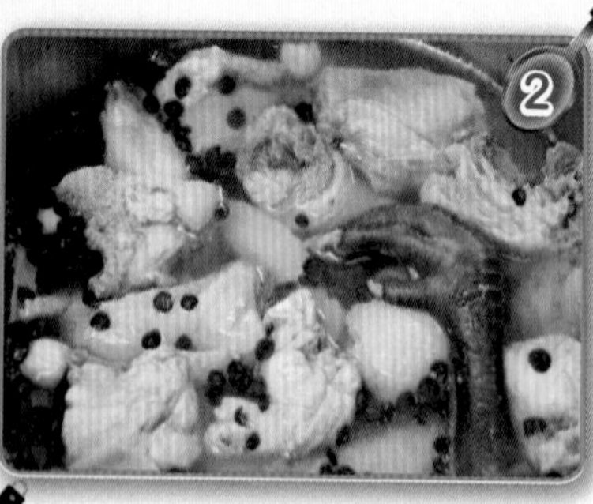

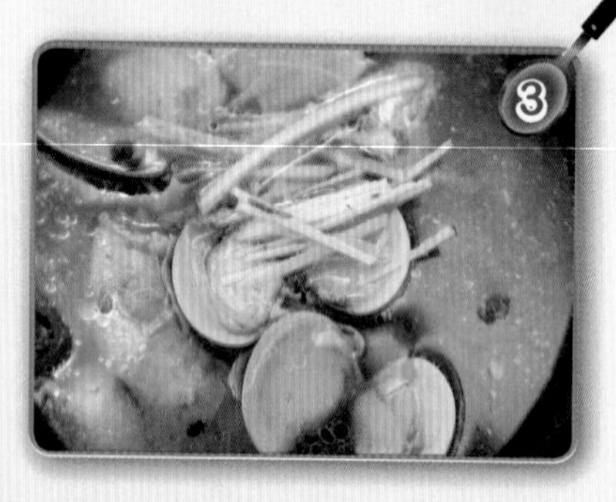

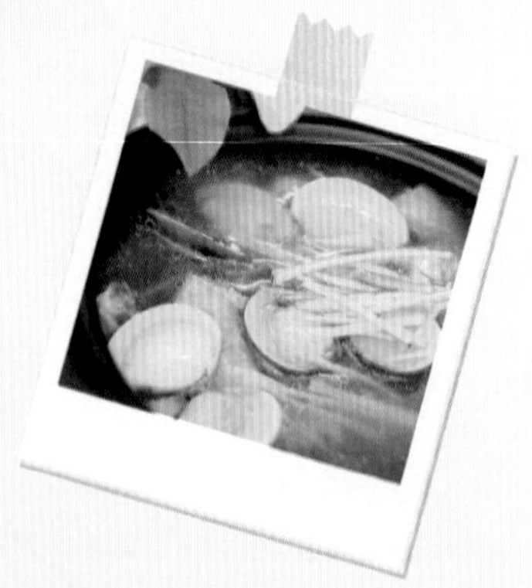

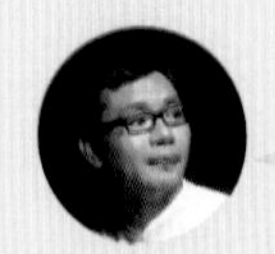

樂氏使用叮嚀！

適用族群 一般人、情志抑鬱或失眠者尤佳。

不適用族群 感冒的人不可食用。

寧神蛤蜊雞湯

藥膳藥材	性味	歸經	藥膳中的藥材功效
茯神	味甘，性平。	歸心、脾經。	具有開心益智，蓄養精神的作用。
酸棗仁	味甘酸，性平。	歸心、肝、膽經。	是養心安神的首選藥，具有鎮靜的作用。
玉竹	味甘，性微寒。	歸肺、胃經。	有養陰，潤燥，除煩，止渴等作用。
蓮子	味甘澀，性平。	歸心、脾、腎經。	可養心益腎，緩解口乾舌燥的症狀。此外，還可補脾止瀉、降虛火，有安神作用。
當歸	味甘辛，性溫。	歸肝、心、脾經。	可改善心肝血虛，面色萎黃，眩暈心悸等症。且因當歸甘溫質潤，有行血活血的作用，故為補血要藥。
黃耆	味甘，性微溫。	歸肺、脾經。	可用於脾胃氣虛，有補氣利尿，消腫的作用。

鮑魚肉片粥

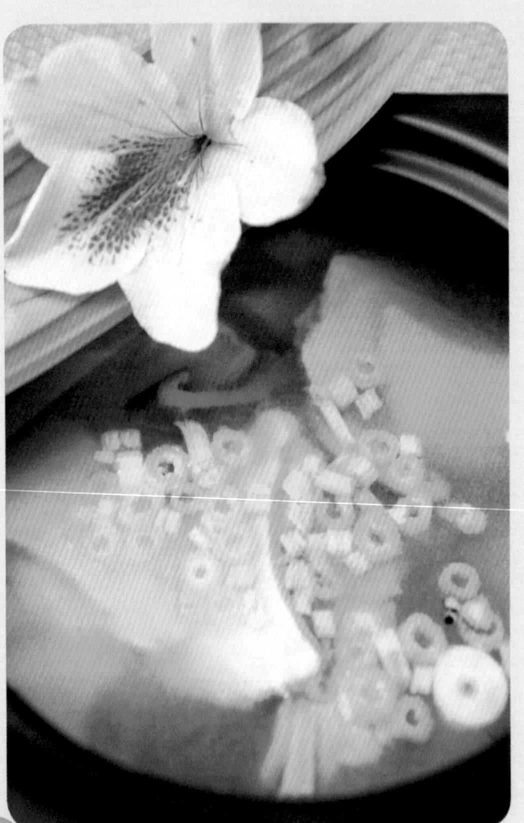

Point 藥膳特效藥材

丹參為著名的活血化瘀藥，古時常用於心血管、血液類疾病。有祛瘀止痛，活血通經，改善心煩不眠的作用。

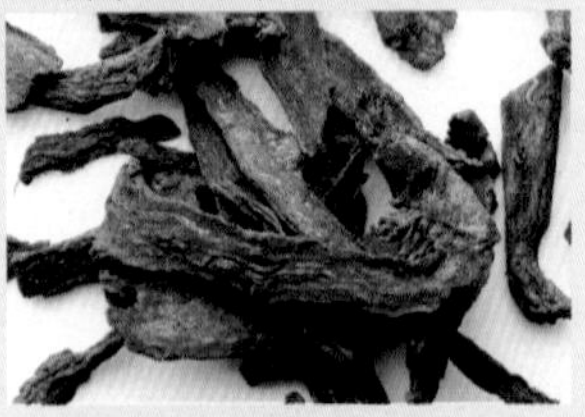

遠志可益智安神，改善多夢失眠、咳痰不爽等症狀。此外，亦適用於健忘、驚悸，並有補精氣的作用。

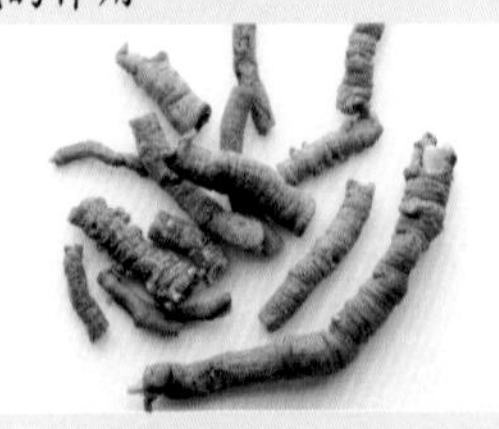

份量 3人份

人參是中藥中的藥王，具有強身及治百病的功效。但若是體質偏向燥熱者，可使用性平的參鬚，具有益氣，生津的作用。而本藥膳不僅可補元氣，安神定志，增強免疫力，還具有抗衰老的養顏作用。

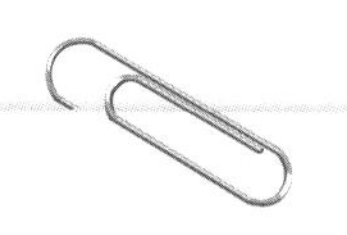

材料

●藥材：

人參5克(體質較燥熱者，可改參鬚)、丹參5克、遠志(炮製)6克、茯神10克、枸杞6克、當歸5克。

●食材：

鮑魚罐頭1罐、瘦肉200克、香菇2朵、芹菜少許、糙米100克、鹽與米酒適量。

[藥材透視鏡]

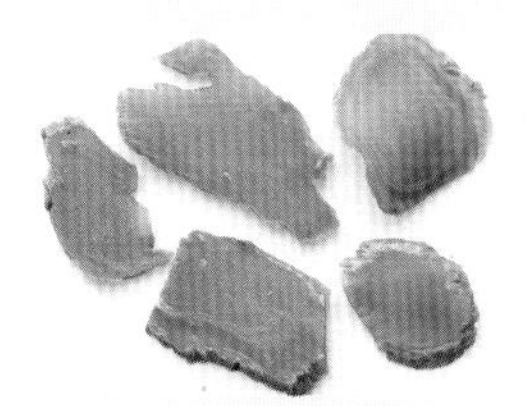

▲人參：安神定志

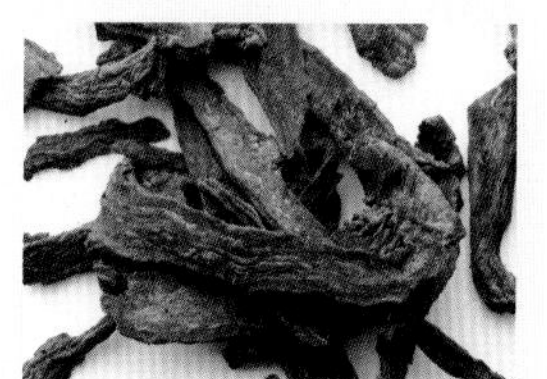

▲丹參：清熱除煩

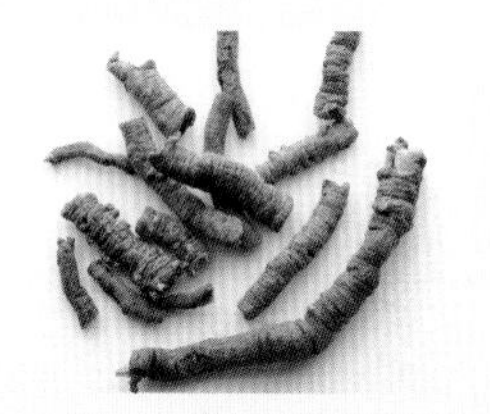

▲遠志(炮製)：寧心安神

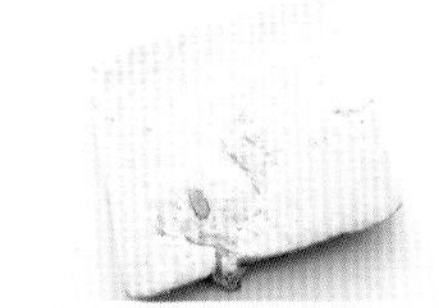

▲茯神：改善失眠

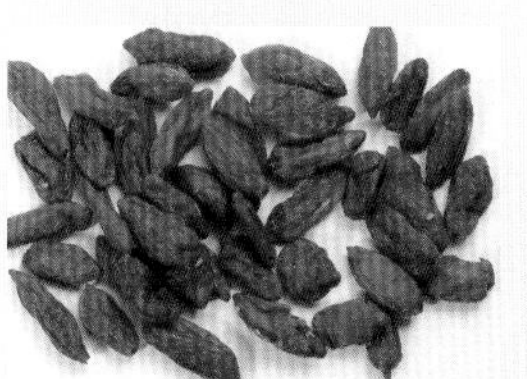

▲枸杞：養肝明目

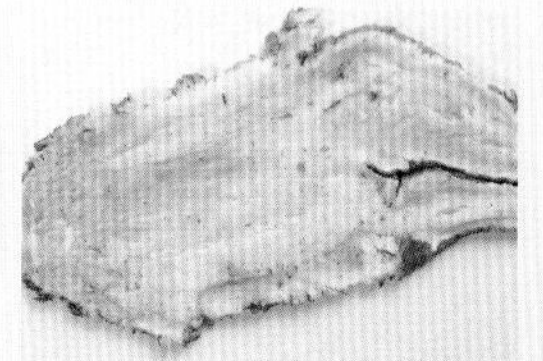

▲當歸：行血補血

做法

1. 瘦肉切薄片；香菇洗淨，泡軟切絲；芹菜洗淨切丁備用。

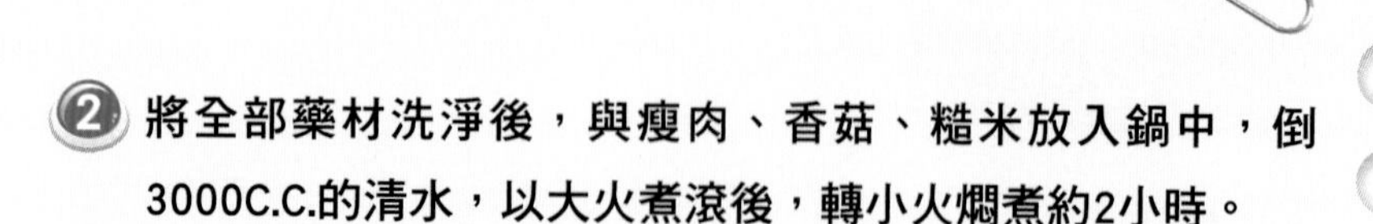

② 將全部藥材洗淨後，與瘦肉、香菇、糙米放入鍋中，倒3000C.C.的清水，以大火煮滾後，轉小火燜煮約2小時。

③ 加入鮑魚，轉大火煮熟，放入適量的鹽、芹菜及灑一點米酒調味稍煮即可食用。

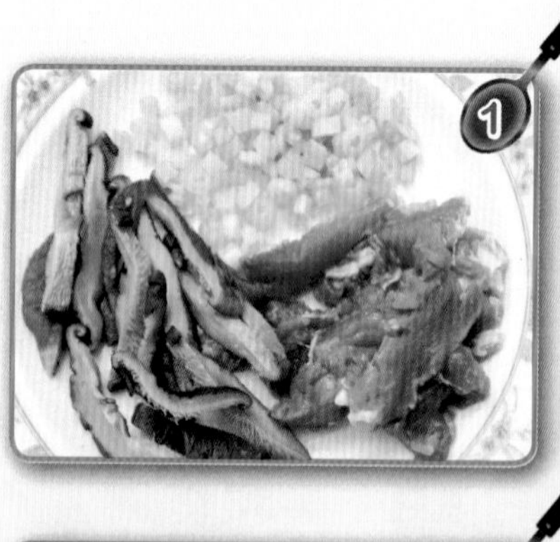

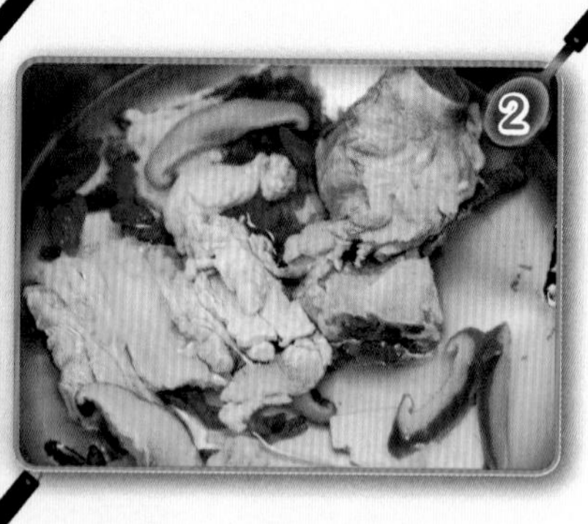

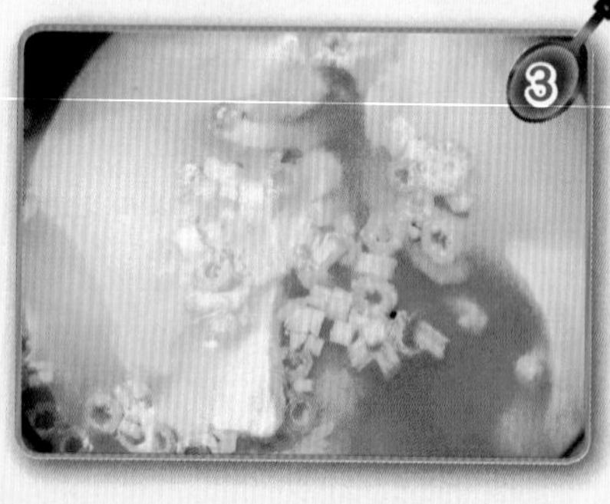

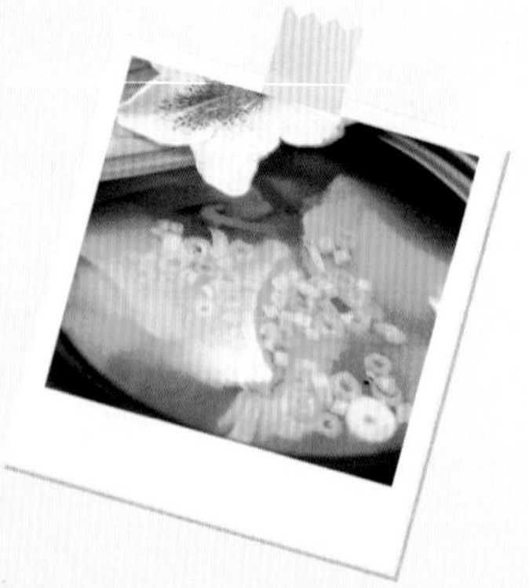

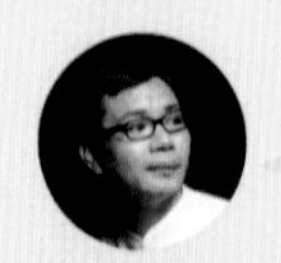

樂氏使用叮嚀！

適用族群 一般人、免疫力不佳者尤為適宜。

不適用族群 感冒的人不可食用。

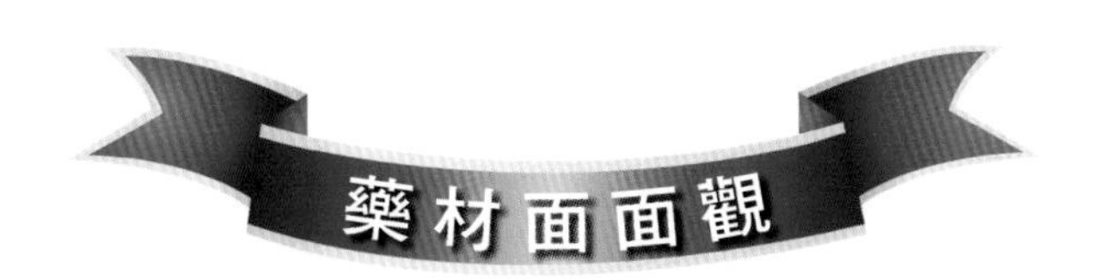

鮑魚肉片粥

藥膳藥材	性味	歸經	藥膳中的藥材功效
人參	味甘、微苦，性微溫。	歸脾、肺經。	能調整膽固醇，增強免疫力，強心及促進造血功能。
丹參	味苦，性微寒。	歸心、肝經。	著名的「活血化瘀」藥，古時常用於心血管、血液類疾病。有祛瘀止痛，活血通經，改善心煩不眠的作用。
遠志	味辛苦，性微溫。	歸心、腎、肺經。	可益智安神，改善多夢失眠、咳痰不爽等症狀。此外，亦適用於健忘、驚悸，並有補益精氣的作用。
茯神	味甘，性平。	歸心、脾經。	可抑制中樞神經，降低過度興奮，並有利尿作用。
枸杞	味甘，性平。	歸肝、腎經。	可促進免疫功能，增強抗病能力。
當歸	味甘辛，性溫。	歸肝、心、脾經。	具有促進血液循環，調經止痛的作用。

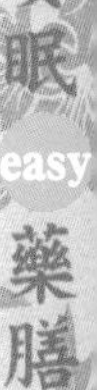

舒壓藥浴

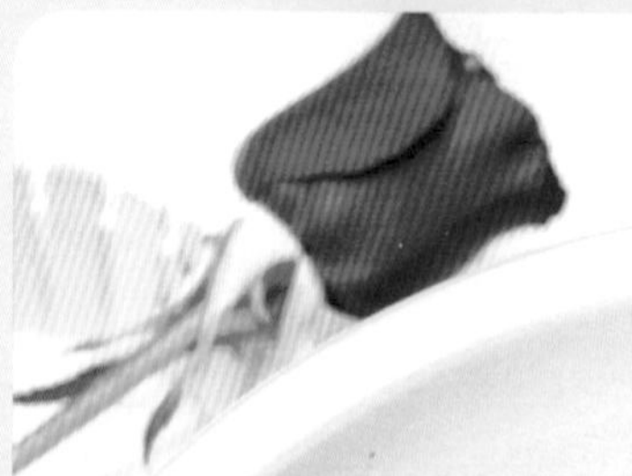

Point 藥浴特效藥材

牡丹皮有通經活血，清熱涼血，活血散瘀的功效。可改善血熱發斑、吐血、鼻衄等不適。適用於熱症者。

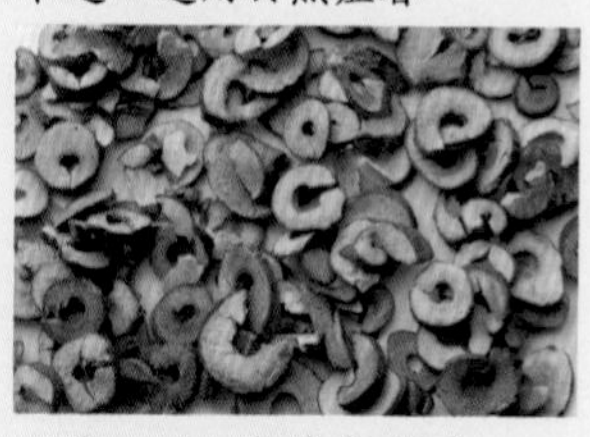

藿香因其氣芳香，可和五臟，而辛則是通利九竅、善行胃氣等，故可散寒濕、暑濕、鬱熱、濕熱等症。

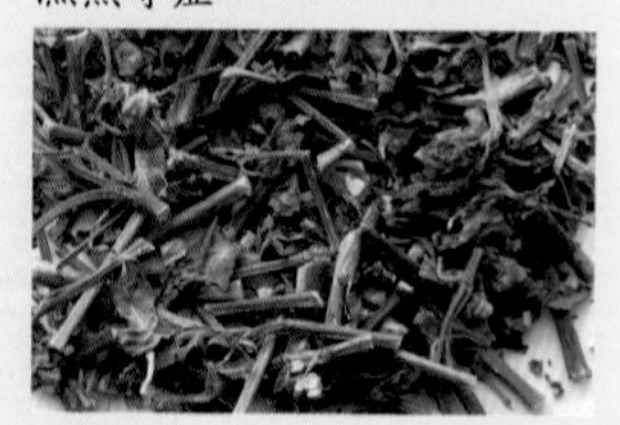

份量 1包份

本藥浴具有健脾，活血，寧心安神，利水除濕的作用。適合容易緊張煩躁、失眠的人。其中，牡丹皮有通月經，改善受傷瘀血等效果；而紅玫瑰花可行氣解鬱，香味則可使人放鬆，適用於焦慮、失眠者。

材料

● **藥材：**

茯苓10克、牡丹皮10克、知母15克、合歡皮10克、香茅草10克、藿香10克、紅玫瑰花6克。

[藥材透視鏡]

▲茯苓：健脾和胃

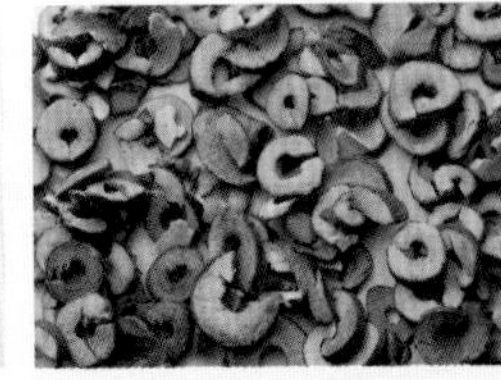

▲牡丹皮：活血散瘀

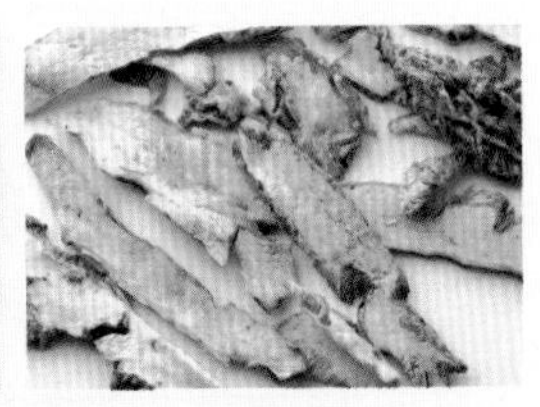

▲知母：清熱祛火

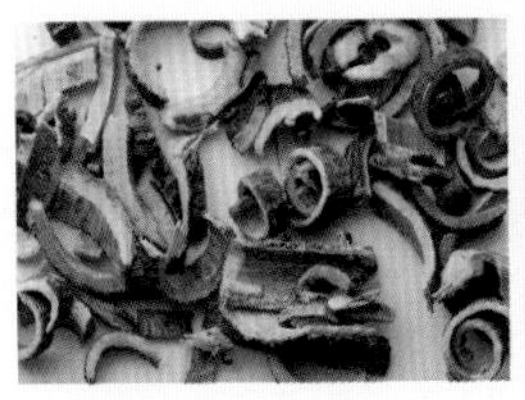

▲合歡皮：寧心安神

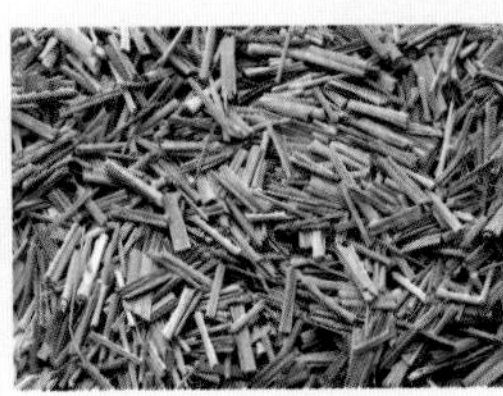

▲香茅草：養顏美容

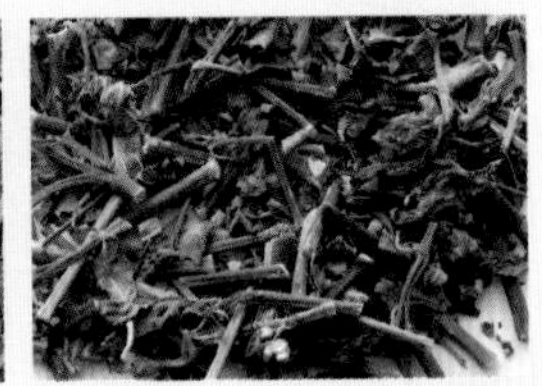

▲藿香：散寒濕暑濕

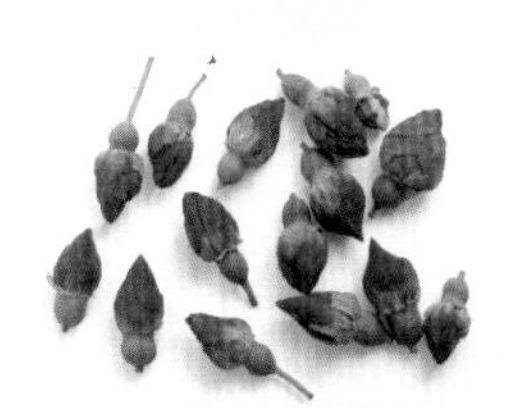

▲紅玫瑰花：解鬱調經

做法一

① 將藥材洗淨，除了玫瑰花外，其餘藥材放入2000C.C.的冷水浸泡30分鐘；接著，開大火煮滾後，轉小火燜煮約45分鐘，去渣取藥汁。

② 將藥汁倒入盆中或浴缸內(適宜水溫約38℃~41℃左右) 並加入玫瑰花。於睡前浸泡約10分鐘，稍作休息後，再浸泡10分鐘即可(此時可視個人體質酌量加熱水)。

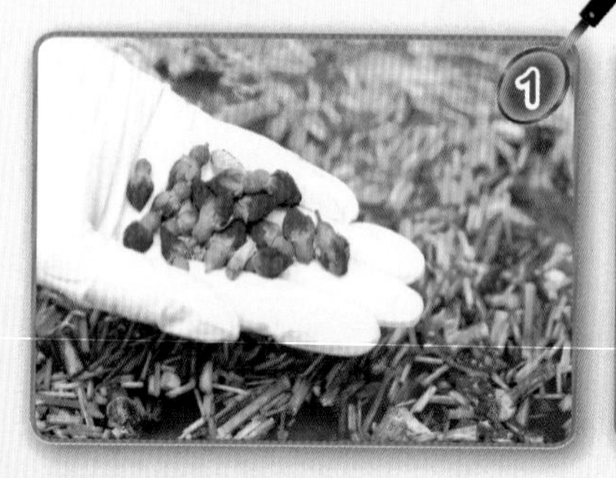

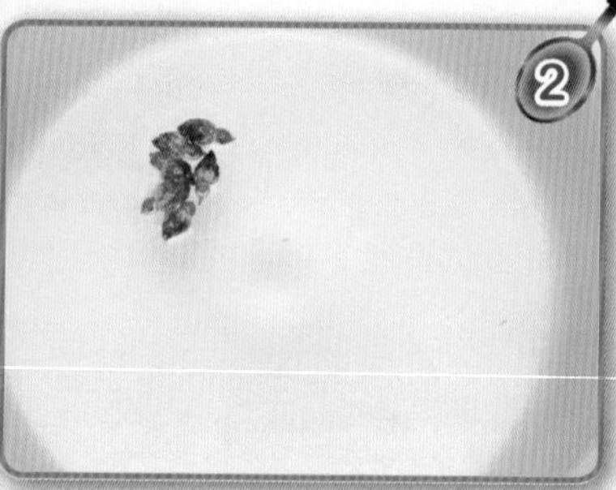

做法二

可請中藥房先壓碎藥材，裝入布包內。直接將藥包丟入盆中或浴缸裡(適宜水溫約38℃~41℃左右)。於睡前浸泡約10分鐘，稍作休息後，再浸泡10分鐘即可。

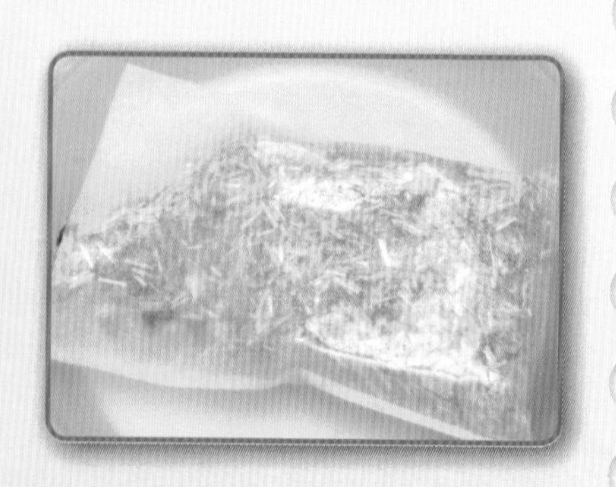

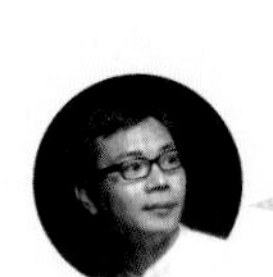

樂氏泡澡叮嚀！

1. 飢餓時不宜泡澡，以免因血糖過低而引起頭暈眼花，甚至虛脫。
2. 飯後一個半小時才能泡澡，以免因血液循環加速而影響消化。
3. 泡澡時間不可連續超過15~20分鐘。

泡澡後，你也可進行的穴位按摩！

舒解壓力、幫助睡眠的最好藥浴溫度是38℃～41℃，因此在睡前泡澡，可謂是治療失眠的「最佳天然特效藥」。因其具有改善血液循環的作用，且藉由體溫上升、下降的過程以引發睡意。但泡澡應在就寢前一個半小時或兩小時左右就結束，否則容易因體溫過高而輾轉難眠。

甚至在泡澡後，可按壓風池穴、神門穴，以放鬆一整天所累積的緊張情緒，有安眠、寧心的效果。

自我按摩

在泡澡後、睡覺前，分別以食指及拇指指腹按壓風池穴、神門穴，以按摩5秒鐘、休息5秒鐘的節奏，持續3~5分鐘。可有效放鬆心情、鎮定情緒。

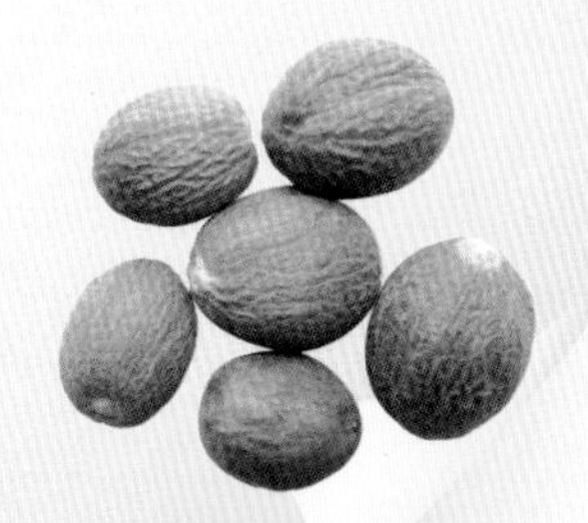

取穴小常識

[風池穴]

精確取穴：

位於後頸部，後頭骨下，兩條大筋外緣陷窩中，相當於耳垂齊平。

按摩方式：

用大拇指指腹，由下往上揉按穴位，有酸、脹、痛的感覺，重按時會出現酸脹感。

功效：

可減輕疲勞及壓力，改善因精神方面所引起的睡眠品質不良。

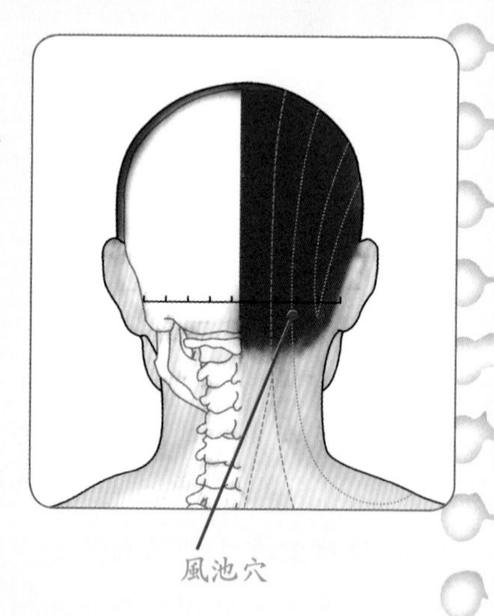

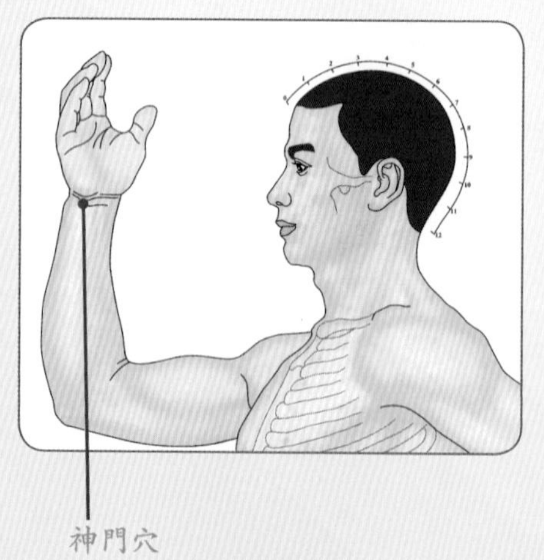

[神門穴]

精確取穴：

位在腕橫紋尺側端，尺側腕屈肌腱的橈側凹陷處。

按摩方式：

彎曲大拇指，以指甲尖垂直掐按穴位即可。

功效：

具有安神寧心、通絡的功用。可治療心煩失眠、心悸等症。

舒壓藥浴

藥浴藥材	性味	歸經	藥浴中的藥材功效
茯苓	味甘淡，性平。	歸心、脾、腎經。	可改善驚邪，恐悸等症，有安魂養神的作用。
牡丹皮	味辛苦，性微寒。	歸心、肝、腎經。	有通經活血，清熱涼血，活血散瘀的功效。可改善血熱發斑、吐血、鼻衄等不適。適用於熱症者。
知母	味苦，性寒。	歸肺、胃、腎經。	有清熱袪火，滋陰潤燥的功效。
合歡皮	味甘，性平。	歸心、肝經。	能安神解鬱，活血消腫。
香茅草	味辛，性溫。	無。	可滋潤皮膚，具有養顏美容的功效。
藿香	味辛，性微溫。	歸肺、脾、胃經。	因其氣芳香，可和五臟，而辛則是通利九竅、善行胃氣等，故可散寒濕、暑濕、鬱熱、濕熱等症。
紅玫瑰花	味甘、微苦，性溫。	歸肝、脾經。	具有理氣解鬱，和血散瘀的作用。

助眠藥浴

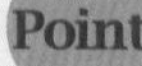

藥浴特效藥材

酸棗仁 具有寧心安神，養肝斂汗，鎮靜止痛的作用。但有實邪鬱火和患有滑泄者應慎服。

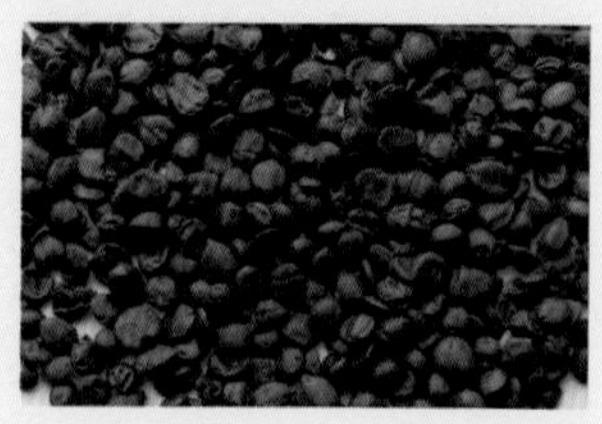

檀香 可抗憂鬱，能有效安撫緊張情緒，消除焦慮。此外，檀香還有抗痙攣和補強身體的功用。

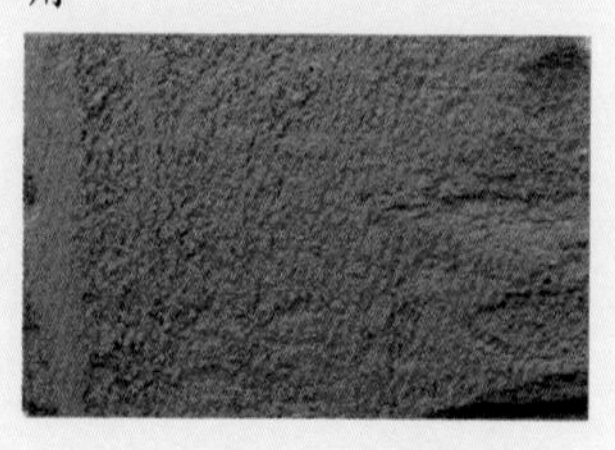

份量 1包份

本藥浴具有養心安神，行氣活血之效。適合虛煩不安，失眠多夢的人。而酸棗仁為最佳的養心安神藥，常用來改善失眠、驚悸、多夢；檀香則是放鬆情緒的首選藥，可安撫神經緊張及焦慮，鎮靜效果絕佳。

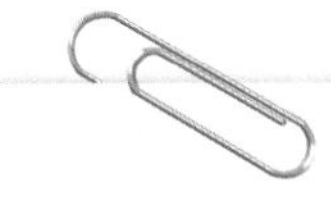

材料

● **藥材：**

檀香8克、玫瑰花8克、酸棗仁15克、夜交藤15克、茯苓10克、川芎10克、黃耆10克。

[藥材透視鏡]

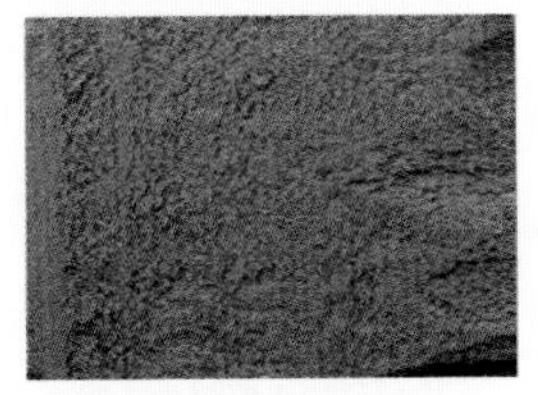

▲檀香：行氣散寒

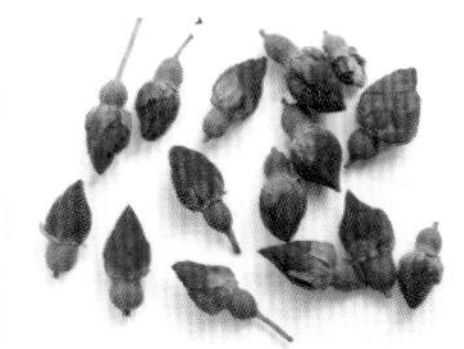

▲玫瑰花：解鬱調經

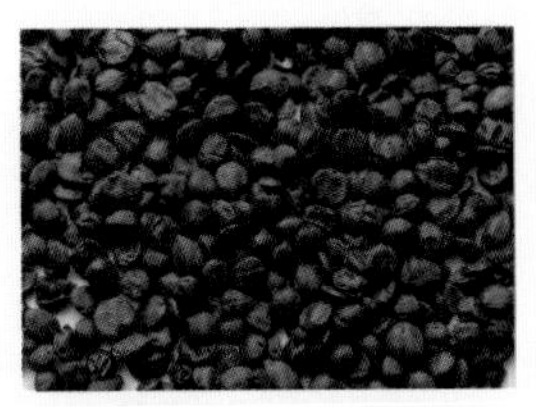

▲酸棗仁：鎮靜安神

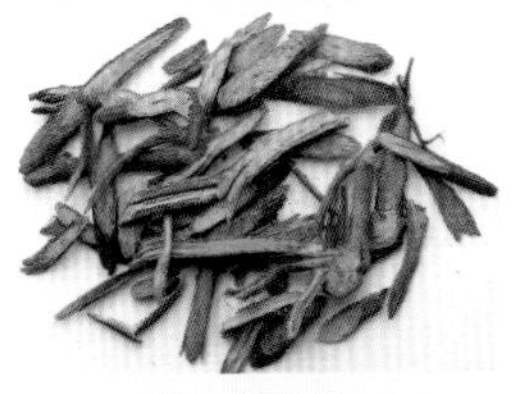

▲夜交藤：清心安眠

▲茯苓：健脾和胃

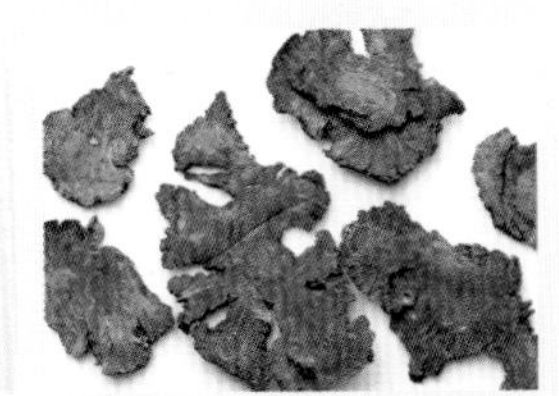

▲川芎：行氣活血

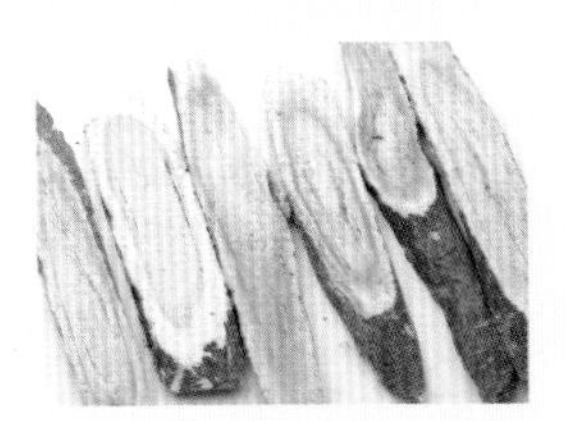

▲黃耆：補中益氣

做法一

1. 除了玫瑰花外，將藥材放入2000C.C.的冷水中浸泡30分鐘，開大火煮滾後，轉小火燜煮約45分鐘，去渣取藥汁。
2. 將藥汁倒入盆中或浴缸內(適宜水溫約38℃~41℃左右)並加入玫瑰花。於睡前浸泡約10分鐘，稍作休息後，再浸泡10分鐘即可(此時可視個人體質酌量加熱水)。

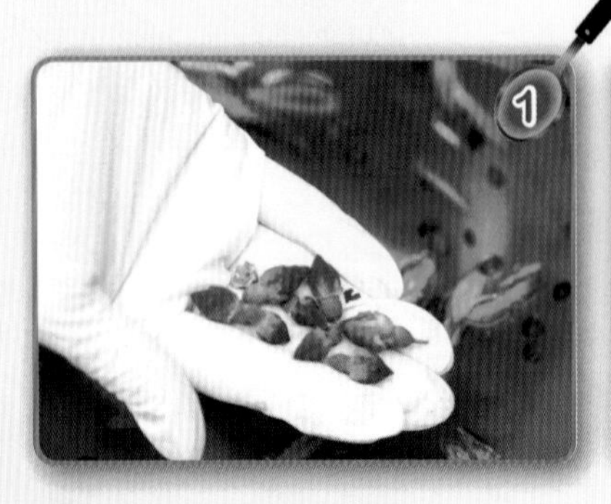

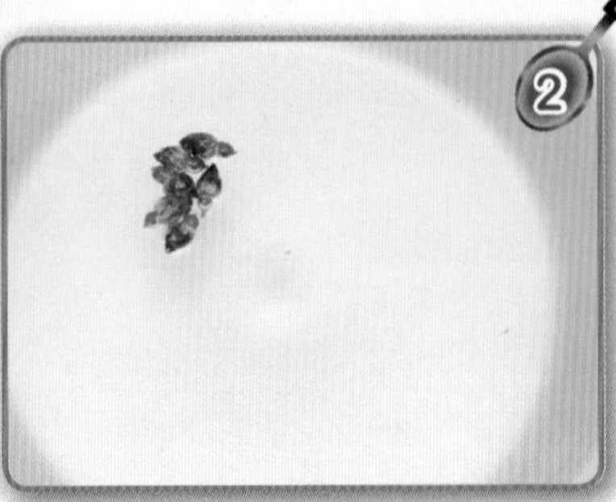

做法二

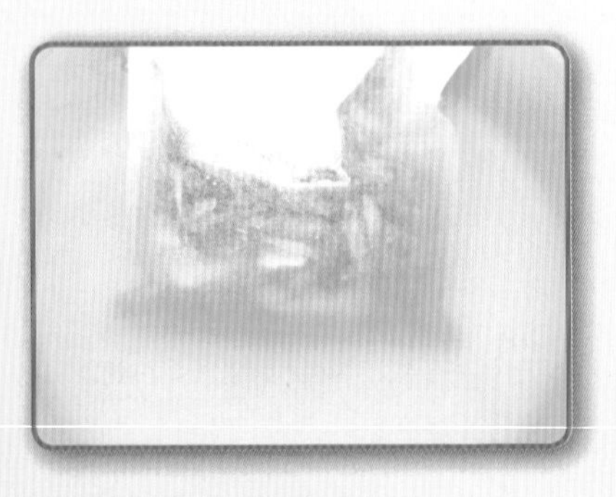

可請中藥房先壓碎藥材，裝入布包內。可直接將藥包丟入盆中或浴缸內(適宜水溫約38℃~41℃左右)。於睡前浸泡約10分鐘，稍作休息後，再浸泡10分鐘即可(此時可視個人體質酌量加熱水)。

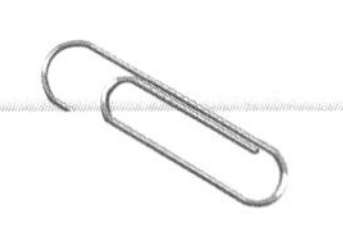

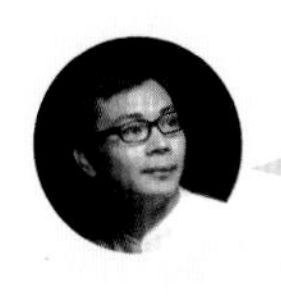

樂氏泡澡叮嚀！

1. 泡完澡後，起身宜緩慢，以免出現頭昏等不適。
2. 肌膚較敏感者，泡澡時間不宜過長。
3. 發燒到37.5度以上、急性疾病患者不宜泡藥浴，以免加重不適。
4. 酒醉者不宜浸泡藥浴，以免加速血液循環導致腦溢血。

泡澡時，你也可進行的穴位按摩！

失眠的原因主要為臟腑機能紊亂。故在泡澡時，針對百會穴、合谷穴進行按摩，能有效緩解身體機能，進而改善睡眠品質，對輕度失眠患者有特別療效。

自我按摩

在泡澡時，閉上眼睛休息，雙手中指交疊按壓百會穴，約莫1~3分鐘，有醒腦、寧心的作用；接著，左手先輕握空拳，彎曲大拇指與食指，使其兩指指尖輕觸、立拳，右手拇指則按摩合谷穴，左右手各1~3分鐘，可改善肩胛神經痛、神經衰弱等症，有助眠效果。

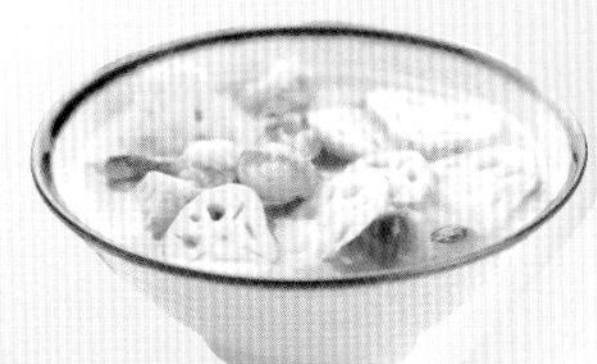

取穴小常識

[百會穴]

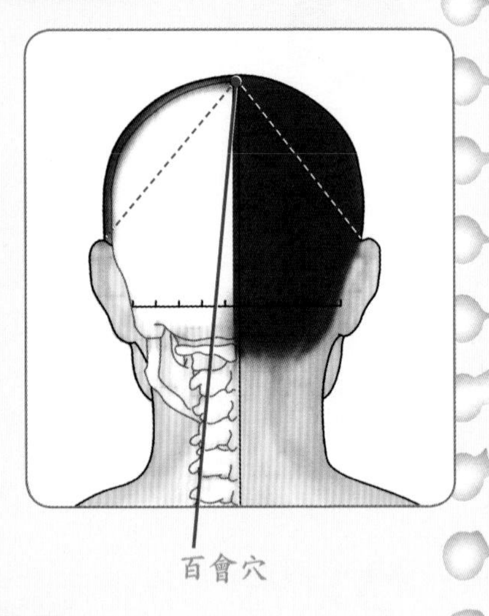

精確取穴：

位於人體頭部，於前髮際正中直上5寸，或在頭頂正中線與兩耳尖端連線的交點處。

按摩方式：

先左手中指按壓穴位，右手中指按壓左手中指指甲上，雙手中指交疊，同時向下用力揉按穴位，有酸脹、刺痛的感覺。

功效：

有開竅寧神的作用，能治療失眠、神經衰弱。

[合谷穴]

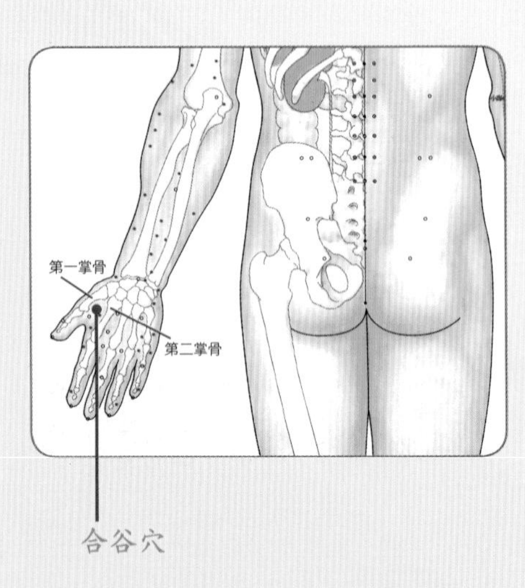

精確取穴：

於手背第一、二掌骨間，第二掌骨橈側的中點處即是。

按摩方式：

手掌輕握拳，以大拇指指腹垂直按壓穴位，再換手做。

功效：

具有通經解經，鎮靜神經的作用。

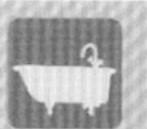

助眠藥浴

藥浴藥材	性味	歸經	藥浴中的藥材功效
檀香	味辛，性溫。	歸脾、胃經、肺經。	可抗憂鬱，能有效安撫緊張情緒，消除焦慮。此外，檀香還有抗痙攣和補強身體的功用。
玫瑰花	味甘、微苦，性溫。	歸肝、脾經。	可養顏美容，調理血氣，並幫助新陳代謝。
酸棗仁	味甘酸，性平。	歸心、肝、膽經。	具有寧心安神，養肝斂汗，鎮靜止痛的作用。但有實邪鬱火和患有滑泄者應慎服。
夜交藤	味甘，性平。	歸心、肺、肝、腎經。	有祛風止痛的功效。
茯苓	味甘淡，性平。	歸心、脾、腎經。	可改善心神不安、心悸、失眠等症。
川芎	味甘、微辛，性溫。	歸肝、膽經。	具有鎮定安神，疏肝解鬱的作用。
黃耆	味甘，性微溫。	歸肺、脾經。	具有利水消腫，益氣等作用。

樂氏同仁堂配方典故

～【豐潤轉骨方(女用)】

乾隆四十年間，惇嬪生下皇十女——固倫和孝公主，和孝公主生性活潑伶俐，長相與乾隆頗為相似，故乾隆非常寵愛固倫和孝公主。在《清史稿・公主表》中記載：「主，高宗少女，素所鍾愛，未嫁賜金機轎。」因此，和孝公主十三歲時，便破格被冊封為「固倫公主」，按清朝法制所定：「皇后所生之女才能被封為『固倫公主』，品級與親王相當，其他皇親宗室之女，則只能封為『和碩公主』，品級只相當於郡王。」而固倫和孝公主雖為惇嬪所生，但因乾隆帝疼愛她，故破例被封為「固倫公主」。

而固倫和孝公主集乾隆萬千寵愛於一身，所以乾隆希望將天下極盡美好之事，皆賜予固倫和孝公主。由於乾隆幼時因同仁堂供奉之「紫金御用轉骨方」調理，成效明顯，故希望和孝公主亦能服用「轉骨方」以保養身體。然而，乾隆考量此方專為阿哥調配服用，因此固倫和孝公主十二歲時，乾隆再度令同仁堂供奉御用專屬的成長方，而固倫和孝公主使用至十五歲時，果真婷婷玉立、聰穎過人。

固倫和孝公主最後由乾隆皇帝許配給同齡之和珅長子——豐紳殷德，乾隆皇帝覺得他眉清目秀十分俊俏，心中早已決定將來要把自己最喜歡的小女兒固倫和孝公主嫁給他，也因此固倫和孝公主成了聯繫和珅與乾隆的一個重要橋樑。

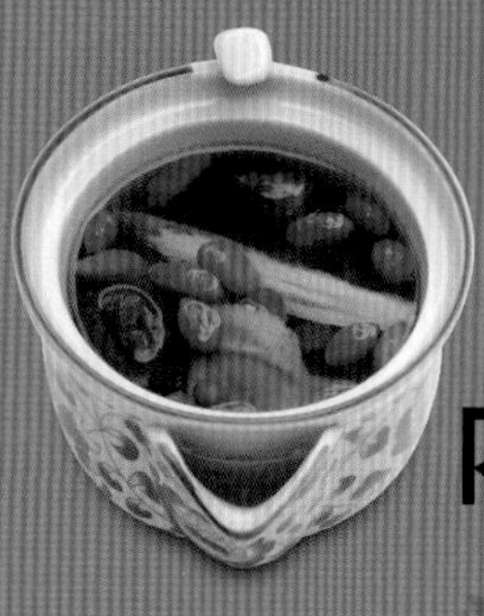

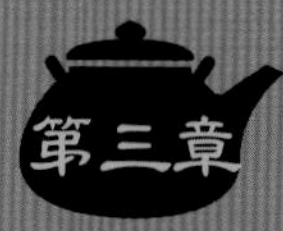

內外兼俱，美膚又養顏

樂氏解碼**養生觀念篇**

樂氏內外**調補養生篇**

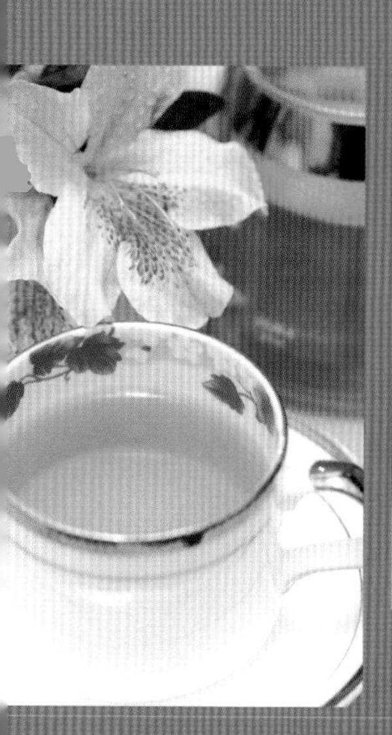

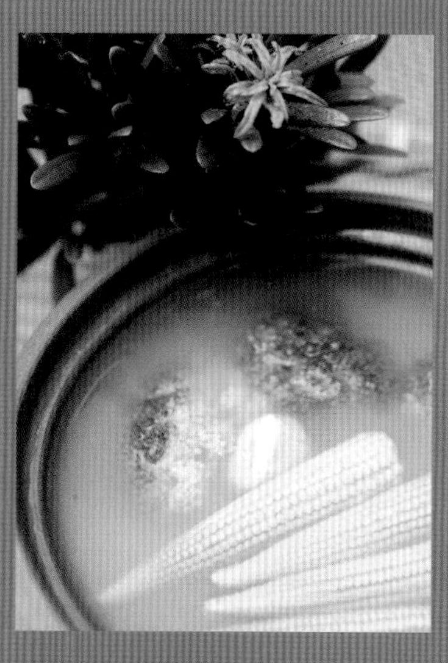

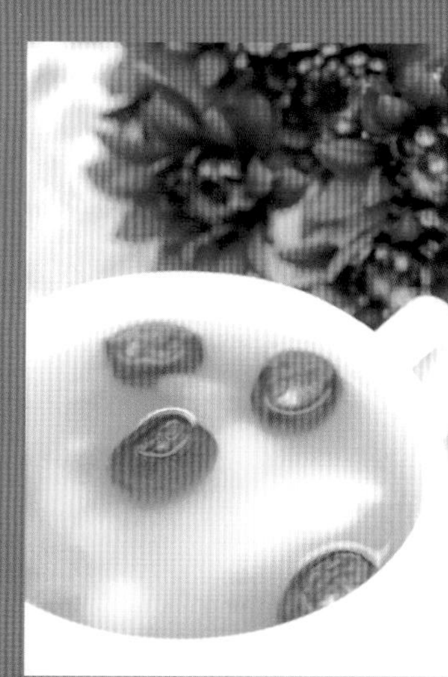

樂氏解碼

養生觀念篇

內外兼俱，美膚又養顏

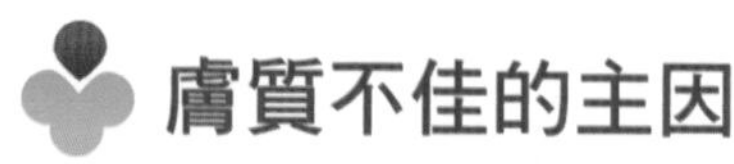

膚質不佳的主因

多數人通常都有面色萎黃、晦白、灰暗等情形，甚至出現皮膚乾燥、脫皮、細紋等現象。儘管保養品塗得再多，若是不了解皮膚老化的原因並加以改善，想擁有美好容顏、吹彈可破的肌膚，可說是難上加難。以下為造成皮膚退化的主因，供讀者參考：

沒有做好防曬

提供肌膚防曬，是防止紫外線入侵的基本原則。儘管只是在辦公室裡工作，日光燈的照射依舊含有紫外線，因此擦上含有防曬係數的隔離霜，將能防止紫外線傷害皮膚，避免發黑、暗沉。

常當「夜貓子」

經常熬夜的人，因睡眠品質不佳容易使腸胃吸收能力下降，這時皮膚得不到營養，便無法進行修補而容易出現粗糙、無光澤、臉色蠟黃等現象。因此，最好不要超過晚上11點就寢，以免影響膽經排毒與身體進行修復的時間。

當人們面對壓力時，若無法有效排解，將會導致內分泌失調，影響肌膚的新陳代謝。此外，情緒不佳更會導致皮脂腺分泌增多，因而出現粉刺、壓力痘等身體警訊。故藉由適當的運動與休閒，可放鬆心情，擊退壓力，使體內臟腑的機制能正常運作！

養好五臟，美麗自然來

希望擁有吹彈可破的肌膚、姣好美麗的容顏，單單依靠塗抹保養品是不夠的。中醫認為，其「五臟」的榮衰將會直接反映在面色上，因此唯有從根本調理心、肝、脾、肺、腎等五臟，使其恢復正常機制，肌膚才能有效攝取營養素，顯現白嫩潤澤。

心與容顏

「心主血脈，其華在面」，意即心氣是關乎血液運行、營養素能否輸送全身的關鍵。再加上臉部是血脈最豐富的部位，因此心臟的榮衰可從面部的色澤來一窺究竟。假使心氣盛，心血充盈，則面部出現紅潤光澤。但心氣不足，則臉部會因缺乏供血，而出現晦白或萎黃乾燥的情形。因此，唯有多服用補養心血的食材，如龍眼、紅棗，才可調理心血，使肌膚紅潤白皙。

肝與容顏

「肝主藏血，主疏泄」，意即肝能調節血流量並影響體內氣機舒暢。假使氣血平和，則面部會因血液運行充足，而出現紅潤。若肝的疏泄不正常，便會使氣機不調，血行不暢，導致血液瘀滯在面部，故使臉部出現青色或黃褐斑，以表明肝血不足，使臉部肌膚缺少血液滋養，而出現面色黯淡無光，視物不清等現象。因此，常服用養肝的枸杞、菊花，能補血明目，還有潤膚淨白的作用。

脾與容顏

「脾為後天之本，氣血生化之源」。脾胃功能運行良好，則氣血旺盛，面色紅潤，肌膚彈性佳；但假使脾失健運，則氣血津液不足，不能滋養顏面，則面色不僅慘白、萎黃，精神亦萎靡不振。因此，服用如養脾的黨參、人參、黃耆、茯苓、紅棗等補脾藥，可增加皮膚光澤與彈性。

肺與容顏

由於「肺主皮毛」，而人體透過肺氣的宣發和肅降，使其氣血、津液能散布全身。因此肺的機能若長期失調，將出現肌膚乾燥，面容憔悴、蒼白等情形。因此，要多服用補肺氣、養肺陰的百合、山藥等白色食物，以改善神經衰弱、面色無光的現象。

腎與容顏

由於「腎主藏精」，所以當腎精充盈豐富、氣血旺盛時，五臟功能不僅可正常運行，容貌亦能青春而不衰。然而，當腎氣衰敗時，容顏不僅發黑，還會出現皺紋，頭髮斑白，齒搖髮落等未老先衰的現象。因此，服用補腎的芝麻、海帶等黑色食物，有烏髮固腎的效果。

滋養五臟食物

五臟	補養食物範例
心	由於心屬火，火在五行中對應紅色，因此養心宜吃紅色食物，如山楂、紅棗、洛神花、枸杞、胡蘿蔔、番茄、蘋果、龍眼等。
肝	由於肝屬木，木在五行中對應青色，因此養肝宜吃青色食物，如綠豆、小黃瓜、花椰菜、芹菜、菠菜等。
脾	由於脾屬土，土在五行中對應黃色，因此養脾宜吃黃色食物，如南瓜、花生、大豆、玉米、馬鈴薯等。
肺	由於肺屬金，金在五行中對應白色，因此養肺宜吃白色食物，如牛奶、米、麵粉，以及雞、魚類等白肉食物。
腎	由於腎屬水，水在五行中對應黑色，因此養腎宜吃黑色食物，如芝麻、黑豆、黑木耳、海帶、紫菜等。

慈禧的駐顏術

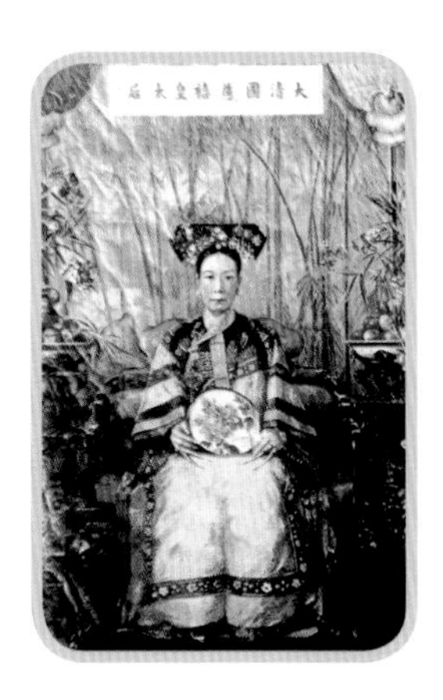

眾所周知，愛美的慈禧為了保有青春容顏，可謂是千方百計。其生活起居正常、飲食有節，因此到了七十歲時，卻擁有三十多歲的容顏，且頭髮烏黑亮麗，外貌紅潤嫩白，與同齡老人的外貌相差甚遠。究竟，慈禧的養顏祕方為何，以下將從她的日常作息探討！

飲食

從飲食來看，慈禧每天上午八時左右開始吃早餐，一天只有兩餐。由於宮中菜色豐富多樣化，故通常能攝取各種營養素，但這並非指慈禧餐餐大魚大肉、飲食無度，儘管滿桌的豐盛菜餚，但她卻飲食有節、淺嘗即止，以維持健康體態。

並且，慈禧知道珍珠粉可使皮膚柔潤、光滑細嫩，所以每隔一天便會服用一小匙的珍珠粉。而珍珠粉的選用也相當講究，一定要是最小粒、外表晶圓玉潤的上乘珍珠，並請專人研成珍珠粉末，妥善保存，以防變質。

保養

在臉部保養方面，慈禧在就寢前會使用蛋白敷抹臉部，接著再以清水拭去，並在臉上塗天然萃取的花汁，以達到收縮毛孔的效果。

另外，在化妝前，她會用玉棍在臉部上滾動，藉此達到拉提、按摩的效果。而慈禧所使用的粉、胭脂都是以純天然的植物釀取製造，不僅能減少皮膚負擔，還有保養效果。

並且，我們都知道慈禧到了七十歲仍擁有一頭烏黑亮麗的秀髮，這是因為當她結束臉部化妝後，便會召理髮師傅為她梳頭。由於她相當注重頭髮保養，故理髮師傅幫她梳頭時總是心驚膽顫，深怕弄痛她或梳掉幾根頭髮，招來一頓責罰，足見其對頭皮與髮質的重視程度。

情緒

慈禧相當注重情志調養，不僅在飽餐後會回宮念佛經，以平靜心情；甚至還會請太監、宮女講些奇聞趣事來讓自己開心，以拋開憂愁、減少煩惱，務求心靈上的平和。

由此可知，慈禧的駐顏之道雖然繁複、要求甚多，但總結重點即是「作息正常、飲食有節、維持心靈平和」。我們經常說「只有醜女人，沒有懶女人」，而慈禧也會常說：「一個女人沒有心打扮自己，那她還活個什麼勁兒！」由此可知，唯有如同慈禧勤於保養、飲食有節，才能打造健康美麗的青春容顏。

[樂氏內外調補養生篇]

美膚又養顏

玉竹潤膚茶

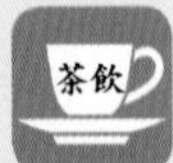

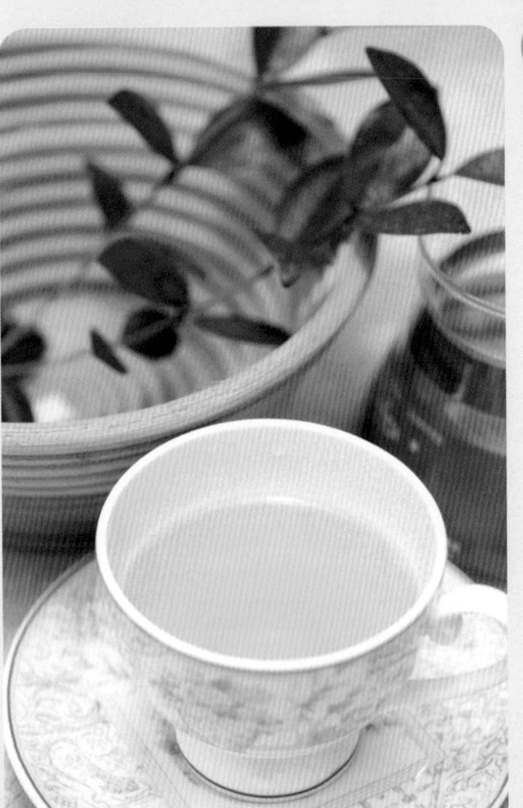

Point 茶飲特效藥材

天花粉 可潤燥清熱，活血化瘀，抗衰老。但脾胃虛寒、大便溏泄者禁服。

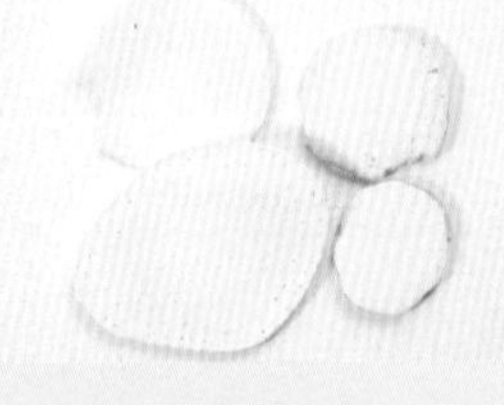

刺五加 能補中，益精，有強意志，祛風濕的作用。其鎮靜與補腎安神的作用，可改善失眠。

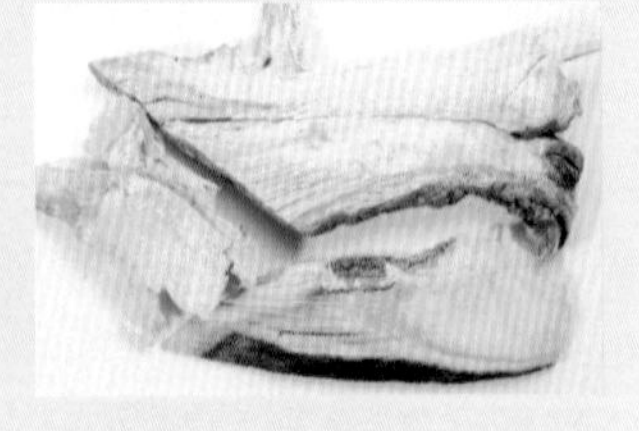

份量 2包份

有養顏潤膚，促進皮膚新陳代謝，增加膚質彈性，延緩衰老等作用，尤其適合皮膚粗糙，膚色枯乾者。此外，刺五加具有調解免疫、緩解疲勞、抗衰老的作用，不僅能提升身體抵抗力，還有養顏效果。

材料

● **藥材：**

玉竹5克、薏仁3克、天花粉5克、紅玫瑰花3克、枸杞6克、刺五加2克。

● **食材：**

冰糖適量。

[藥材透視鏡]

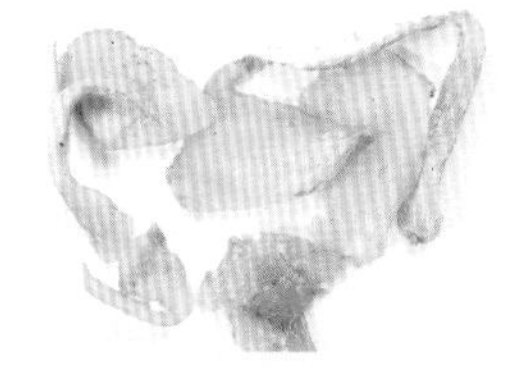
▲玉竹：養陰潤肺

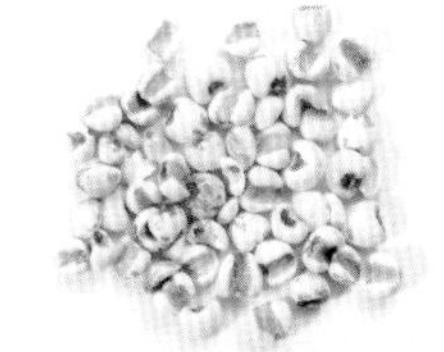
▲薏仁：利水滲濕

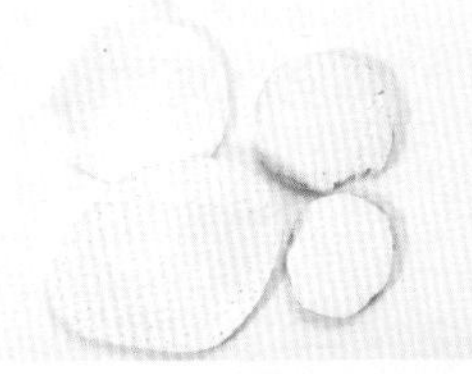
▲天花粉：潤燥清熱

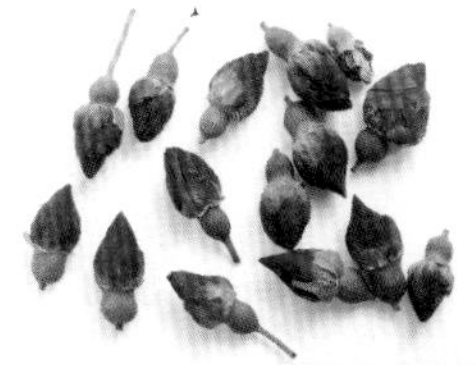
▲紅玫瑰花：解鬱調經

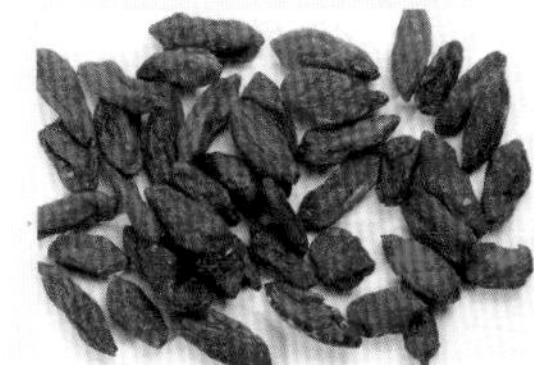
▲枸杞：養肝明目

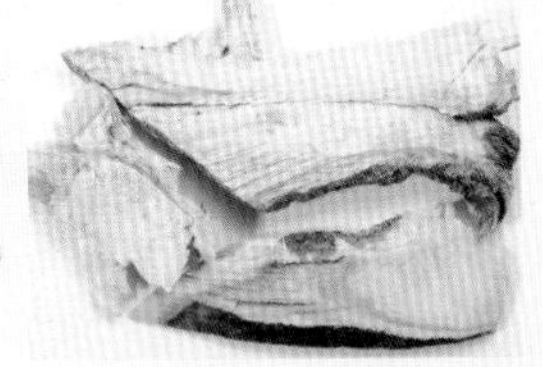
▲刺五加：補中益精

做法一

1. **除了玫瑰花外，將薏仁壓碎與其他藥材洗淨放入茶壺中，以滾燙熱水直接沖泡。**
2. **加蓋燜約15分鐘，放入玫瑰花再燜約2分鐘，依個人口味酌量加些冰糖即可飲用。**

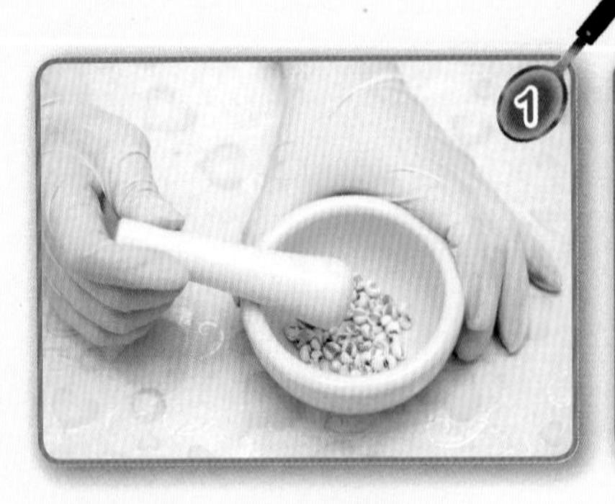
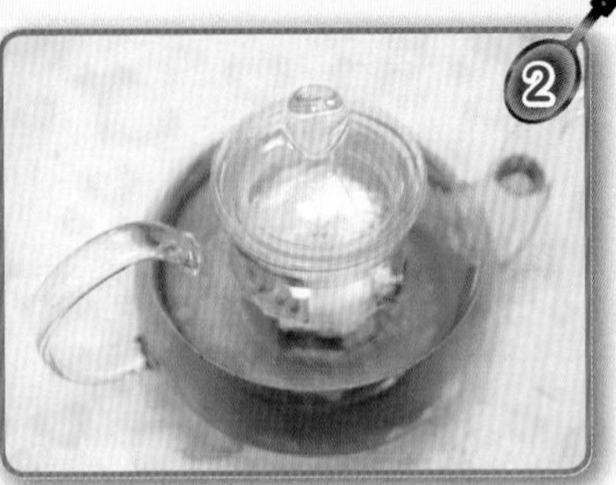

做法二

1. 將全部藥材放入壺中，倒入約450 C.C.的清水煮沸。
2. 熄火後，可依個人口味酌量加些冰糖飲用。

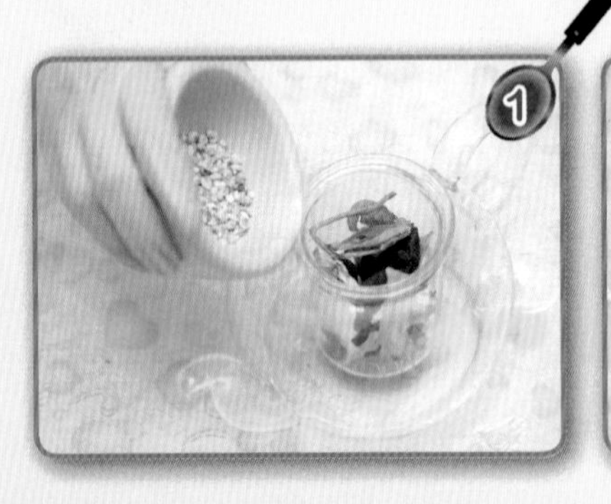
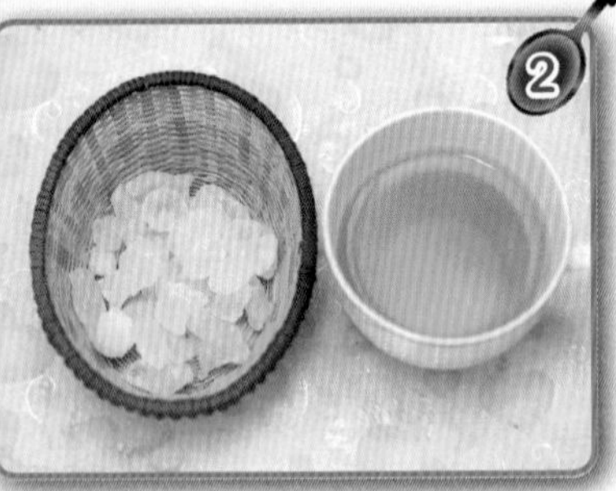

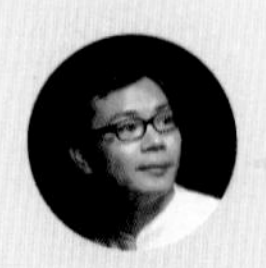

樂氏使用叮嚀！

適用族群 一般人皆適宜，一天可喝1包。(可重複沖泡)

不適用族群 孕婦、兒童不可飲用。

玉竹潤膚茶

茶飲藥材	性味	歸經	茶飲中的藥材功效
玉竹	味甘，性微寒。	歸肺、胃經。	咽乾口渴，有益陰強心的作用。
薏仁	味甘淡，性微寒。	歸脾、胃、肺、大腸經。	舒筋除疲，治肌肉風濕及消痘美白等作用。
天花粉	味苦甘，性微寒。	歸肺、胃經。	可潤燥清熱，活血化瘀，抗衰老。但脾胃虛寒、大便溏泄者禁服。
紅玫瑰花	味甘、微苦，性溫。	歸肝、脾經。	有疏肝養顏，改善肝氣鬱結的作用。
枸杞	味甘，性平。	歸肝、腎經。	可改善血虛萎黃，有造血作用。
刺五加	味辛、微苦，性微溫。	歸脾、腎、心經。	能補中，益精，有強意志，祛風濕的作用。其鎮靜與補腎安神的作用，可改善失眠。

氣血活膚茶

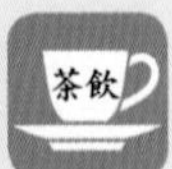

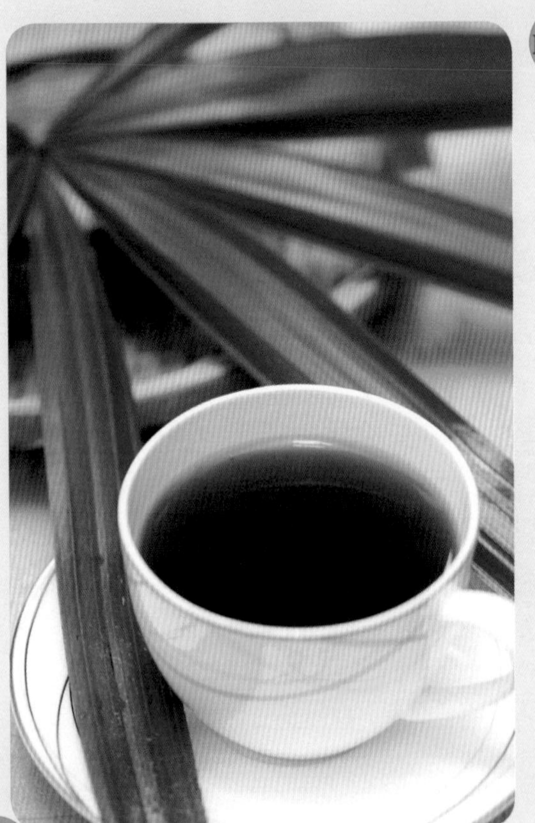

Point 茶飲特效藥材

桑椹有滋陰補血，滋補肝腎，養陰除熱的作用。且烏髮效果佳，可防止早生白髮，並具有提神解勞的功效。

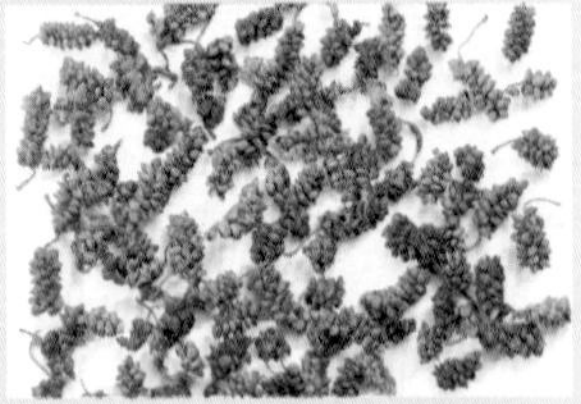

牡丹皮有健胃安神，延緩衰老，養顏美容等作用，更具有清熱涼血、活血化瘀的功效。

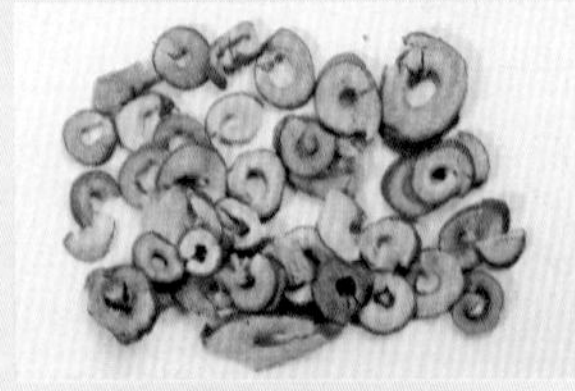

份量 2包份

本茶飲可調理皮膚光澤，有效促進血液循環。而古代醫家認為，茯苓能淡化黑斑疤痕，若與蜂蜜搭配製成面膜，可滋潤肌膚並淡化色素斑，其美白、除皺效果絕佳。

材料

● 藥材：

桑椹5克、桂圓肉8克、西洋參5克、山藥6克、茯苓2克、牡丹皮2克、當歸3克。

● 食材：

冰糖適量。

[藥材透視鏡]

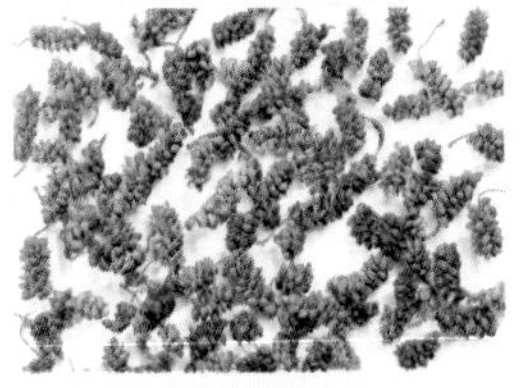
▲桑椹：明目聰耳

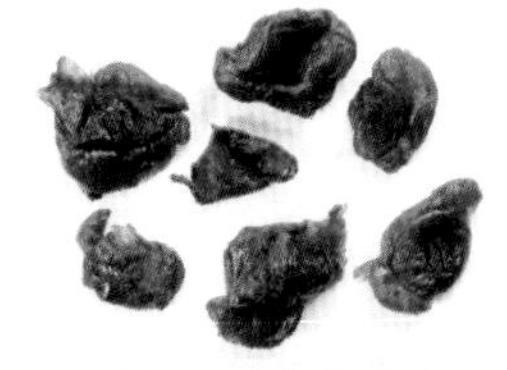
▲桂圓肉：強身安眠

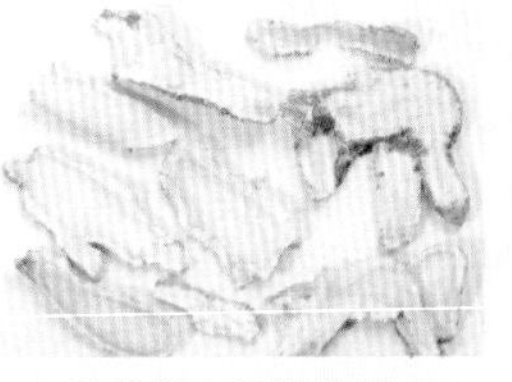
▲西洋參：補氣滋潤

▲山藥：補氣滋潤

▲茯苓：健脾和胃

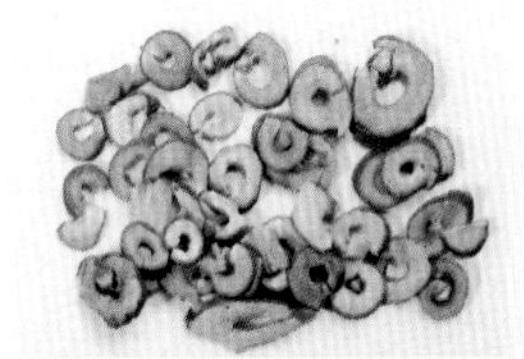
▲牡丹皮：延緩衰老

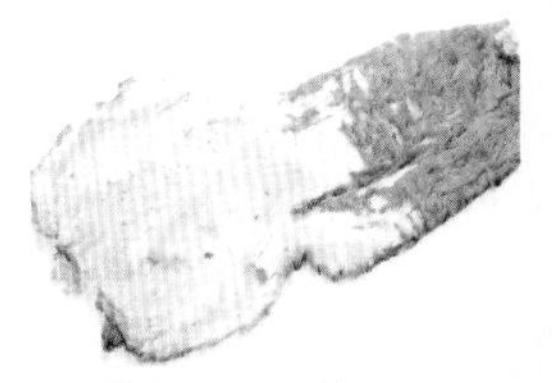
▲當歸：行血補血

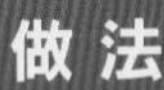

做法

1. 將藥材洗淨後放入茶壺中，倒入滾燙熱水直接沖泡，燜約15分鐘即可。
2. 可依個人口味酌量加些冰糖飲用。

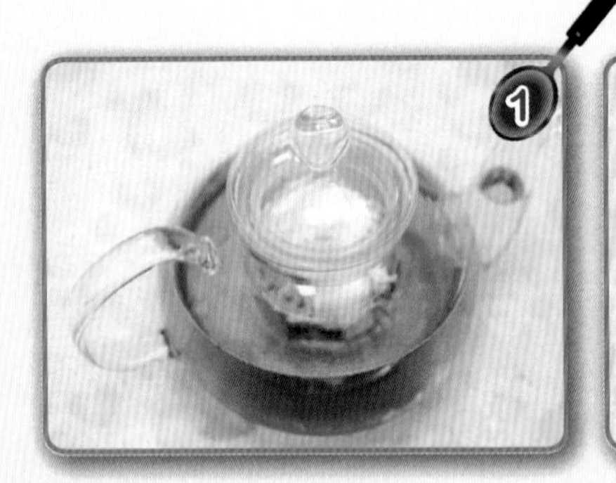

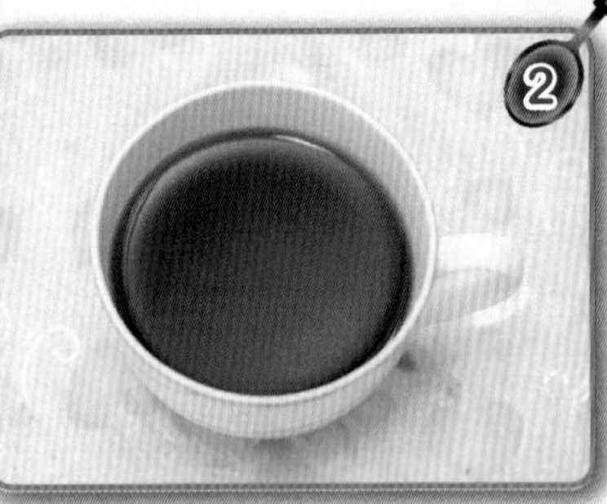

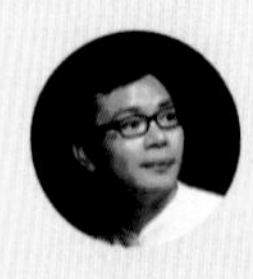

樂氏使用叮嚀！

適用族群 一般人以及長期待在有空調、冷氣場所的上班族。一天可喝1包。(可重複沖泡)

不適用族群 感冒的人、兒童、火氣大者，以及月經過多者不可飲用。此外，糖尿病患者在服用本茶飲時，不宜多放冰糖，以免血糖升高。

氣血活膚茶

茶飲藥材	性味	歸經	茶飲中的藥材功效
桑椹	味甘，性涼。	歸肝、腎經。	有滋陰補血，滋補肝腎，養陰除熱的作用。且烏髮效果佳，可防止早生白髮，並具有提神解勞的功效。
桂圓肉	味甘，性溫。	歸心、脾經。	可加速皮膚表層的血液循環，促進膠原蛋白的細胞合成。
西洋參	味苦甘，性微涼。	歸心、肺、腎經。	有養陰、清火、生津的功效。
山藥	味甘，性微溫。	歸脾、肺、腎經。	能滋陰補氣，固腎益精，有效改善血液循環。
茯苓	味甘淡，性平。	歸心、脾、腎經。	能驅黑美白，淨面養顏，美容效果極佳。
牡丹皮	味辛苦，性微寒。	歸心、肝、腎經。	有健胃安神，延緩衰老，養顏美容等作用，更具有清熱涼血、活血化瘀的功效。
當歸	味甘辛，性溫。	歸肝、心、脾經。	可改善內分泌，並防治便祕，使皮膚細嫩有光澤。

百合雙冬潤膚茶

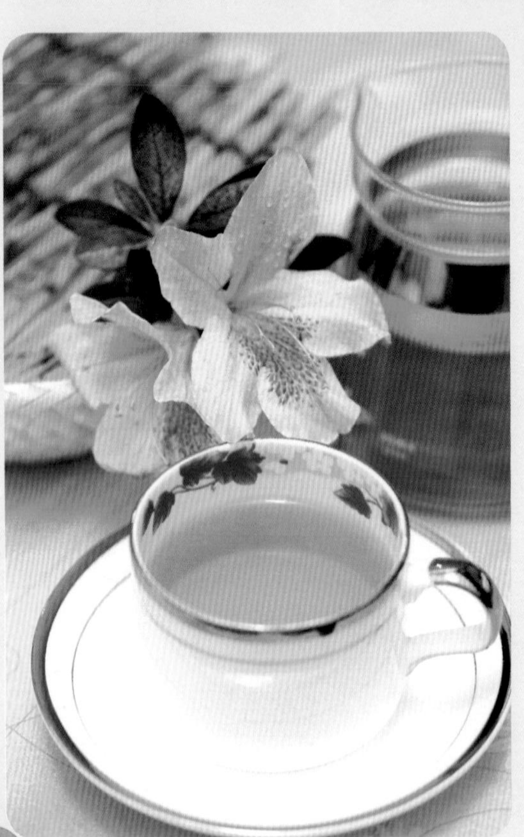

Point 茶飲特效藥材

天門冬 具有滋陰潤燥，潤膚止癢，駐顏護膚的功效。但胃虛寒，食少便溏者忌服。

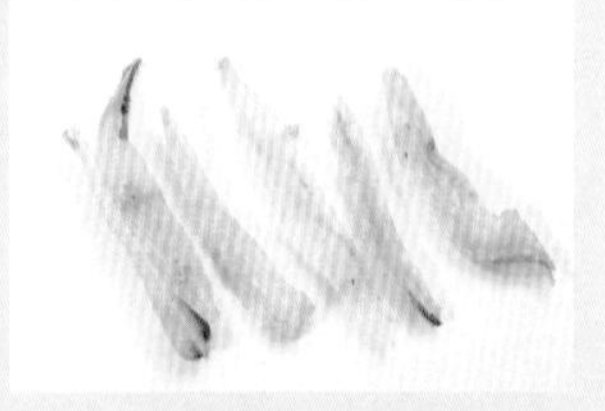

東洋參 可促進新陳代謝，提高人體免疫力，並具有減肥、提神、滋養肌膚的效果。

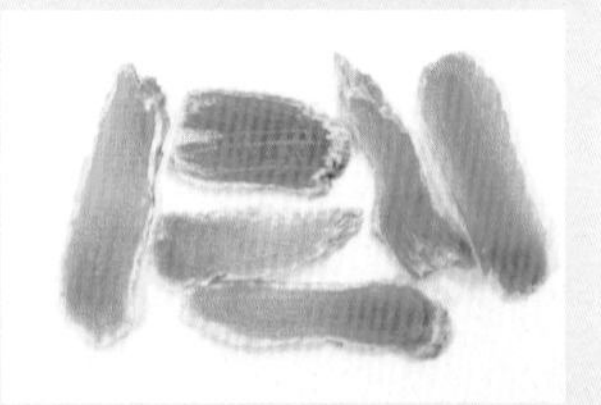

份量 1包份

有調整體質，潤膚養顏，增強抵抗力等作用。而麥門冬為潤膚悅顏的美容中藥，天門冬則具有嫩白潤澤、駐顏護膚、烏鬚黑髮等效果；而《名醫別錄》也說天門冬有「養肌膚，益氣力」的作用。

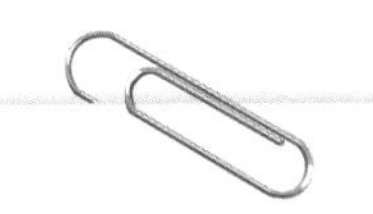

材料

● 藥材：

麥門冬5克、天門冬5克、東洋參3克、百合3克、枸杞4克。

● 食材：

冰糖適量。

[藥材透視鏡]

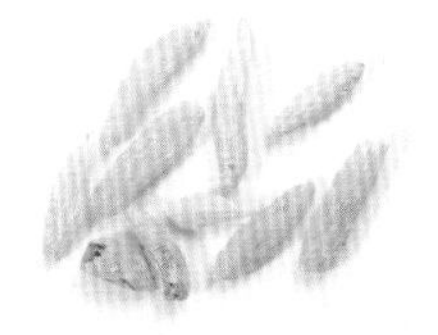

▲麥門冬：養陰生津

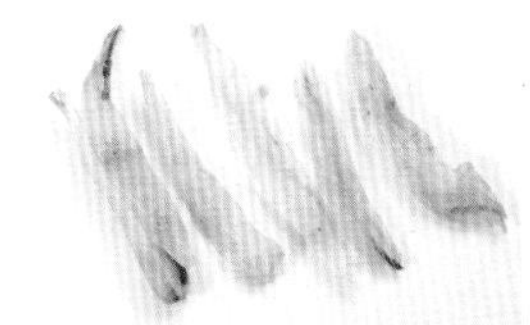

▲天門冬：除煩安神

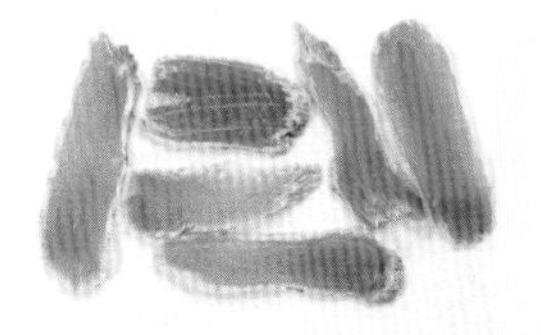

▲東洋參：提神醒腦

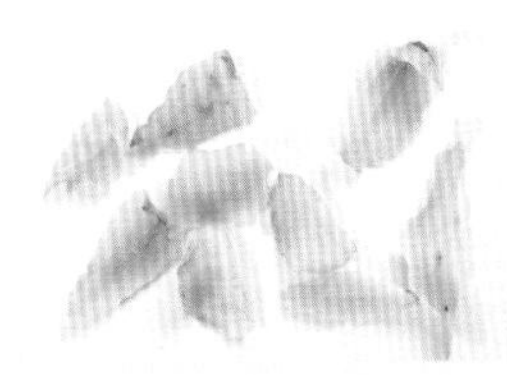

▲百合：潤肺止咳

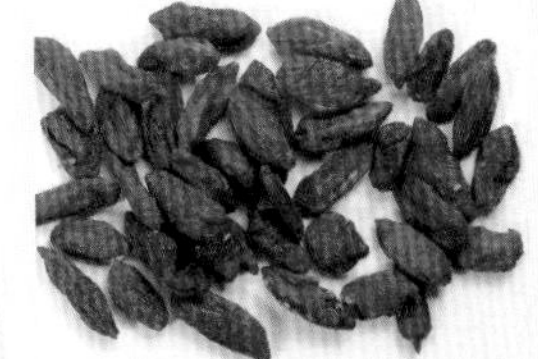

▲枸杞：養肝明目

做法

1. 將藥材洗淨放入沖泡茶壺中。
2. 用滾燙的熱水直接沖泡，燜約15分鐘。
3. 依個人口味酌量加些冰糖飲用即可。

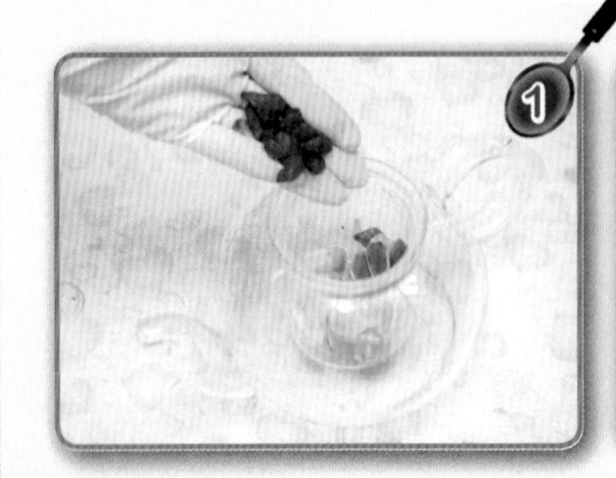

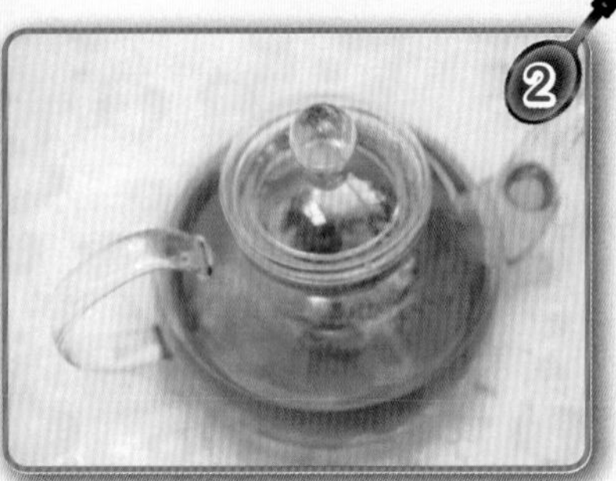

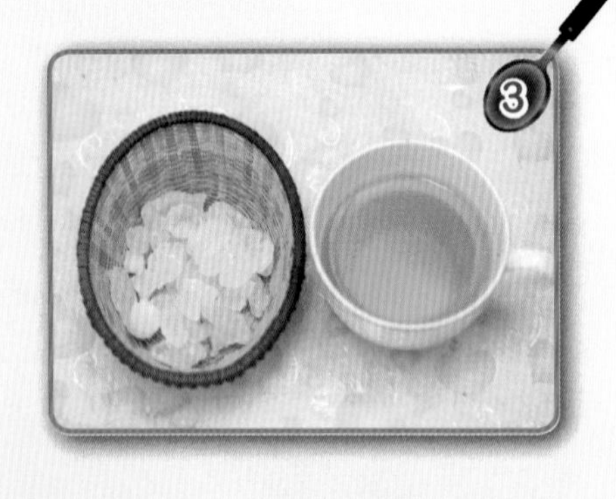

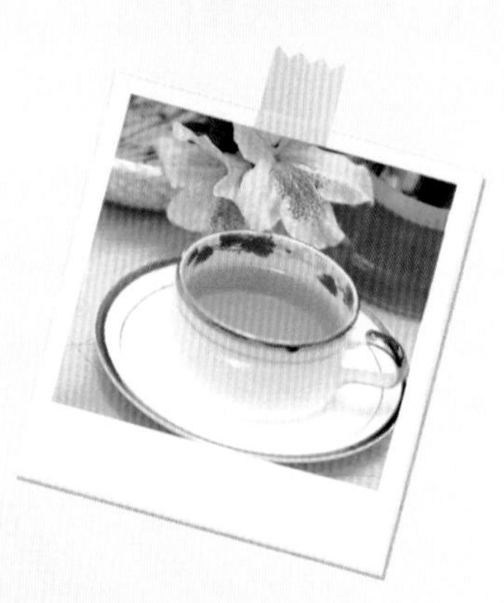

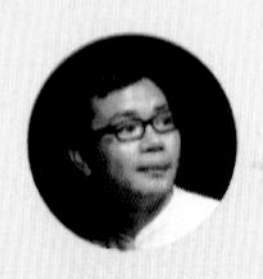

樂氏使用叮嚀！

適用族群 一般人以及皮膚粗糙、乾燥、暗沉者。一天可喝1包。(可重複沖泡)

不適用族群 感冒、發燒，以及涼燥所引發的咳嗽者，不可飲用。而糖尿病患者在服用時，不宜多放冰糖，以免血糖升高。

百合雙冬潤膚茶

茶飲藥材	性味	歸經	茶飲中的藥材功效
麥門冬	味甘、微苦，性微寒。	歸心、肺、胃經。	具有潤肺養陰，益胃生津的作用。
天門冬	味甘、微苦，性寒。	歸肺、腎經。	具有滋陰潤燥，潤膚止癢，駐顏護膚的功效。但胃虛寒，食少便溏者忌服。
東洋參	味苦甘，性微溫。	歸脾、肺經。	可促進新陳代謝，提高人體免疫力，並具有減肥、提神、滋養肌膚的效果。
百合	味甘，性微寒。	歸心、肺經。	能滋補營養，有增進睡眠的作用。
枸杞	味甘，性平。	歸肝、腎經。	可提高皮膚吸收養分的能力，具有美白的功效。

23 精選甜品

薏仁銀耳湯

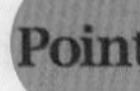

甜品特效藥材

白木耳 其主要成份的10%為植物性膠質蛋白質，70%為礦物質，常吃有駐顏、減肥的效果。

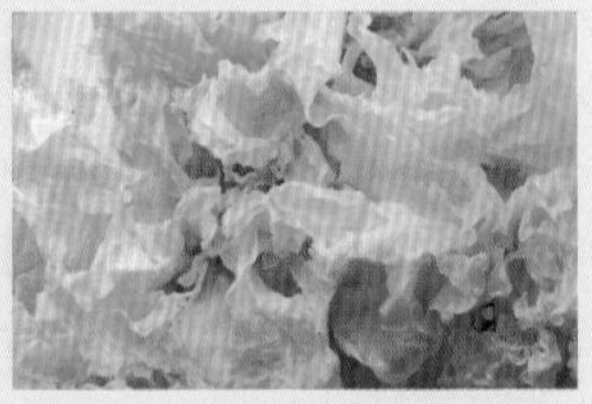

薏仁 可軟化皮膚角質，減少皺紋，消除色素斑點，使肌膚細嫩光滑；且美白效果極佳，已得到中西醫界的認可。

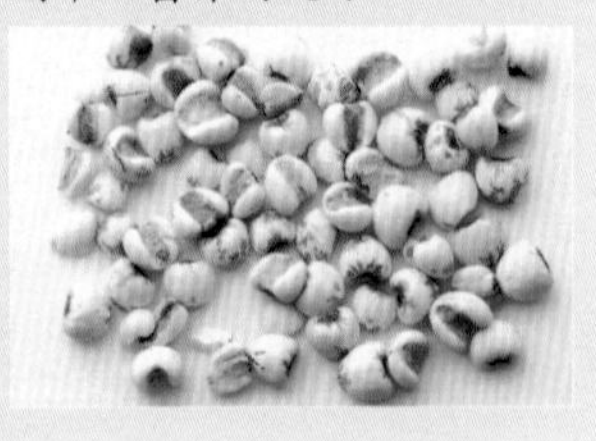

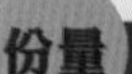

4人份

本甜品具有養顏美容，延年益壽的效果。其中，薏仁因蛋白質豐富，內服的美白效果極佳，長期使用可淡斑，使皮膚光滑細嫩、減少皺紋產生；搭配白木耳的潤膚、嫩白作用，美容效果將加倍提升。

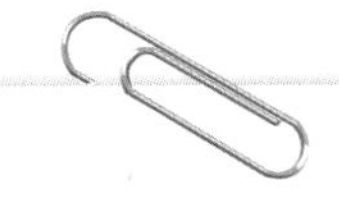

材料

● 藥材：

薏仁30克、枸杞10克、白木耳20克(適量)、菊花5克、紅棗(去籽)5顆。

● 食材：

冰糖適量。

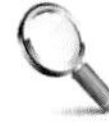 [藥材透視鏡]

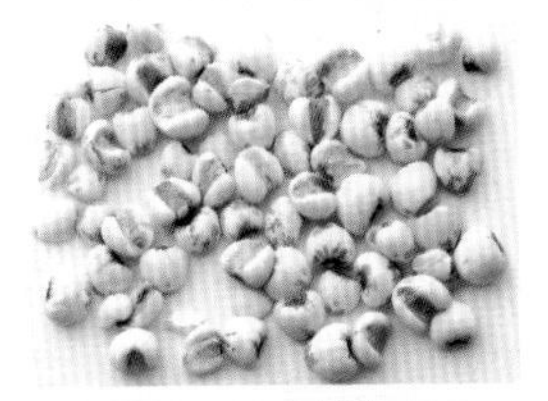

▲薏仁：利水滲濕

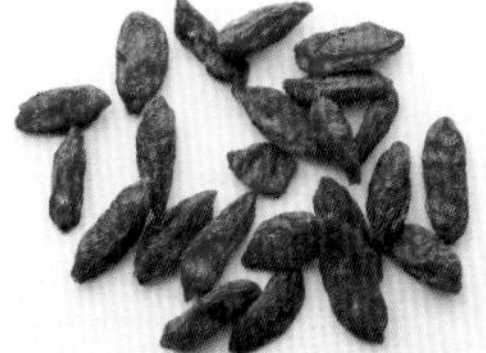

▲枸杞：養肝明目

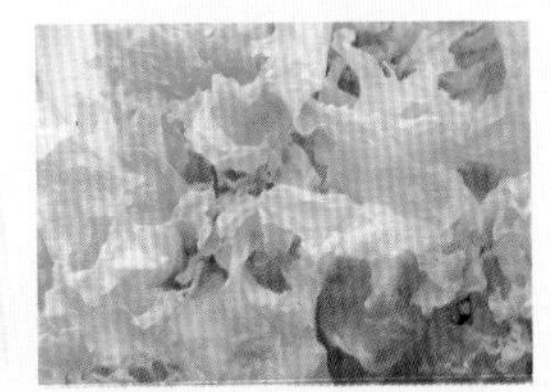

▲白木耳：滋陰潤肺

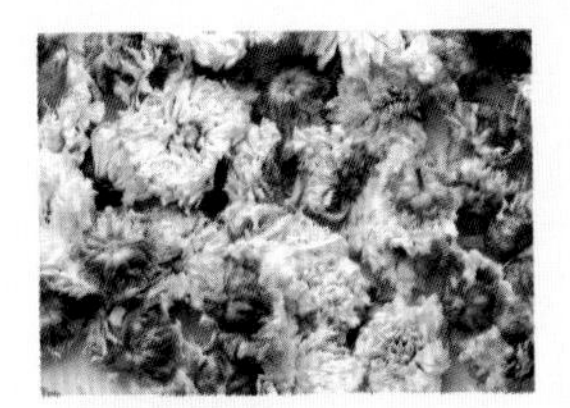

▲菊花：清肝明目

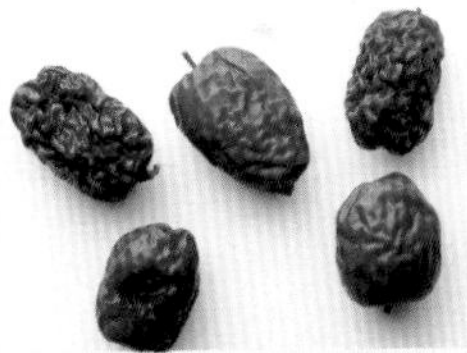

▲紅棗：養血安神

做法

1. 將全部藥材洗淨後備用。白木耳放水中泡開，洗淨並去除雜質。
2. 先把薏仁放入鍋中，倒入約650 C.C.的水煮熟。

③ 將白木耳、枸杞、紅棗、菊花一起放入煮熟的薏仁裡，以大火煮沸。

④ 待白木耳變軟，加入適量冰糖調味即可食用。

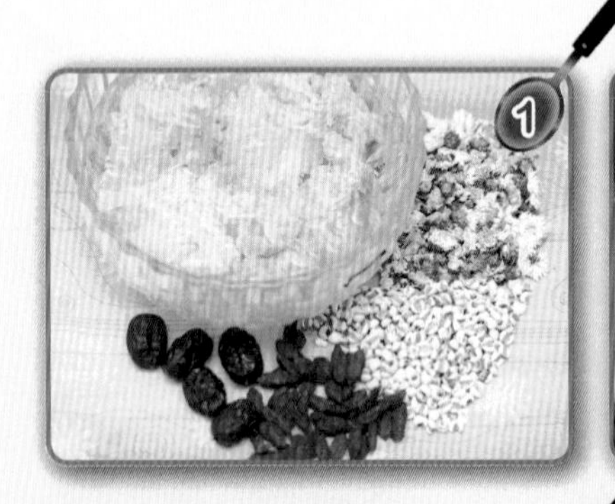

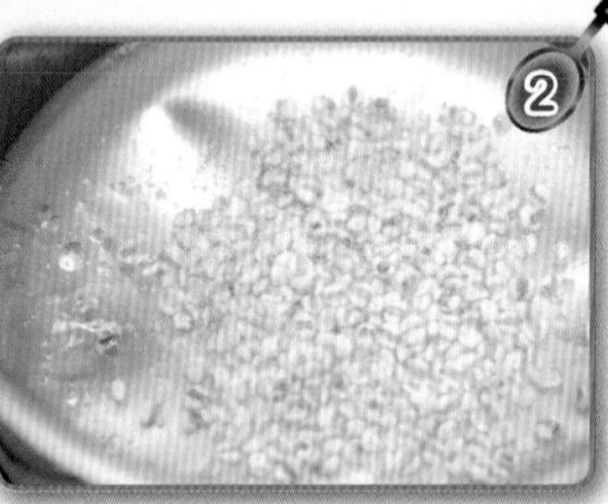

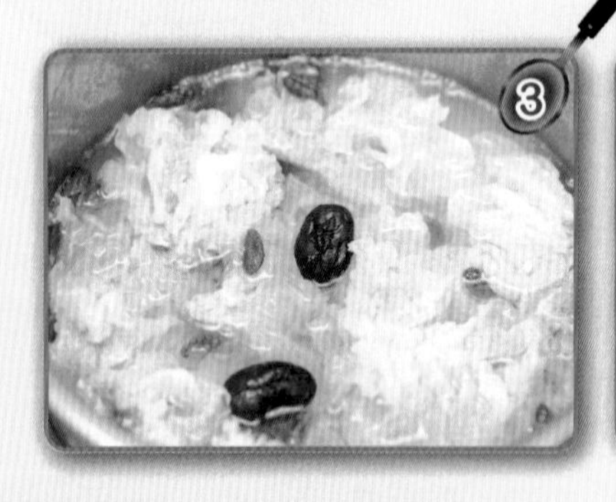

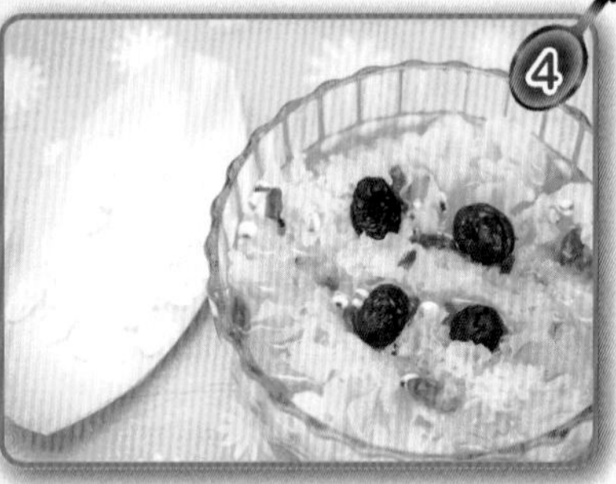

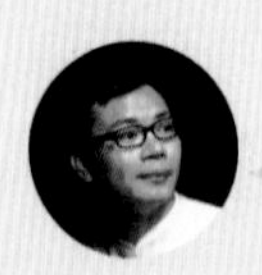

樂氏使用叮嚀！

適用族群 正常體質者可時常食用。尤其適合肌膚老化，膚色暗沉者。

不適用族群 孕婦不可食用。糖尿病患者，則不宜多吃。

薏仁銀耳湯

甜品藥材	性味	歸經	甜品中的藥材功效
薏仁	味甘淡，性微寒。	歸脾、胃、肺、大腸經。	可軟化皮膚角質，減少皺紋，消除色素斑點，使肌膚細嫩光滑；且美白效果極佳，已得到中西醫界的認可。
枸杞	味甘，性平。	歸肝、腎經。	可改善體質，並有促進睡眠的作用。
白木耳	味甘淡，性平。	歸肺、胃、腎經。	其主要成份的10%為植物性膠質蛋白質，70%為礦物質，常吃有駐顏、減肥的效果。
菊花	味甘苦，性微寒。	歸肝、肺經。	有消炎利尿，清熱解毒的功效。
紅棗	味甘，性溫。	歸脾、胃經。	具有健身美容，使肌膚紅潤的作用。

紅棗潤膚湯

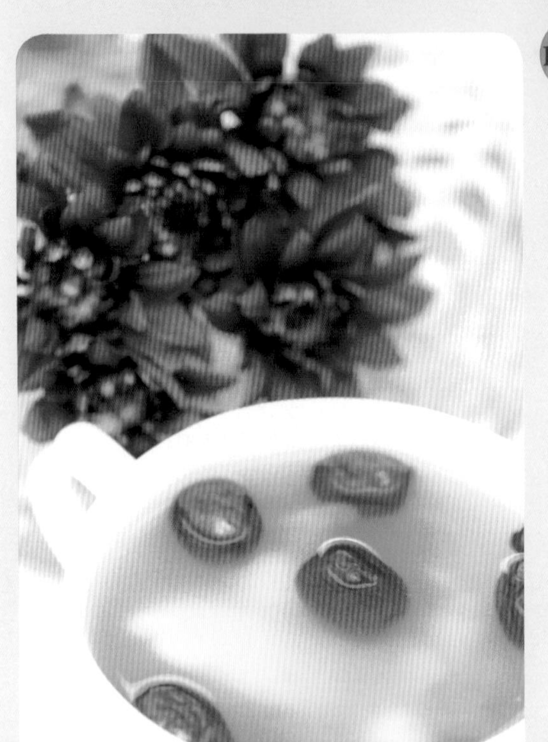

Point 甜品特效藥材

桂圓肉有益脾胃，保心血，潤五臟的功效。能改善思慮過度所引起的失眠健忘、食少體倦等症。

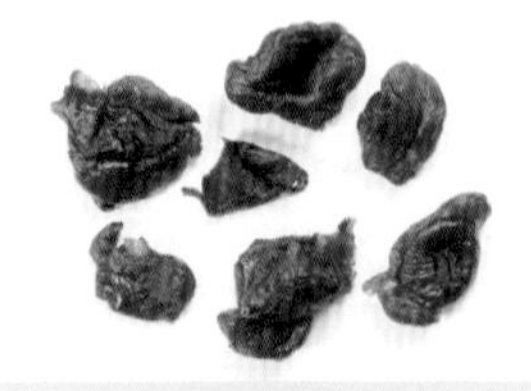

芡實有健脾止瀉，補腎固精，去濕，止白帶等功效。其富含蛋白質、維生素C等營養素，人體較容易消化吸收。

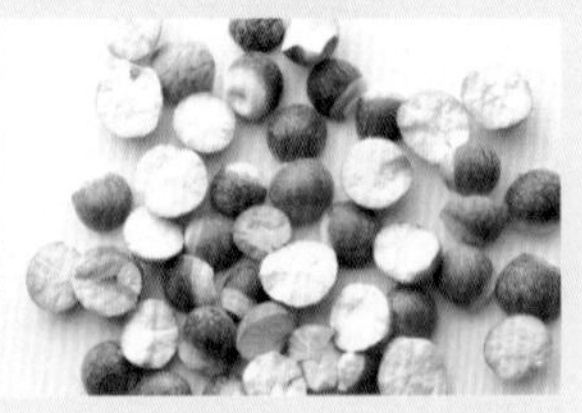

份量 3人份

本品可促進皮膚細胞生長，幫助消化，調整體質，增進新陳代謝，還有潤膚養顏等功效。而其中所使用的紅棗是美容養生的聖品，甚至有「一日吃三棗，終生不顯老」的說法，足見其養顏效果。

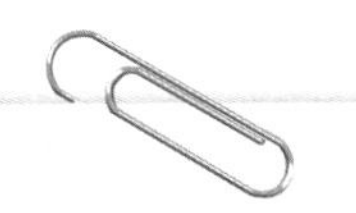

材料

● **藥材：**

薏仁6克、桂圓肉10克、芡實6克、蓮子10克、山藥5克、紅棗6顆。

● **食材：**

冰糖適量。

[藥材透視鏡]

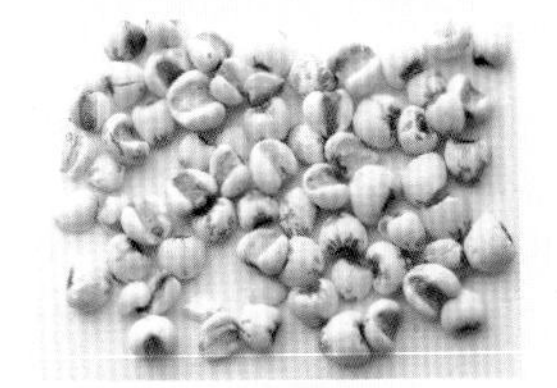

▲薏仁：利水滲濕

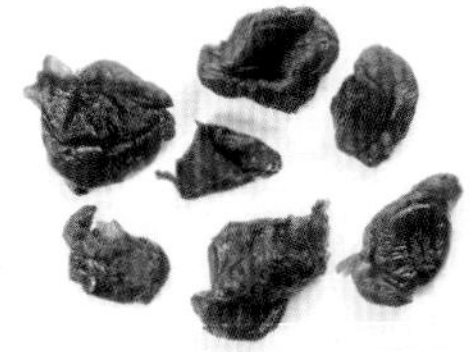

▲桂圓肉：強身安眠

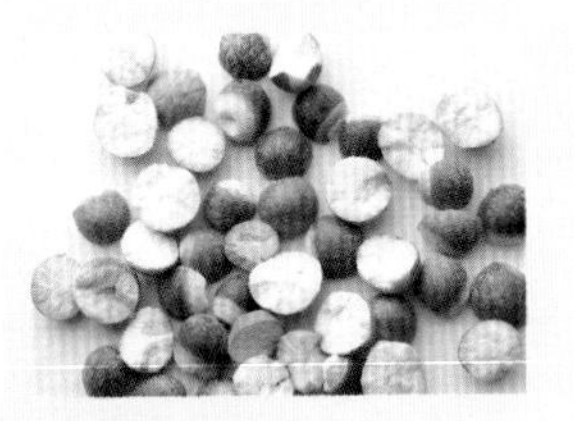

▲芡實：健脾止瀉

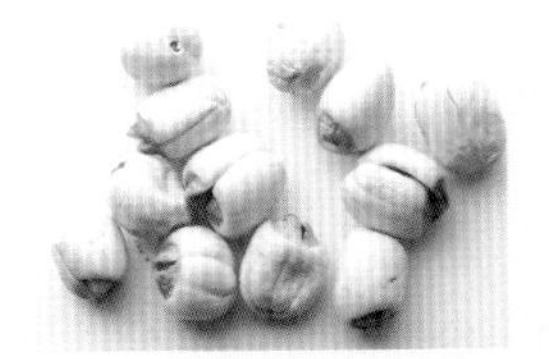

▲蓮子：安神助眠

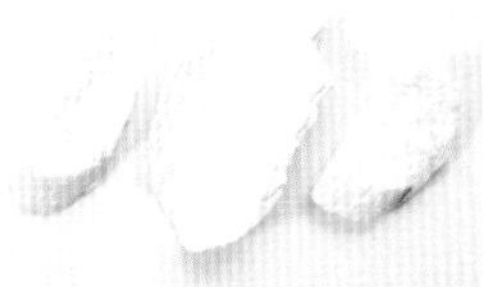

▲山藥：補氣滋潤

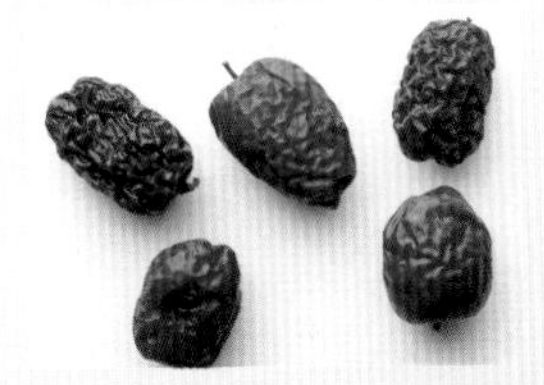

▲紅棗：養血安神

做法

1. **將全部中藥材洗淨，把薏仁、芡實、蓮子放入鍋中，倒入800C.C的清水先煮熟。**

2 接著，放入桂圓肉、山藥、紅棗，繼續熬煮約15分鐘。

3 熄火，加入適量冰糖調味即可食用。

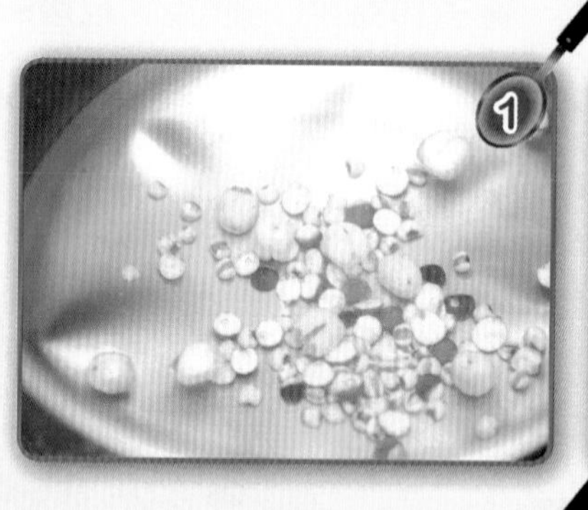

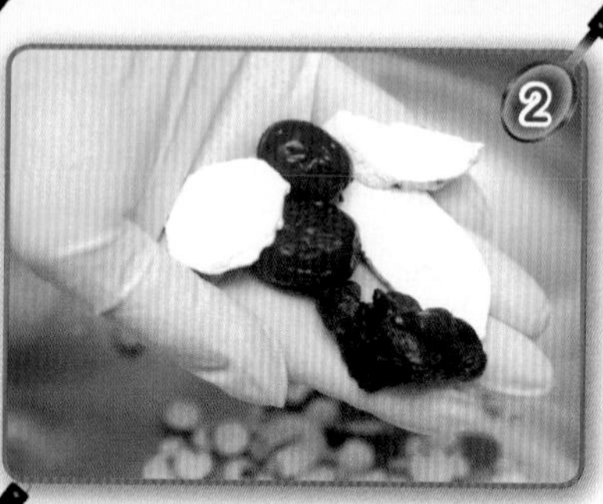

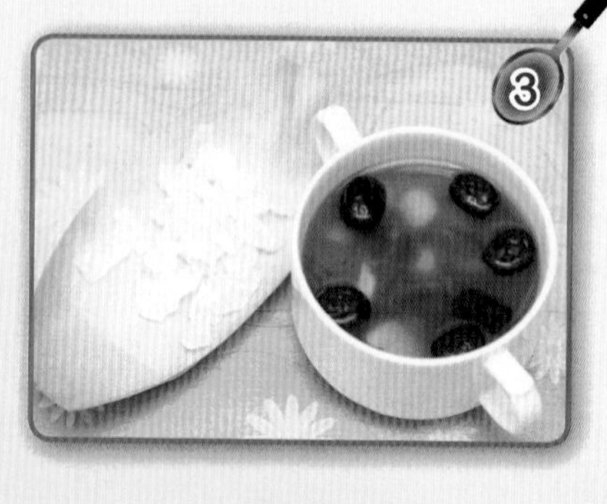

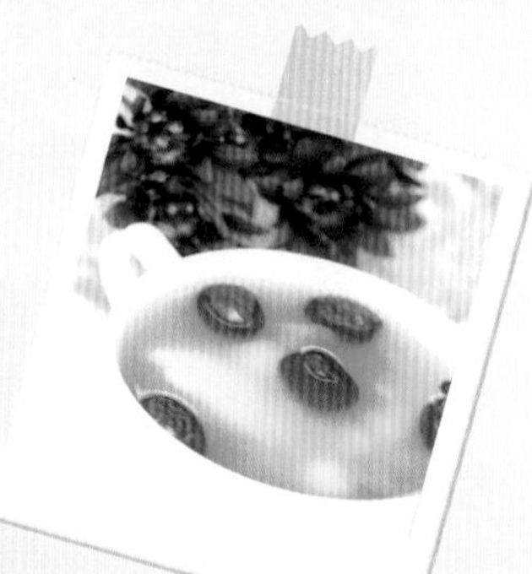

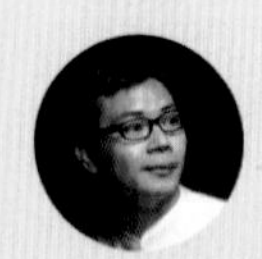

樂氏使用叮嚀！

適用族群 一般人；尤其適合易腹瀉、水腫、氣血不足的人飲用。

不適用族群 凡是感冒者以及孕婦，皆不可食用。此外，糖尿病患者，則不宜多吃。

紅棗潤膚湯

甜品藥材	性味	歸經	甜品中的藥材功效
薏仁	味甘淡，性微寒。	歸脾、胃、肺、大腸經。	可使皮膚光滑細嫩，能有效減少皺紋，消除皮膚上的色素沉澱。
桂圓肉	味甘，性溫。	歸心、脾經。	有益裨胃，保心血，潤五臟的功效。能改善思慮過度所引起的失眠健忘、食少體倦等症。
芡實	味甘澀，性平。	歸脾、腎、胃經。	有健脾止瀉，補腎固精，去濕，止白帶等功效。其富含蛋白質、維生素C等營養素，人體較容易消化吸收。
蓮子	味甘澀，性平。	歸心、脾、腎經。	可益心補腎、健脾止瀉、固精安神。尤其中老年人經常食用，可達到健腦，增強記憶力的功效。
山藥	味甘，性微溫。	歸脾、肺、腎經。	可促進食慾，改善疲勞，能補肺、補腎脾，兼補脾胃之功效。
紅棗	味甘，性溫。	歸脾、胃經。	可使氣色紅潤，還能安神補血，祛斑美容，其富含的鈣、鐵，能防治骨質疏鬆與貧血等症。

當歸虱目魚湯

藥膳

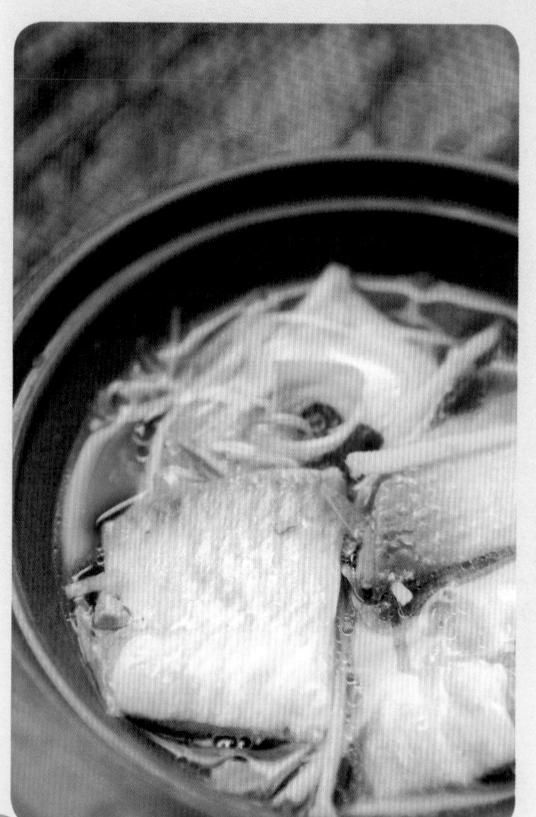

Point 藥膳特效藥材

當歸可行血補血，鎮靜鎮痛，通腸潤便，保護肝臟，調經止血，調理子宮機能。但氣寒而虛者不宜使用。

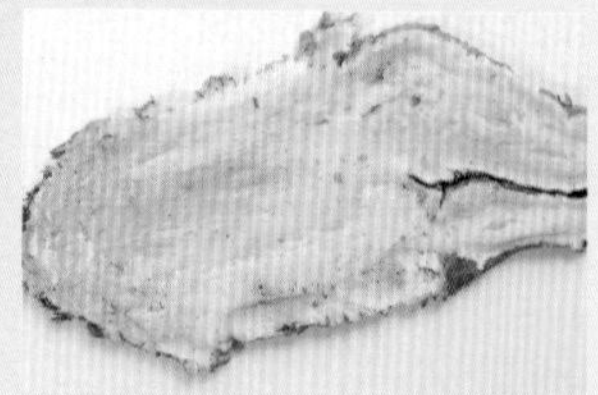

川芎可補益肝腎，行氣活血，強壯筋骨，鎮靜鎮痛，鎮定安神，並有疏肝解鬱，固經安胎的功效。

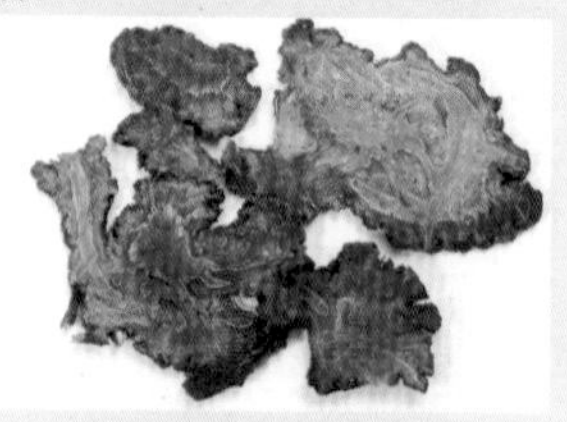

份量 3人份

樂氏功效講堂

本藥膳中所使用的虱目魚，其皮是膠質最多之處，食用不僅可強化骨骼，還能養顏美容；而當歸為補血要藥，可改善心肝血虛，面色萎黃，眩暈心悸等症。故本藥膳具有潤膚養顏，補氣血的功效。

材料

● **藥材：**

當歸1片、枸杞10克、川芎10克、黃耆15克、紅棗6顆。

● **食材：**

虱目魚1尾、薑絲半碗、蔥絲少許、米酒與鹽、香油適量。

[藥材透視鏡]

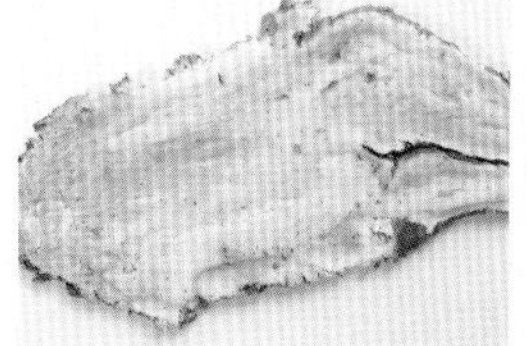

▲當歸：行血補血

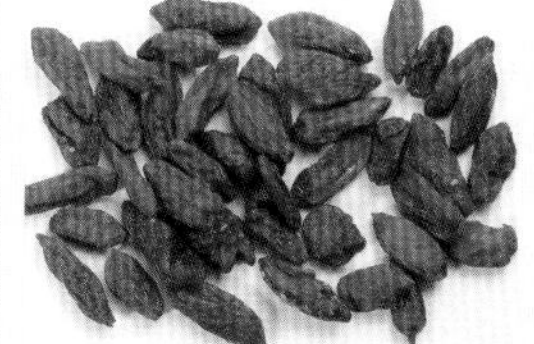

▲枸杞：養肝明目

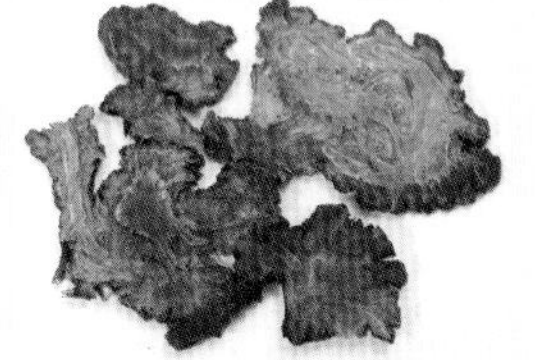

▲川芎：行氣活血

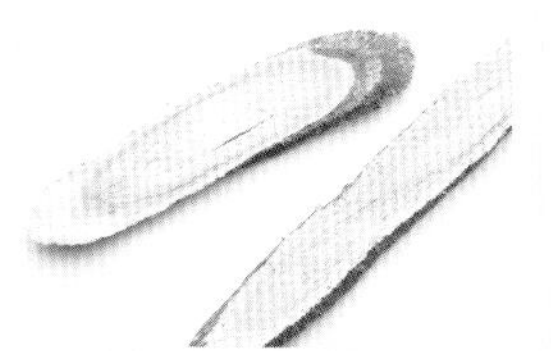

▲黃耆：補中益氣

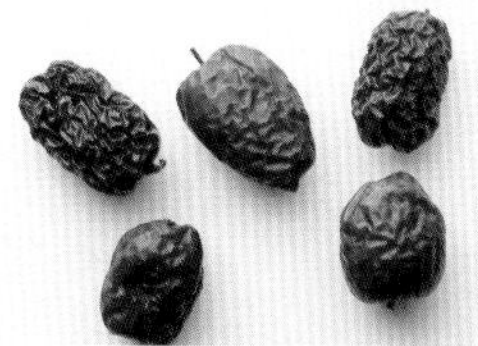

▲紅棗：養血安神

做法

1. **將虱目魚剖開去刺，洗淨後切大塊備用。**
2. **將全部藥材洗淨放鍋中，倒入約650C.C.的清水，開大火煮滾後，轉小火燜煮約45分鐘。**

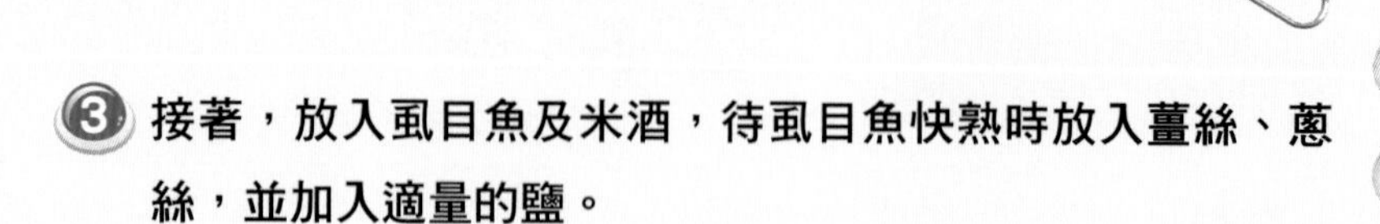

③ 接著，放入虱目魚及米酒，待虱目魚快熟時放入薑絲、蔥絲，並加入適量的鹽。

④ 熄火後，將煮好的虱目魚湯盛出，滴幾滴香油即可。

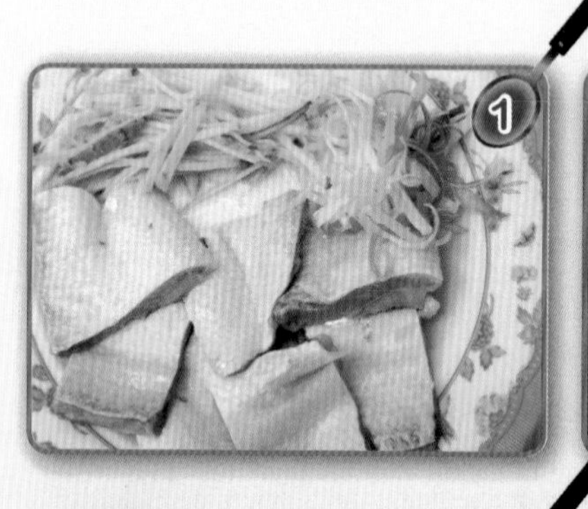

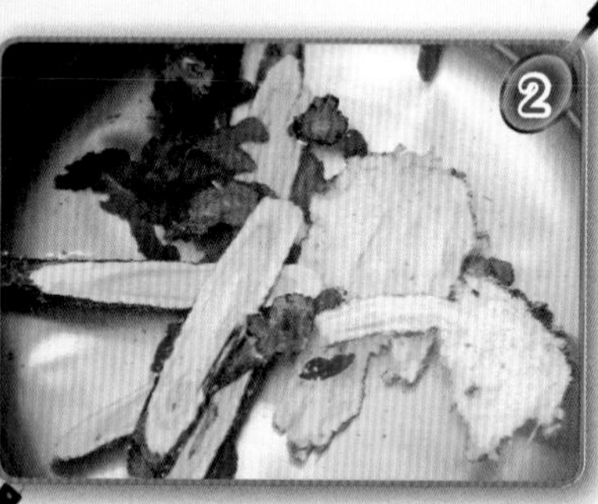

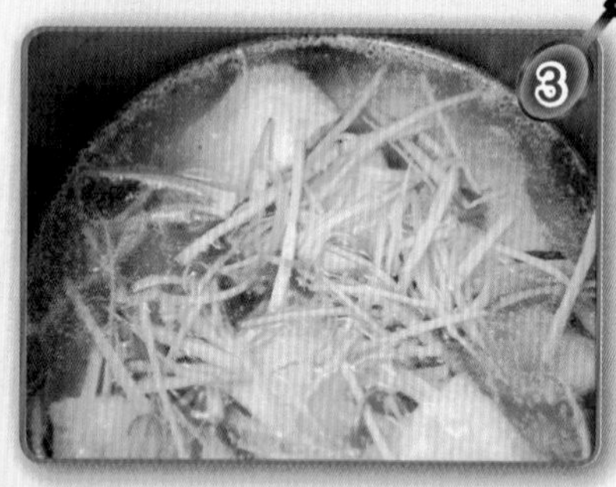

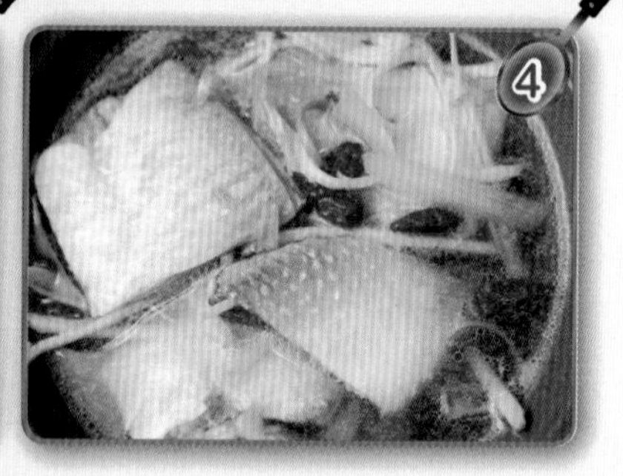

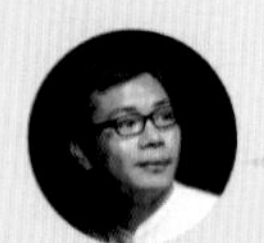

樂氏使用叮嚀！

適用族群 適合氣血不足，臉色暗沉無光采者。

不適用族群 氣血旺盛者不宜。並且，感冒發燒者應謹慎食用。

當歸虱目魚湯

藥膳藥材	性味	歸經	藥膳中的藥材功效
當歸	味甘、辛、苦、性溫。	歸肝、心、脾經。	可行血補血，鎮靜鎮痛，通腸潤便，保護肝臟，調經止血，調理子宮機能。但氣寒而虛者不宜使用。
枸杞	味甘，性平。	歸肝、腎經。	除了有美白作用外，還有潤肺清肝、滋腎益氣、生精助陽的作用。
川芎	味甘、微辛，性溫。	歸肝、膽經。	可補益肝腎，行氣活血，強壯筋骨，鎮靜鎮痛，鎮定安神，並有疏肝解鬱，固經安胎的功效。
黃耆	味甘，性微溫。	歸肺、脾經。	可改善脾胃虛弱，食慾減退，瀉痢等症。並有補中益氣，固表止汗，利水消腫的功效。
紅棗	味甘，性溫。	歸脾、胃經。	其所富含的維生素B有美容作用。此外，還可增強肌力，消除疲勞，提升心肌收縮力，以補給心肌營養。

養生干貝

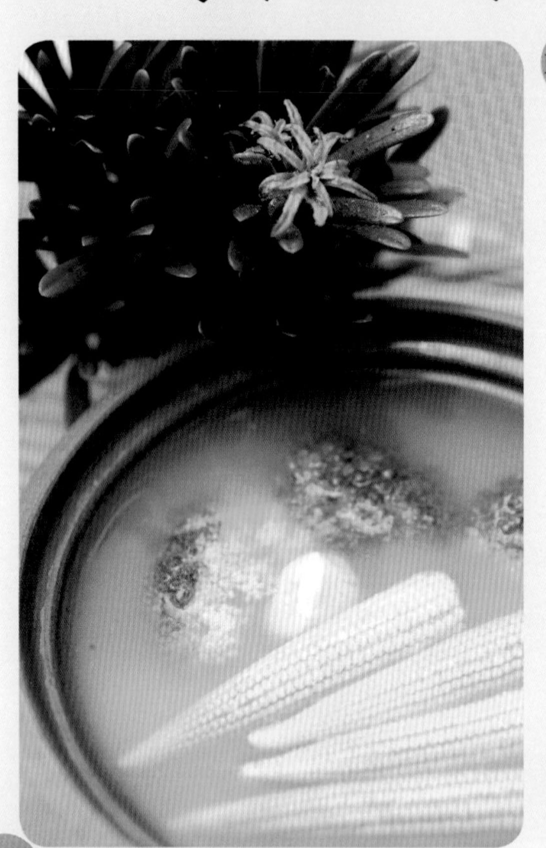

Point 藥膳特效藥材

百合有潤肺止咳，清心安神，滋補營養，促進睡眠之功效。但風寒咳嗽、大便稀爛者不宜單用百合。

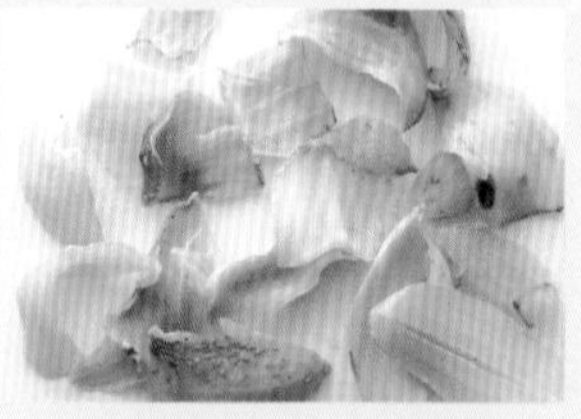

桂枝有溫經通絡，解熱發汗，健胃，鎮痛，抗菌的功效。此外，還有促進血液循環，祛惡寒等作用。

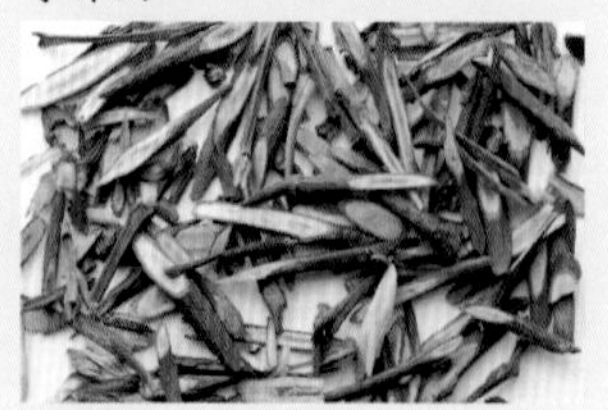

份量 3人份

本藥膳具有溫經通絡，補血養顏的功效。其中所使用的百合具有美容養顏的作用，而鮮品富含黏液質及維生素，可加速人體的新陳代謝，有滋陰化燥的功效，並可滋潤肌膚，補充水分，是很好的養顏藥材。

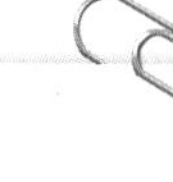

材料

● **藥材：**

當歸1片、枸杞8克、百合6克、茯苓4克、薏仁4克、黃耆10克、桂枝5克、紅棗6顆。

● **食材：**

鮮干貝、綠花椰菜少許(約5、6朵)、小玉米少許、鹽與太白粉少許、香油適量。

[藥材透視鏡]

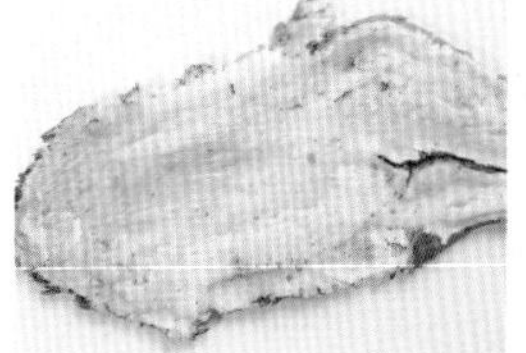

▲當歸：行血補血

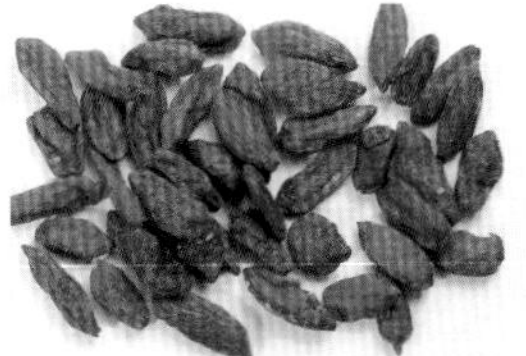

▲枸杞：養肝明目

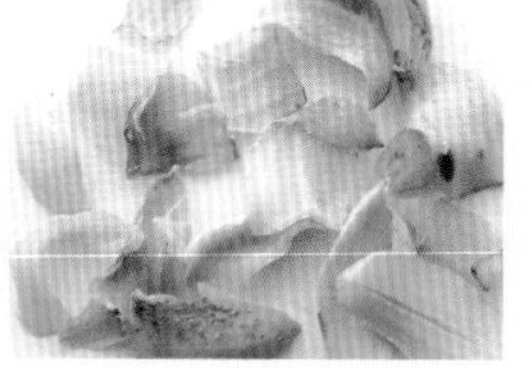

▲百合：潤肺止咳

▲茯苓：健脾和胃

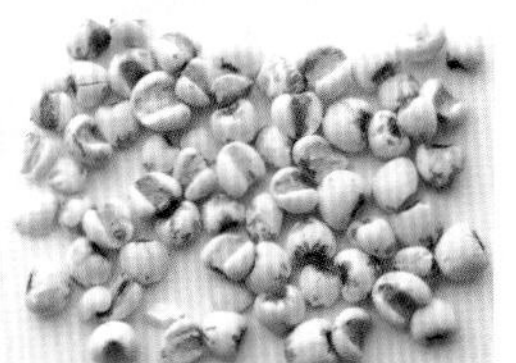

▲薏仁：利水滲濕

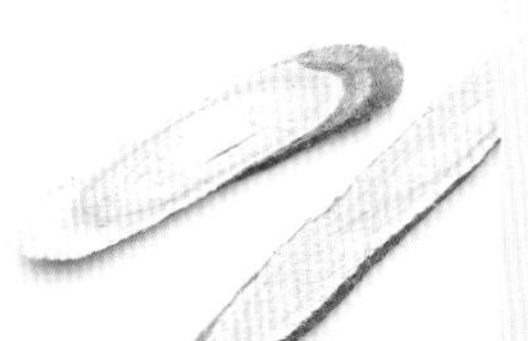

▲黃耆：補中益氣

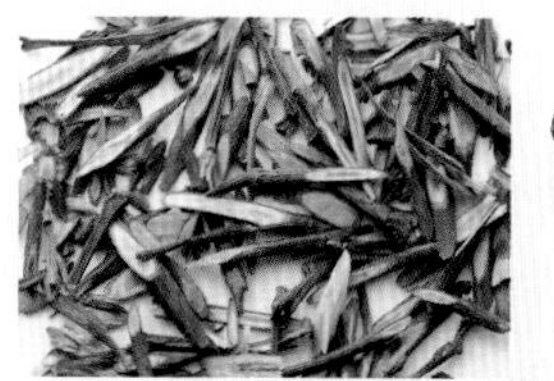

▲桂枝：溫經通絡

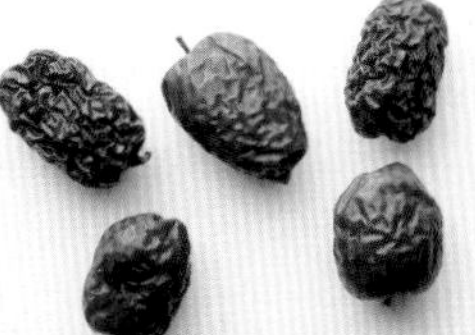

▲紅棗：養血安神

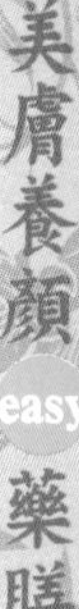

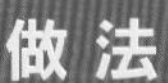

做法

1. 先汆燙已洗淨的鮮干貝、小玉米、綠花椰菜及百合。太白粉加適量水拌勻備用。
2. 將全部藥材洗淨，當歸、黃耆、枸杞、桂枝裝入藥袋與其他藥材(百合除外)放入鍋中，倒入500C.C.的清水熬煮30分鐘。
3. 取出藥袋，放入干貝，並加入適量鹽，起鍋前淋上太白粉水稍煮，再滴適量香油即可。
4. 將煮好的干貝盛出，擺上小玉米、百合及綠花椰菜點綴即可。

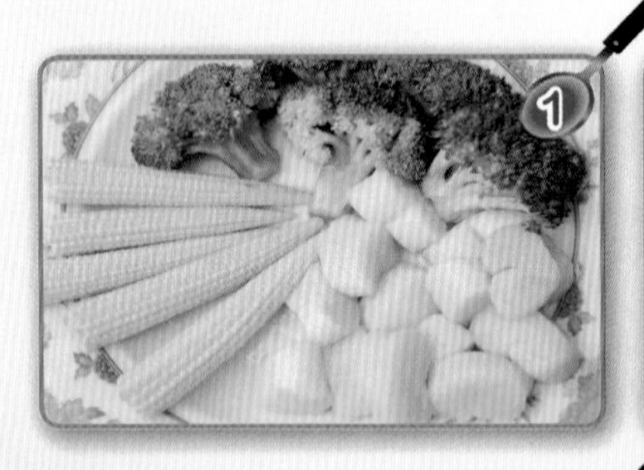

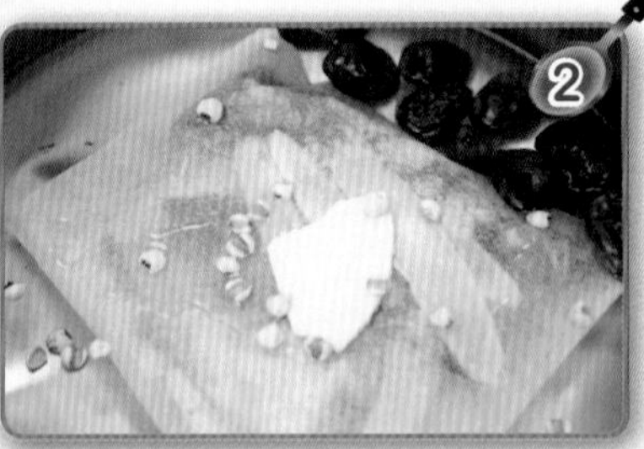

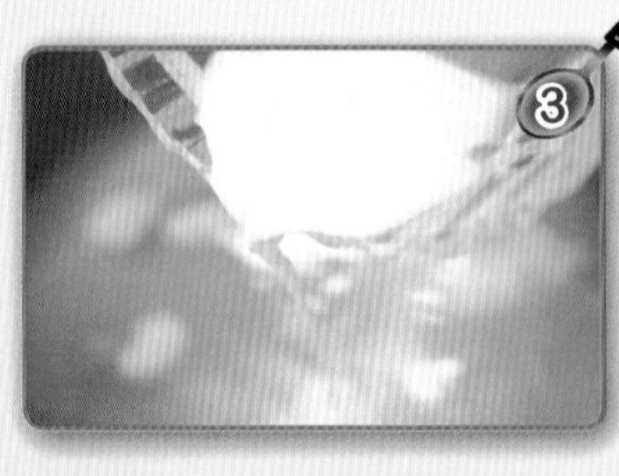

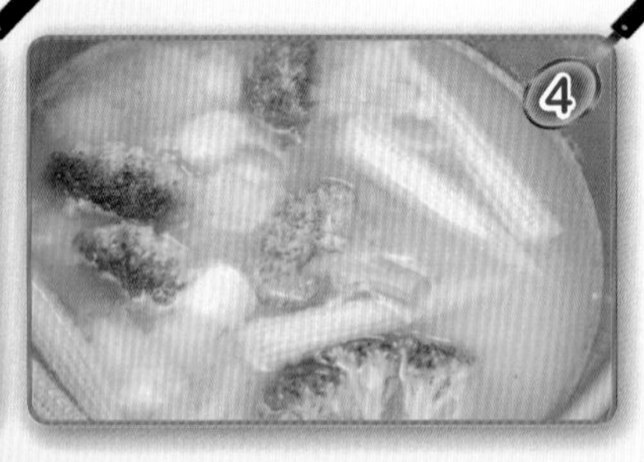

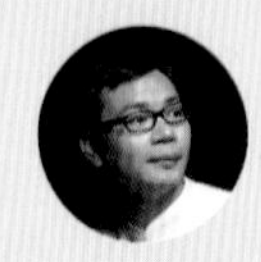

樂氏使用叮嚀！

適用族群 正常體質者，尤其適合肌膚乾燥、面色萎黃者。

不適用族群 孕婦不宜食用。

養生干貝

藥膳藥材	性味	歸經	藥膳中的藥材功效
當歸	味甘、辛、苦、性溫。	歸肝、心、脾經。	可促進人體新陳代謝，改善內分泌，並防治便祕；還可保濕潤膚，使皮膚光滑細嫩。
枸杞	味甘，性平。	歸肝、腎經。	具有滋補肝腎，養肝明目的功效。
百合	味甘，性微寒。	歸心、肺經。	有潤肺止咳，清心安神，滋補營養，促進睡眠的功效。但風寒咳嗽、大便稀爛者不宜單用百合。
茯苓	味甘淡，性平。	歸心、脾、腎經。	被視為「四時神藥」，可改善因消化不良所引起的食慾不佳。
薏仁	味甘淡，性微寒。	歸脾、胃、肺、大腸經。	經常食用可保持人體皮膚光滑細緻，並可消除粉刺、雀斑等色素沉澱。
黃耆	味甘，性微溫。	歸肺、脾經。	具有補氣固表，排膿托毒，利尿，生肌的作用。
桂枝	味辛甘，性溫。	歸心、肺、膀胱經。	有溫經通絡，解熱發汗，健胃，鎮痛，抗菌的功效。此外，還有促進血液循環，祛惡寒等作用。
紅棗	味甘，性溫。	歸脾、胃經。	有養胃健脾，止咳利尿，增強體力的作用。

美膚烏骨雞湯

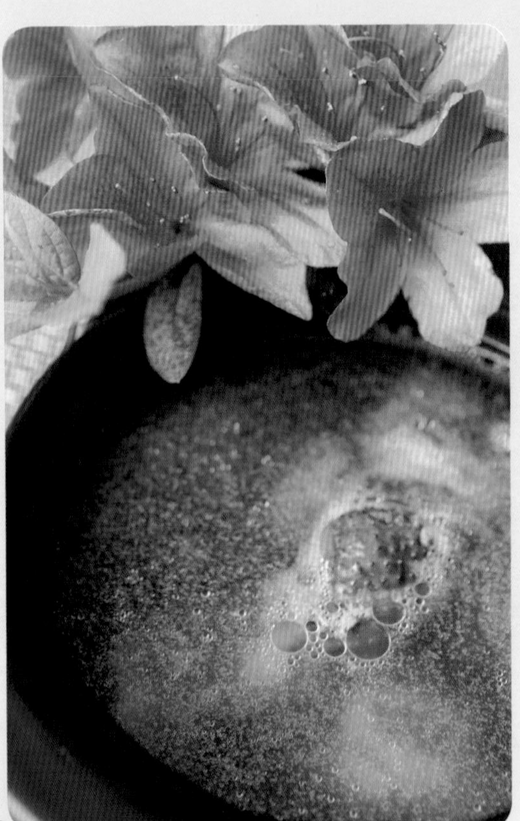

Point 藥膳特效藥材

石斛 有益胃生津，養陰清熱，潤喉明目等功效。並具有補腎養肝及強筋骨的作用，可改善視力減退，內障失明等症。

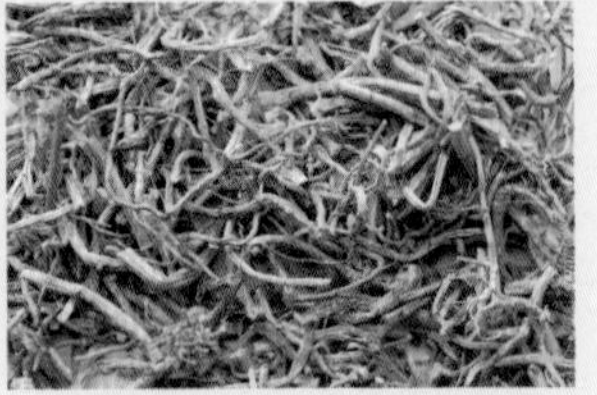

山藥 可增強人體的免疫功能，並具有減肥瘦身的作用。此外，對增強體質，防止衰老亦有良好功效。

份量 3人份

本藥膳具有補血滋潤，補脾去濕，整腸健胃，改善皮膚粗糙等功能。其中所含山藥的熱量較低，但營養價值卻相當高，除了能增加飽腹感外，還可達到瘦身之效，故常被作為減肥主食或輔食。

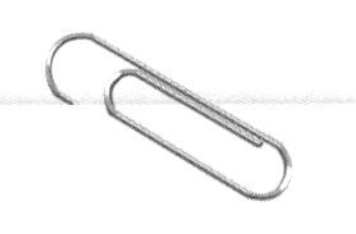
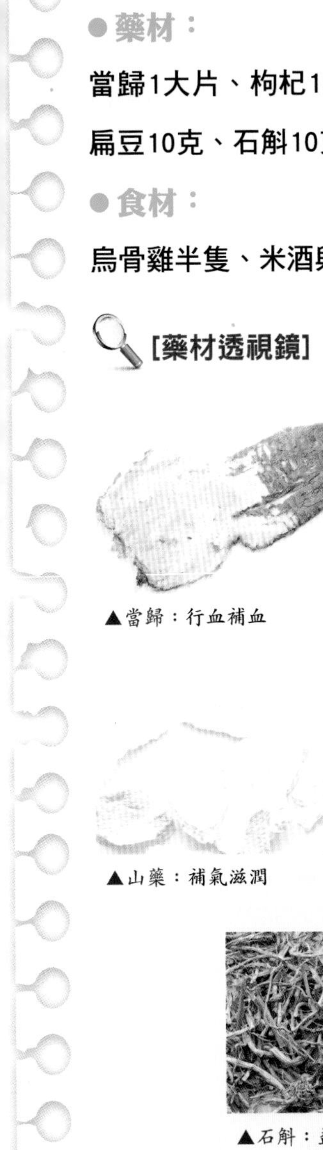

材料

● 藥材：

當歸1大片、枸杞10克、白芍10克、山藥15克、黃耆10克、白扁豆10克、石斛10克、菊花4克。

● 食材：

烏骨雞半隻、米酒與鹽適量。

 **[藥材透視鏡]**

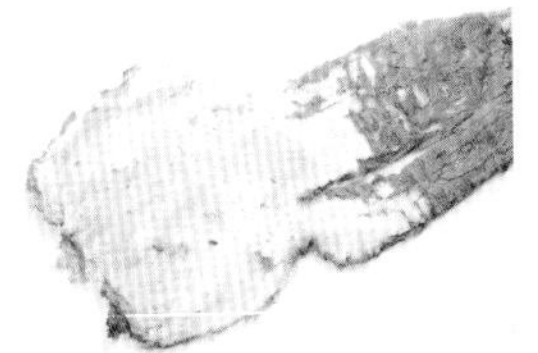
▲當歸：行血補血

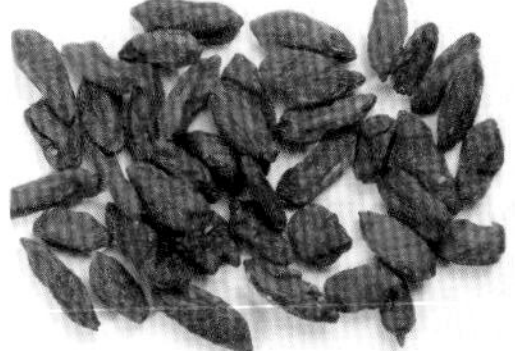
▲枸杞：養肝明目

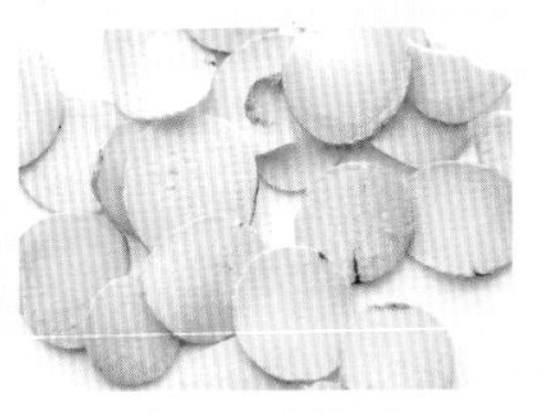
▲白芍：補血滋潤

▲山藥：補氣滋潤

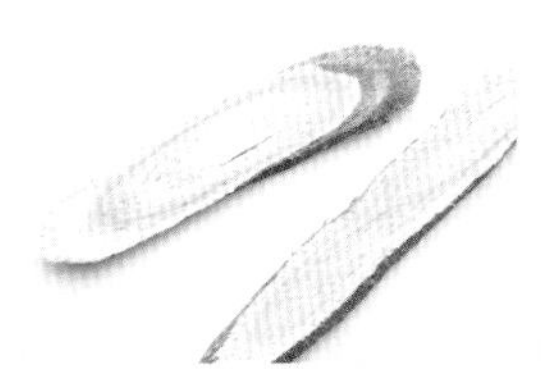
▲黃耆：補中益氣

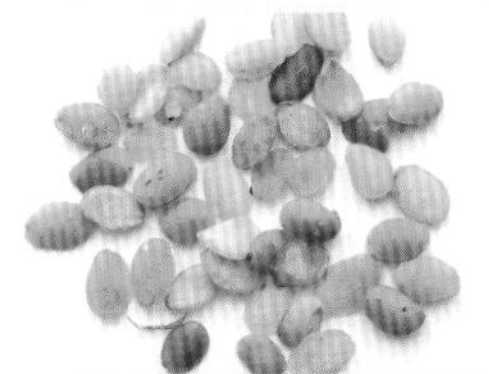
▲白扁豆：健脾化濕

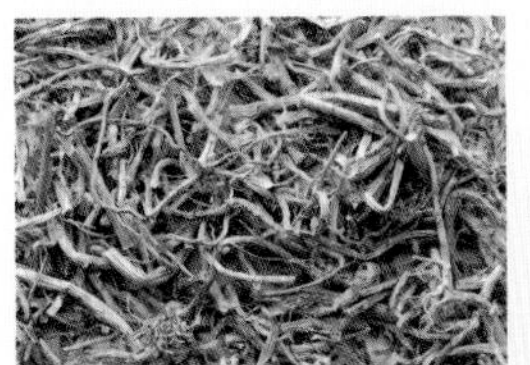
▲石斛：益胃生津

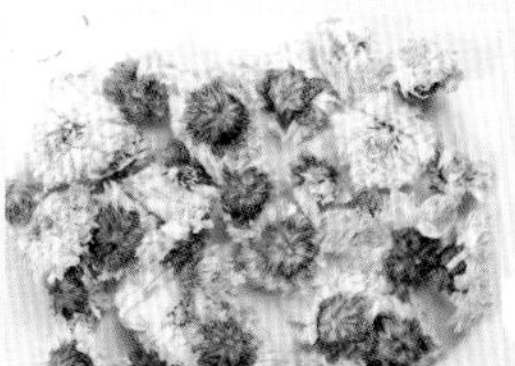
▲菊花：清肝明目

做法

① 將烏骨雞洗淨汆燙備用。

② 全部藥材洗淨後與烏骨雞放入鍋中，倒入約1500C.C.(適量)的清水，以大火煮滾後，加入米酒，轉小火燉煮約1~2小時。

③ 最後加入適量的鹽，熄火即可。

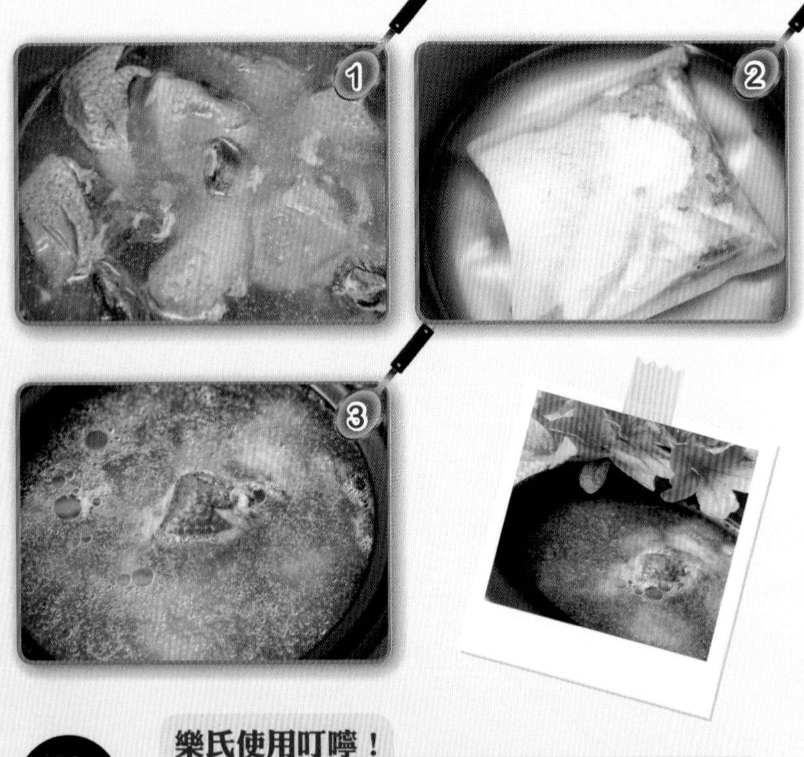

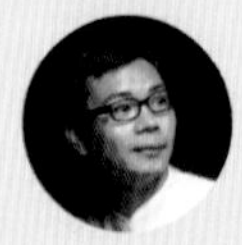

樂氏使用叮嚀！

適用族群 正常體質者適宜，尤以氣血不足者為佳。

不適用族群 孕婦不宜食用。

美膚烏骨雞湯

藥膳藥材	性味	歸經	藥膳中的藥材功效
當歸	味甘、辛、苦，性溫。	歸肝、心、脾經。	可改善氣滯血瘀之症，並經常與補氣藥材作搭配。
枸杞	味甘，性平。	歸肝、腎經。	可消除疲勞，促進血液循環、防止動脈硬化、抵抗衰老等。
白芍	味酸苦，性微寒。	歸脾、胃經。	有益氣健脾，補血滋潤，營養筋脈，燥濕利水，消痰止汗，鎮靜安胎，保護肝臟之功效。
山藥	味甘，性微溫。	歸脾、肺、腎經。	可增強人體的免疫功能，並具有減肥瘦身的作用。此外，對增強體質，防止衰老亦有良好功效。
黃耆	味甘，性微溫。	歸肺、脾經。	可改善自汗盜汗、浮腫、內傷等症。
白扁豆	性甘，微溫。	歸脾、胃經。	具有健脾，化濕，消暑的作用。
石斛	味甘，性寒。	歸胃、腎經。	有益胃生津，養陰清熱，潤喉明目等功效。並具有補腎養肝及強筋骨的作用，可改善視力減退，內障失明等症。
菊花	味甘苦，性微寒。	歸肝、肺經。	有疏散風熱，平肝明目，清熱解毒的功效。

美膚藥浴

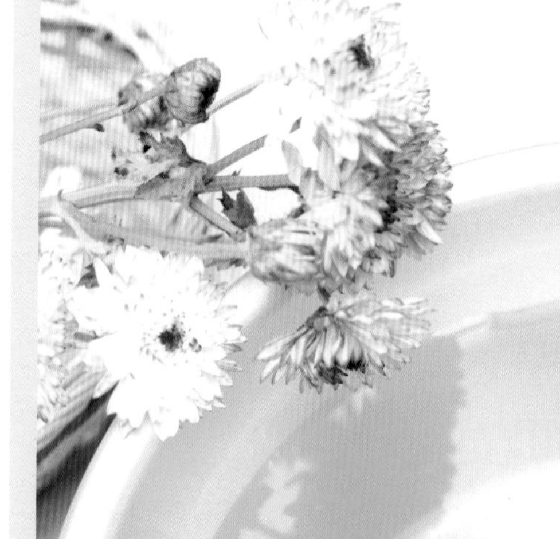

Point 藥浴特效藥材

紅花有通經活血，消腫止痛，破瘀新生，降低血壓，興奮子宮的功效。但孕婦忌服，有出血傾向者也不宜多用。

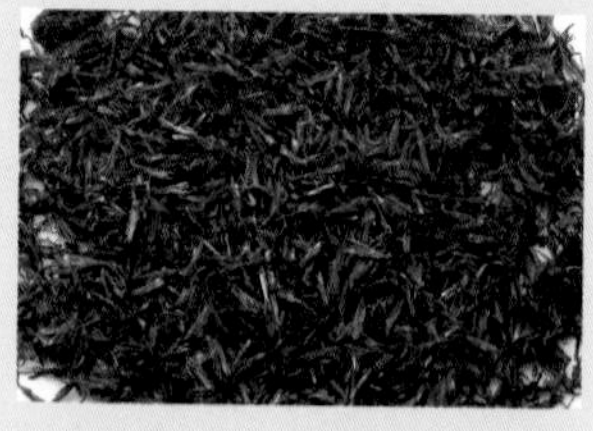

藁本有生長肌肉，和悅面色的作用，並可改善風濕痛，跌打損傷，風寒感冒等症。

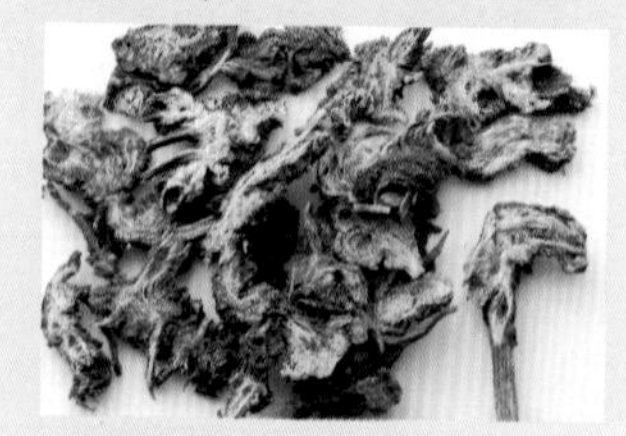

份量 1包份

本藥浴一週可浸泡2~3次，若長期沐浴可嫩膚淡斑，促進新陳代謝，適合想要美白，減少皺紋者。尤其本浴包添加清朝後宮佳麗經常使用的藁本，有養顏悅色的功效，相當適合添加在藥浴中。

材料

● 藥材：

薏仁10克、白朮5克、白芨5克、白芷5克、藁本10克、紅花5克、甘松香5克、桑葉5克。

 **[藥材透視鏡]**

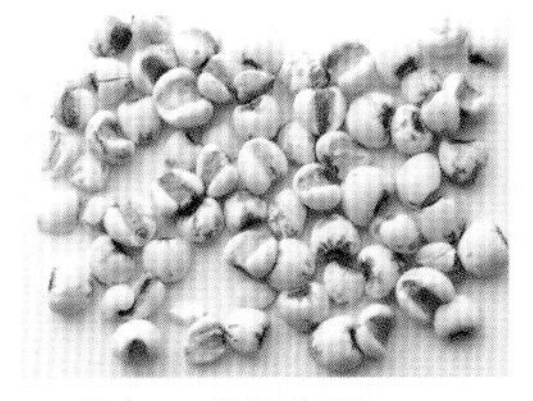
▲薏仁：利水滲濕

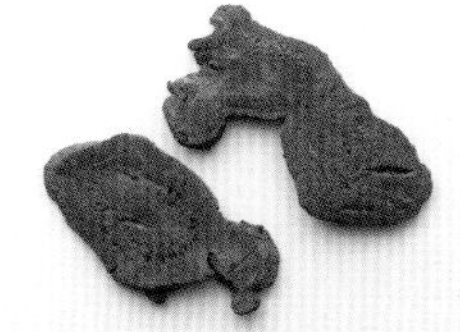
▲白朮：燥濕利水

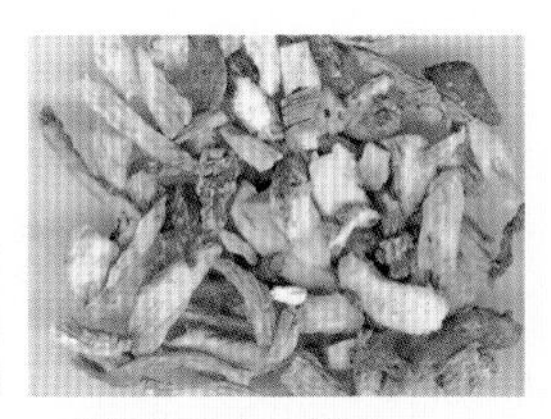
▲白芨：生肌消腫

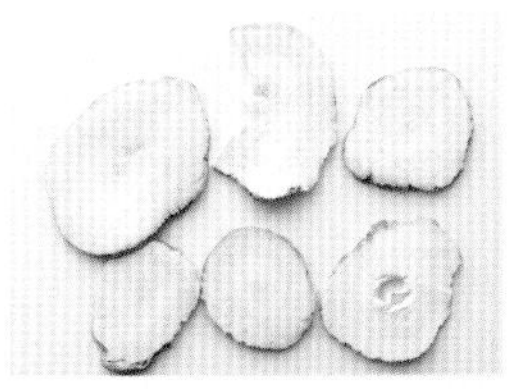
▲白芷：香竄通竅

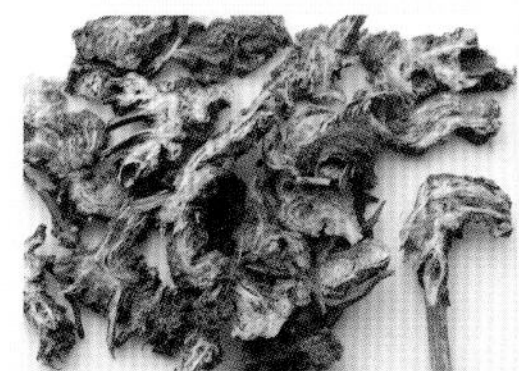
▲藁本：和悅面色

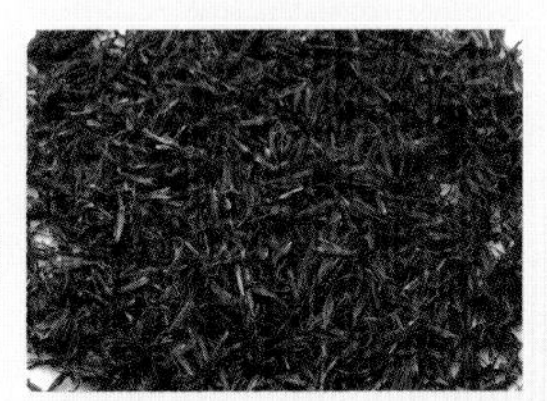
▲紅花：通經活血

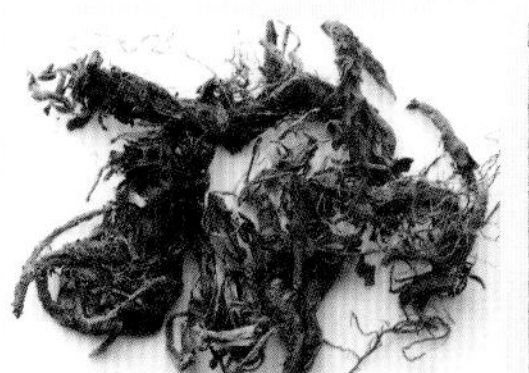
▲甘松香：行氣解鬱

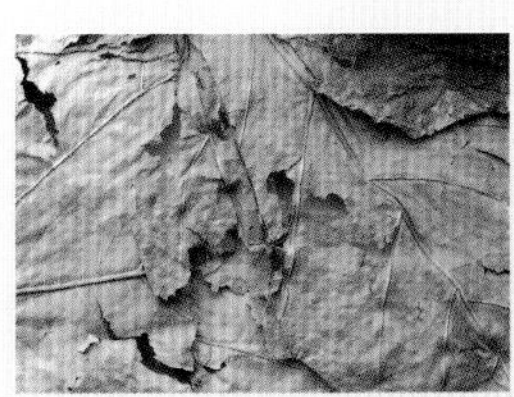
▲桑葉：清肝明目

做法一

① 將藥材放入鍋中，倒入約2000C.C.的清水煮約45分鐘，去渣取藥汁。

② 將藥汁倒入盆中或浴缸內(適宜水溫約38℃~40℃左右)，於睡前浸泡約10分鐘，稍作休息，再浸泡10分鐘(此時可視個人體質酌量加些熱水)。

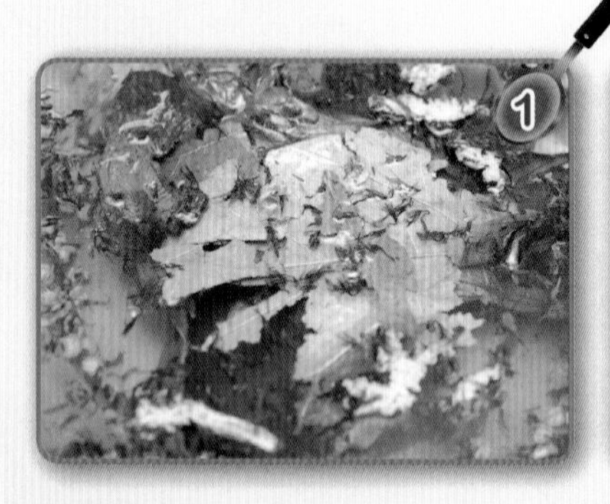

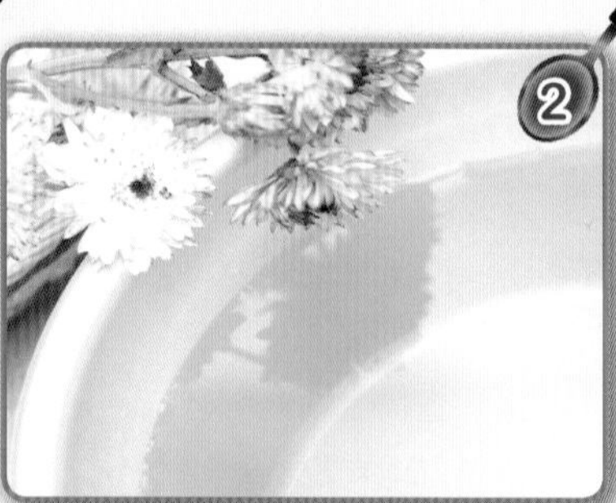

做法二

可請中藥房先壓碎藥材放入布包內，直接將藥包放置盆中或浴缸內；欲放鬆情緒者，可撒些洗淨的玫瑰花在浴缸裡，後續浸泡方式同上述。

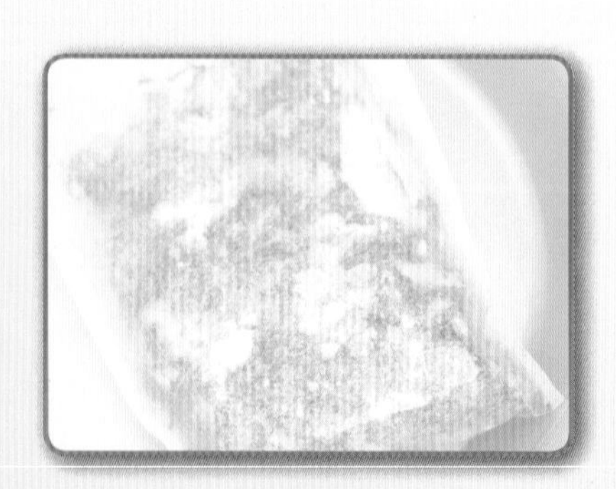

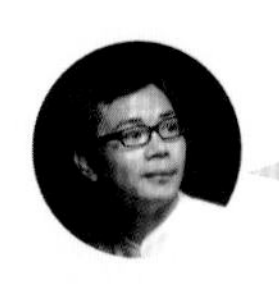

樂氏使用叮嚀！

1. 沐浴完畢要起身時宜緩慢，以免出現體位性低血壓而導致腦部缺血、暈眩。
2. 不宜在臨睡前進行全身的熱水藥浴（溫度超過40℃以上），以免導致精神亢奮，影響睡眠。
3. 進行藥浴時，室內溫度不可低於20℃。
4. 若只是進行局部藥浴，應注意全身保暖，夏季則應避免邊泡澡邊吹風，以防感冒。

泡澡時，你也可進行的穴位按摩！

在浸泡藥浴時，搭配支溝穴、陽池穴的按摩，不僅能使藥效在體內發揮更快，還可達到保健身體之效。

自我按摩

在泡澡時，可先用大拇指按揉支溝穴1分鐘，接著在肚臍四周，以順時鐘的方向按摩1分鐘，不僅能改善因便祕引起的皮膚粗糙，還可促進新陳代謝。

最後，再按摩陽池穴1分鐘，可有效改善黑斑、青春痘，使肌膚明亮有光澤。長期按壓此二穴，還有調節女性子宮機能的作用。

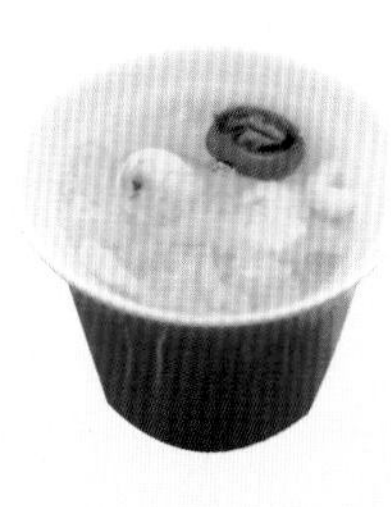

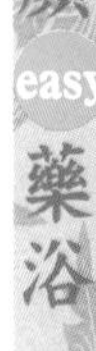

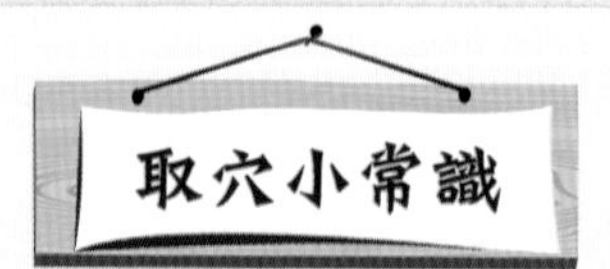

[支溝穴]

精確取穴：

位於前臂背側，於陽池穴與肘尖的連線上，腕背橫紋上3寸，尺骨與橈骨之間。

按摩方式：用一手輕握另一手腕，大拇指在內側，四指在手外側，中指指尖垂直下壓揉按穴位即是。

功效：

可刺激腸胃蠕動，有效改善便祕。

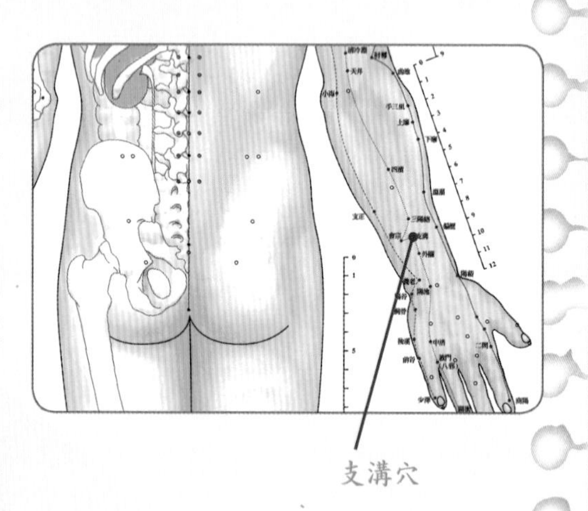

支溝穴

[陽池穴]

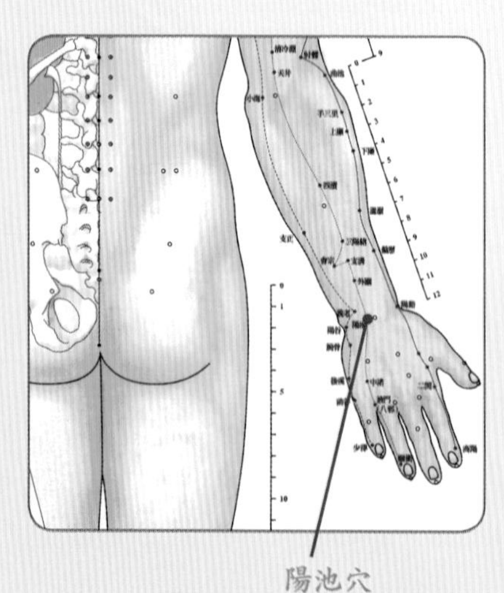

陽池穴

精確取穴：

位於人體手腕部位，即腕背橫紋上，前對中指、無名指指縫。或在腕背橫紋中，於伸肌腱的尺側緣凹陷處。

按摩方式：

彎曲大拇指，以指尖垂直揉按腕橫紋中點穴位處，有酸痛感。

功效：

有養顏美容的作用，並能善耳鳴、耳聾等症。

美膚藥浴

藥浴藥材	性味	歸經	藥浴中的藥材功效
薏仁	味甘淡，性微寒。	歸脾、胃、肺、大腸經。	可美白肌膚、淡化斑點，並減少痘痘產生，使皮膚嫩滑。
白朮	味甘、微苦，性溫。	歸脾、胃經。	有消痰止汗，鎮靜安胎，保護肝臟之效。
白芨	味甘苦，性平。	歸肺、胃、肝經。	有收斂止血，生肌消腫，化痰止咳的作用，外用則能改善燙火傷，手足龜裂等不適。
白芷	味辛，性溫。	歸腸、肺、胃經。	有除濕止帶，安胎，破血，新生血，去面目色素之功效。
藁本	味辛，性溫。	歸膀胱、肝經。	有生長肌肉，和悅面色，並可改善風濕痛，跌打損傷，風寒感冒等症。
紅花	味辛、微苦，性溫。	歸心、肝經。	有通經活血，消腫止痛，破瘀新生，降低血壓，興奮子宮的功效。但孕婦忌服，有出血傾向者也不宜多用。（核桃仁與紅花均能去瘀。但紅花大量則活血破瘀，少量則養血和血。桃仁常用於熱症血瘀，紅花常用於心腹瘀痛。）
甘松香	味甘，性溫。	歸心、脾經。	可改善皮膚色素沉著，有行氣解鬱，醒脾等功效。
桑葉	味辛、微苦，性溫。	歸肺，肝經。	有疏風散熱，清肝明目之效。

潤膚藥浴

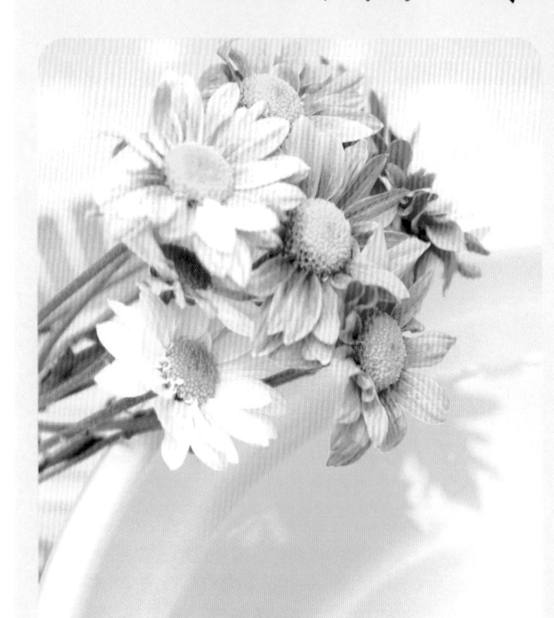

Point 藥浴特效藥材

夜交藤有清心安眠，通經活絡，祛風止痛的功效。此外，還有鎮靜及降脂作用。

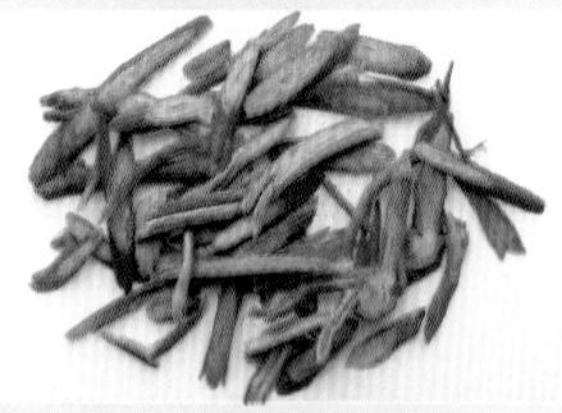

桃仁有溫補肺腎，補氣養血，破血行瘀，活血通經，潤肌黑髮，鎮痛消炎，潤腸通便，抗衰老的功效。

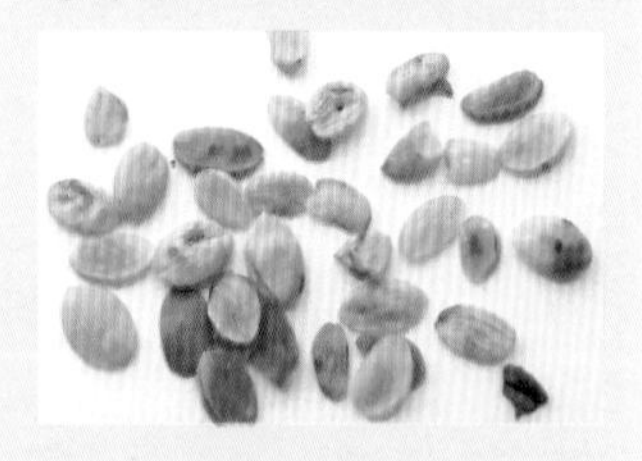

份量　1包份

可潤膚養顏，通經活絡，養心安神，適合皮膚粗糙者。藥浴中的白芷為美容要藥，可促進皮膚細胞代謝，而慈禧老年時，肌膚仍然白嫩光滑，也是因為經常使用含有白芷的藥方洗臉，足見其美顏功效。

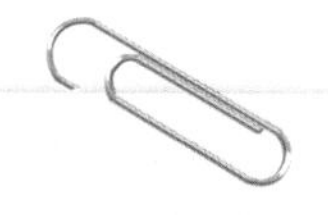

材料

● 藥材：

杏仁4克、茯苓5克、桃仁4克、桑白皮8克、當歸10克、川芎8克、夜交藤8克、白芷5克。

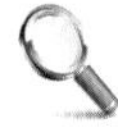

[藥材透視鏡]

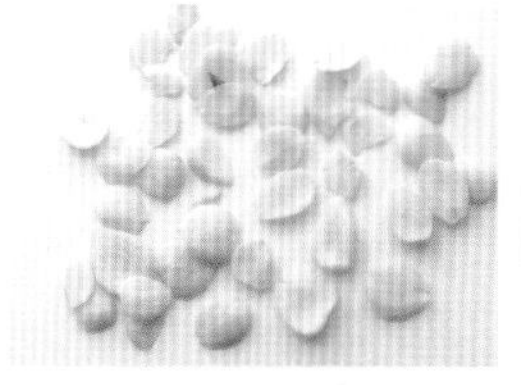

▲杏仁：潤肺止咳

▲茯苓：健脾和胃

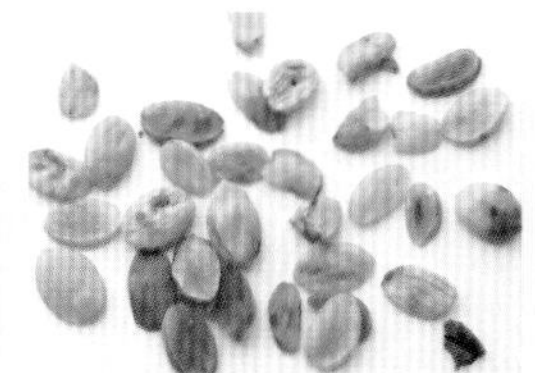

▲桃仁：潤肌黑髮

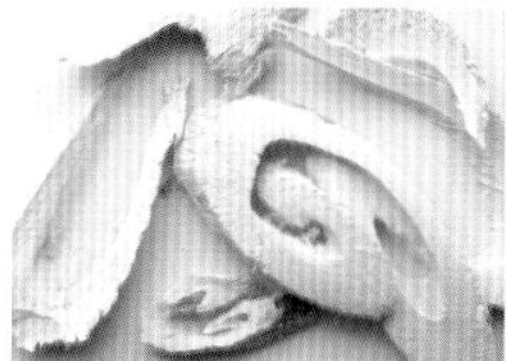

▲桑白皮：瀉肺平喘

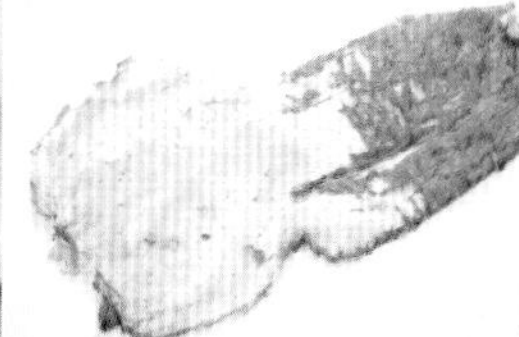

▲當歸：行血補血

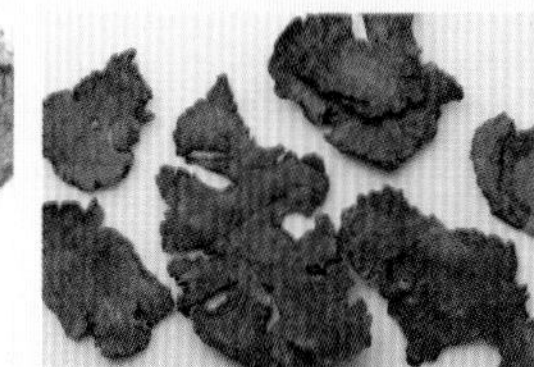

▲川芎：行氣活血

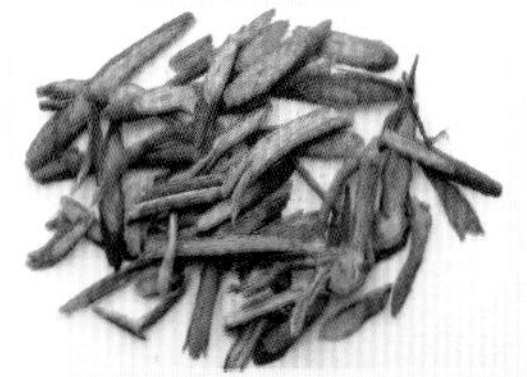

▲夜交藤：清心安眠

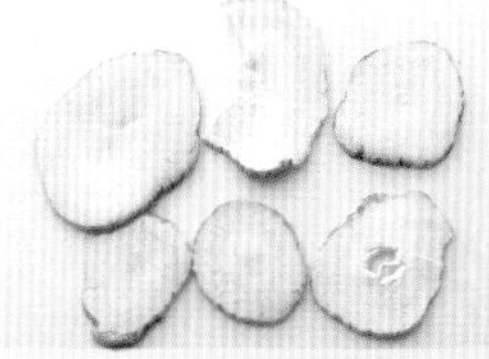

▲白芷：香竄通竅

做法一

1. 將藥材放入壺中，倒入2000C.C.的清水煮約45分鐘，去渣取藥汁。
2. 將藥汁倒入盆中或浴缸內(適宜水溫約40℃左右)，睡前浸泡約10分鐘，稍作休息，再浸泡10分鐘(此時可視個人體質酌量加熱水)。

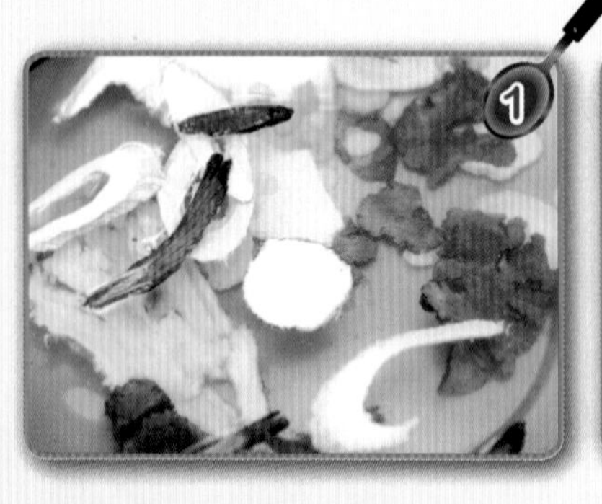

做法二

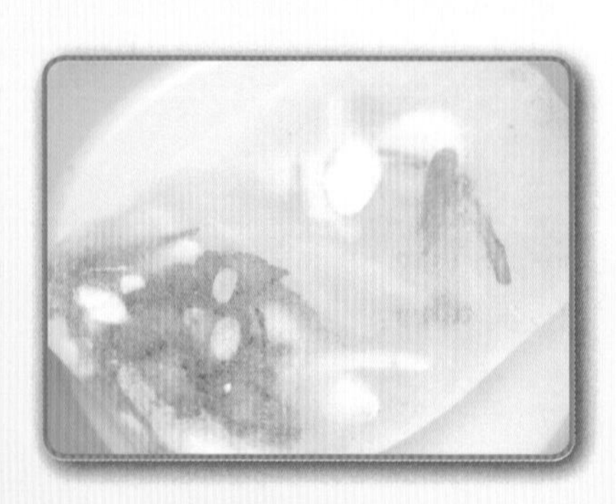

可請中藥房先壓碎藥材放入布包內，並直接將藥包放置盆中或浴缸內(適宜水溫約40℃左右)，睡前浸泡約10分鐘，稍作休息再浸泡10分鐘(此時可視個人體質酌量加熱水)。

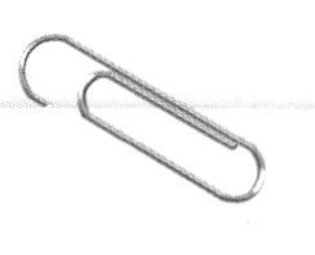

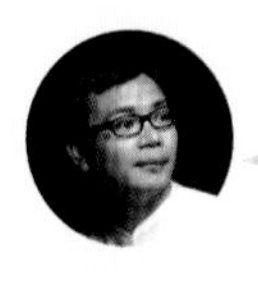

樂氏泡澡叮嚀！

1. 沐浴完畢後，應馬上擦乾皮膚上的水份；秋冬之季，尤應注意保暖，避免受涼。
2. 有發燒、冠心病、心功能不全等患者，甚至有出血傾向的人不宜浸泡。
3. 對關節不適的患者，沐浴時間應稍長，並可將浸泡藥浴後的毛巾熱敷患處。
4. 若因高血壓病出現頭痛、暈眩等情形，只要浸泡雙足即可。

泡澡時，你也可進行的穴位按摩！

在浸泡藥浴時，揉按消濼穴、小海穴不僅能放鬆心情，搭配藥浴的藥效以及穴位的刺激，還能加速新陳代謝，有利水消腫的功效。

自我按摩

在泡澡時，先將食指疊在中指上，按摩消濼穴1~3分鐘後，再換手做，能有效緩解肩頸疼痛，具有減肥效果，每天持續按壓效果明顯。

接著，以大拇指按壓小海穴，每次左右各1~3分鐘，具有活血通絡的作用，並能改善貧血症狀。此兩穴可反覆進行按壓數次，有保健功效。

取穴小常識

[消濼穴]

精確取穴：

在臂外側，於清冷淵與臑會連線中點處。

按摩方式：

雙手交叉，一手掌心置於另一手手臂上，四指併攏向穴道施壓。

功效：

可改善頸項疼痛，具有瘦身美顏的效果。

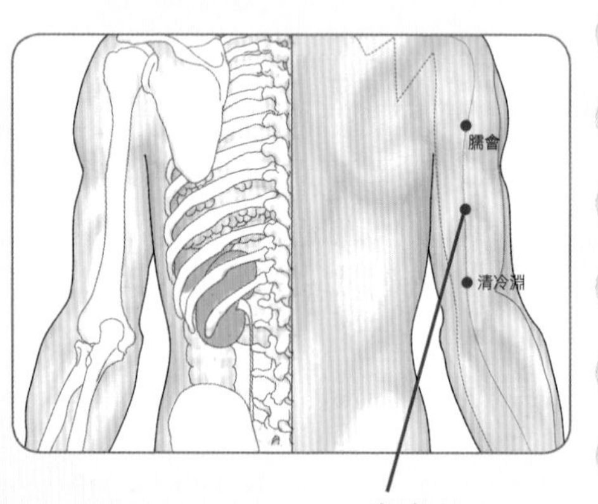

消濼穴

[小海穴]

精確取穴：

肘內側，於尺骨鷹嘴與肱骨內上髁之間的凹陷處。

按摩方式：

以大拇指指腹垂直觸壓揉按穴位。

功效：

可促進小腸的營養吸收，改善貧血。

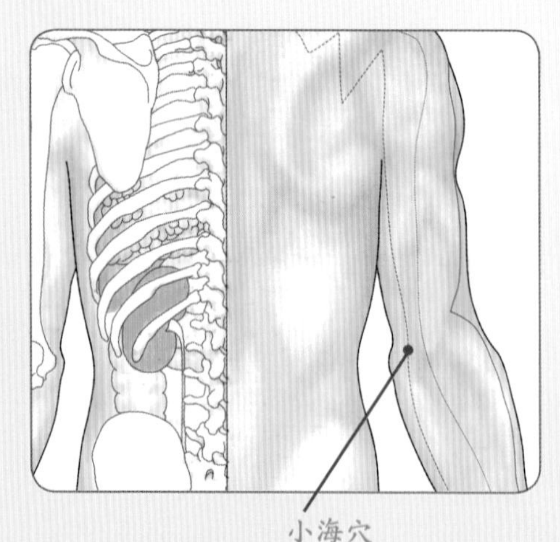

小海穴

潤膚藥浴

藥浴藥材	性味	歸經	藥浴中的藥材功效
杏仁	味苦，性溫。	歸肺、大腸經。	有潤肺止咳，潤腸通便，利濕解毒之功效。
茯苓	味甘淡，性平。	歸心、脾、腎經。	具有延緩衰老，寧心安神等功效，為一名貴藥材。
桃仁	味苦甘，性平。	歸心、肝、大腸經。	有溫補肺腎，補氣養血，破血行瘀，活血通經，潤肌黑髮，解毒排膿，潤燥化痰，鎮痛消炎，潤腸通便，抗衰老之功效。但陰虛火旺、痰熱口乾、大便溏泄者不宜使用。
桑白皮	味甘，性涼。	歸肝、脾經。	有泄肺平喘，利水降壓，利尿之功效。
當歸	味甘辛，性溫。	歸肝、心、脾經。	可抗貧血，並有鎮靜、鎮痛，改善血液循環的效果。
川芎	味甘、微辛，性溫。	歸肝、膽經。	鎮靜鎮痛，固經安胎之功效。
夜交藤	味甘，性平。	歸心、肝經。	有清心安眠，通經活絡，祛風止痛的功效。此外，還有鎮靜及降脂作用。
白芷	味辛，性溫。	歸腸、肺、胃經。	具有美髮、香身、固齒的作用，可改善皮膚搔癢等症。

珍珠美膚面膜

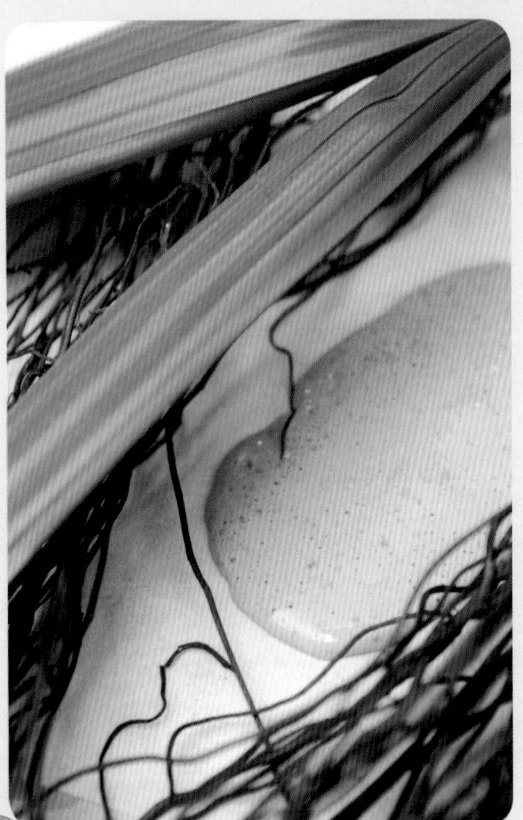

Point 面膜特效藥材

珍珠粉 可鎮心安神，除面垢，美容顏，除煩熱，消痰濁等作用，是內服外用的駐顏聖品。

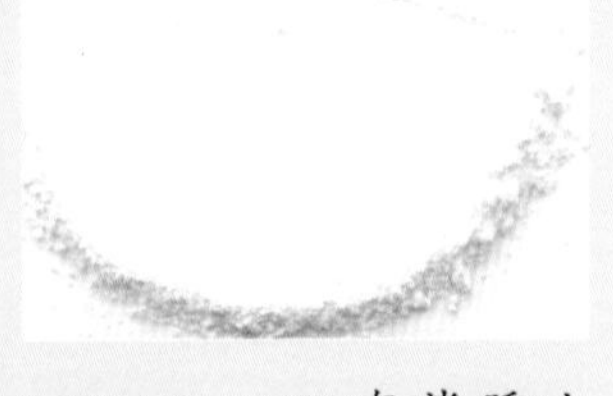

白斂粉 有消腫止痛，除熱散結，生肌，消除顏面粉刺之功效。

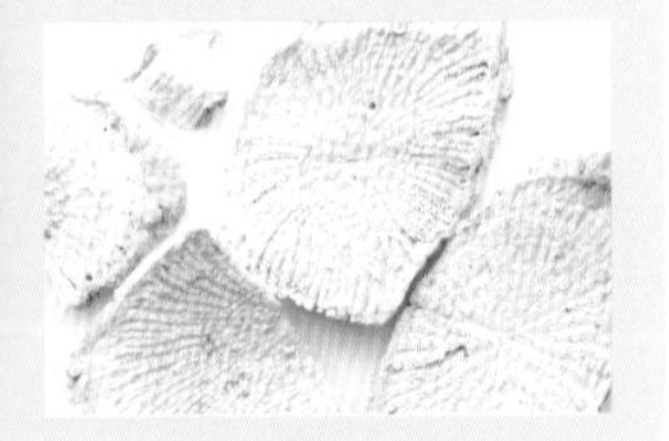

份量 1罐

一小罐的珍珠美膚面膜可分多次使用，有潤膚養顏，消痘淡斑，減少皺紋與細紋，以及縮小毛細孔的功效。而珍珠粉養顏美容的作用顯著，白斂粉則具有消除顏面粉刺的效果，故本面膜的美顏作用極佳。

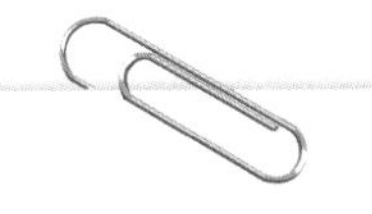

材料

● **藥材：**

綠豆粉30克、茯苓15克、白芨15克、白芷15克、天花粉15克、白斂粉15克、珍珠粉10克。

● **調配原料：**

蛋白(或牛奶、無糖豆漿) 適量。

 **[藥材透視鏡]**

▲綠豆粉：滋潤皮膚

▲茯苓：健脾和胃

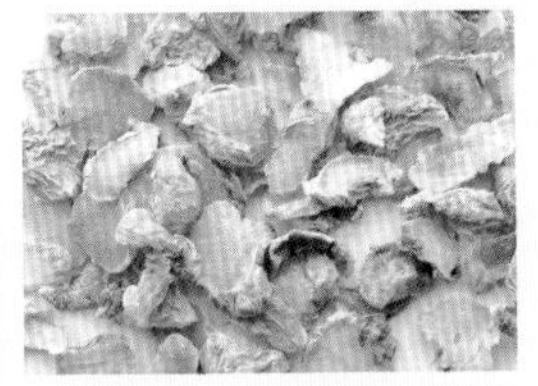

▲白芨：生肌消腫

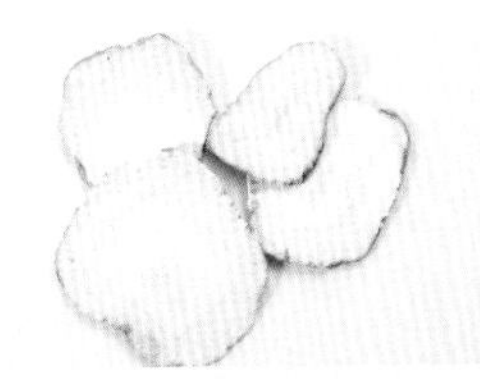

▲白芷：香竄通竅

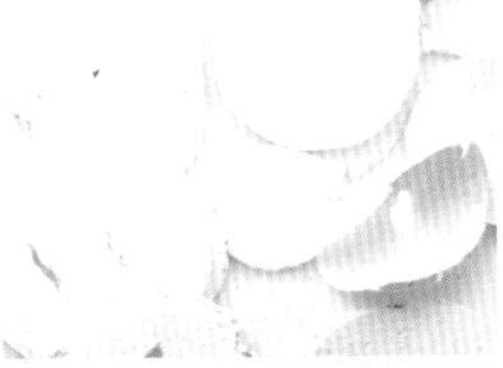

▲天花粉：潤燥清熱

▲白斂粉：除熱散結

▲珍珠粉：美容顏面

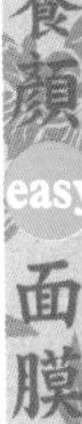

做法

1. 請中藥房將藥材研磨成細粉。
2. 每次用1小匙中藥粉，加適量蛋白(或牛奶、無糖豆漿)一起調勻成膏狀，塗抹於臉上，約15~20分鐘後洗掉即可。

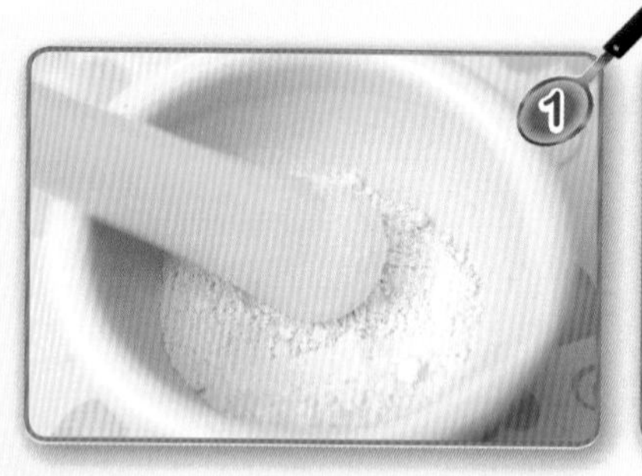

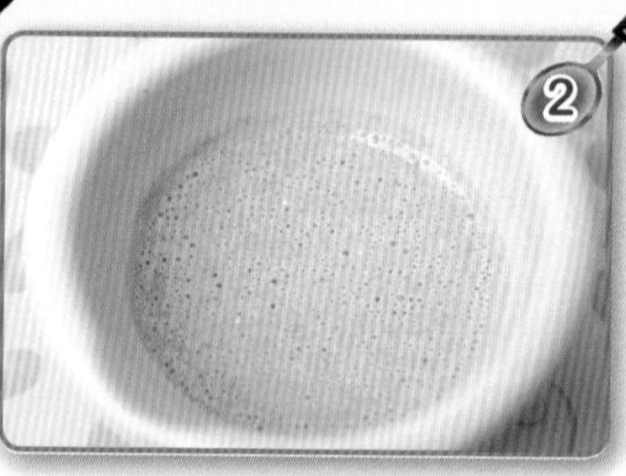

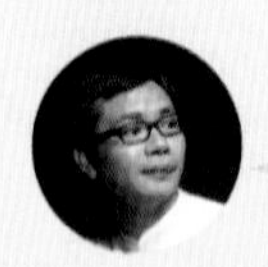

樂氏使用叮嚀！

一般膚質皆適用，但皮膚過敏者應先試擦於手部等小區域範圍進行測試，確定沒有過敏現象後，才可使用於臉部。

敷臉時，你也可進行的穴位按摩！

長期按摩頭、臉部，可促使臉部皮膚的毛細血管擴張，以改善血液循環，去除老化角質，加速新陳代謝，進而使皮膚吸收營養，增加肌膚光澤，維持其彈性；此外，搭配臉部攢竹穴、頰車穴還可使臉色紅潤，容貌光彩，青春常駐。

自我按摩

在敷臉時，藉由按摩能幫助藥效滲透肌膚底層。首先，輕閉雙眼，按摩攢竹穴約1~3分鐘，能減緩疲累感，對視力保養有良效；接著，將手下移至頰車穴，同時按壓兩側約1~3分鐘，能緩解顏面神經、消除面部水腫。

取穴小常識

[攢竹穴]

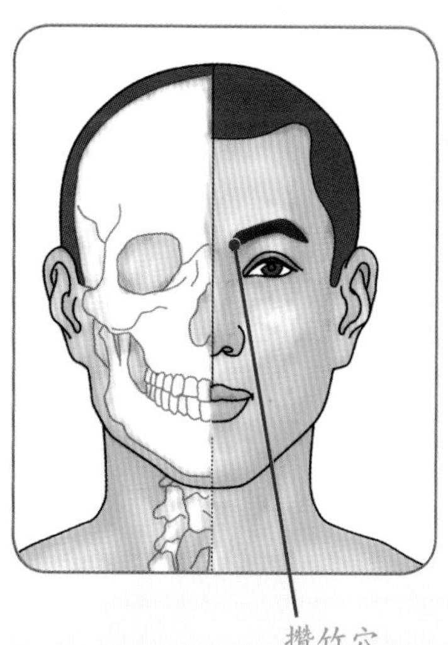

精確取穴：
位於面部，眉頭側端，眼眶骨上之凹陷處即是。

按摩方式：
兩大拇指指腹由下往上按壓穴位，或同時按壓亦可。

功效：
緩和眼睛疲勞和浮腫，改善頭痛等不適。

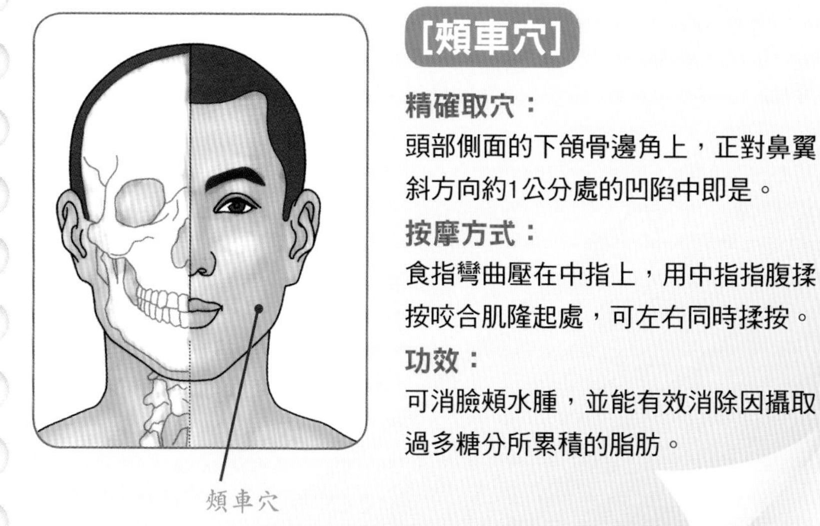

[頰車穴]

精確取穴：
頭部側面的下頜骨邊角上，正對鼻翼斜方向約1公分處的凹陷中即是。

按摩方式：
食指彎曲壓在中指上，用中指指腹揉按咬合肌隆起處，可左右同時揉按。

功效：
可消臉頰水腫，並能有效消除因攝取過多糖分所累積的脂肪。

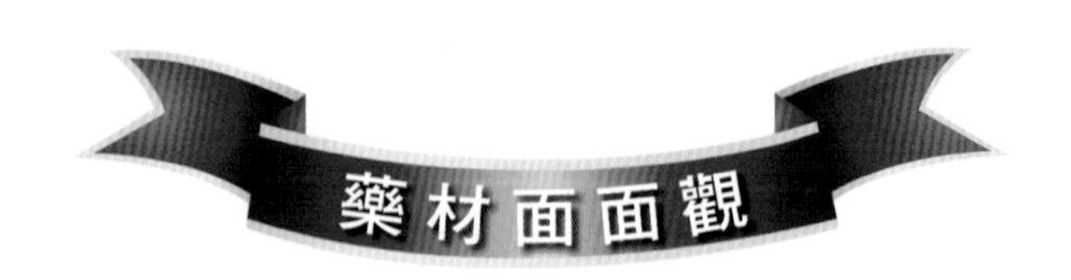

珍珠美膚面膜

面膜藥材	性味	歸經	面膜中的藥材功效
綠豆	味甘，性寒，無毒。	歸心、胃經。	煮食有消腫下氣，解熱毒，治消渴，除煩，和五臟，潤皮膚，健腸胃等功效。做成枕心則有明目，治頭痛等作用。
茯苓	味甘淡，性平。	歸心、脾、腎經。	可改善小便不利，水腫脹滿，痰飲咳嗽等不適。
白芨	味甘苦，性平。	歸肺、胃、肝經。	有收斂止血，消腫生肌，美容祛斑，瘦身等作用。
白芷	味辛，性溫。	歸腸、肺、胃經。	可改善赤白帶下，癰疽瘡瘍，皮膚乾燥發癢等不適。
天花粉	味苦甘，性微寒。	歸肺、胃經。	有瀉火消腫，清熱解毒，潤燥止渴，活血去瘀之功效。
白斂粉	味苦，性平。	歸心、肝、脾經。	有消腫止痛，除熱散結，生肌，消除顏面粉刺之功效。
珍珠粉	味鹹甘，性寒。	歸肝、心經。	可鎮心安神，除面垢，美容顏，除煩熱，消痰濁等作用，是內服外用的駐顏聖品。

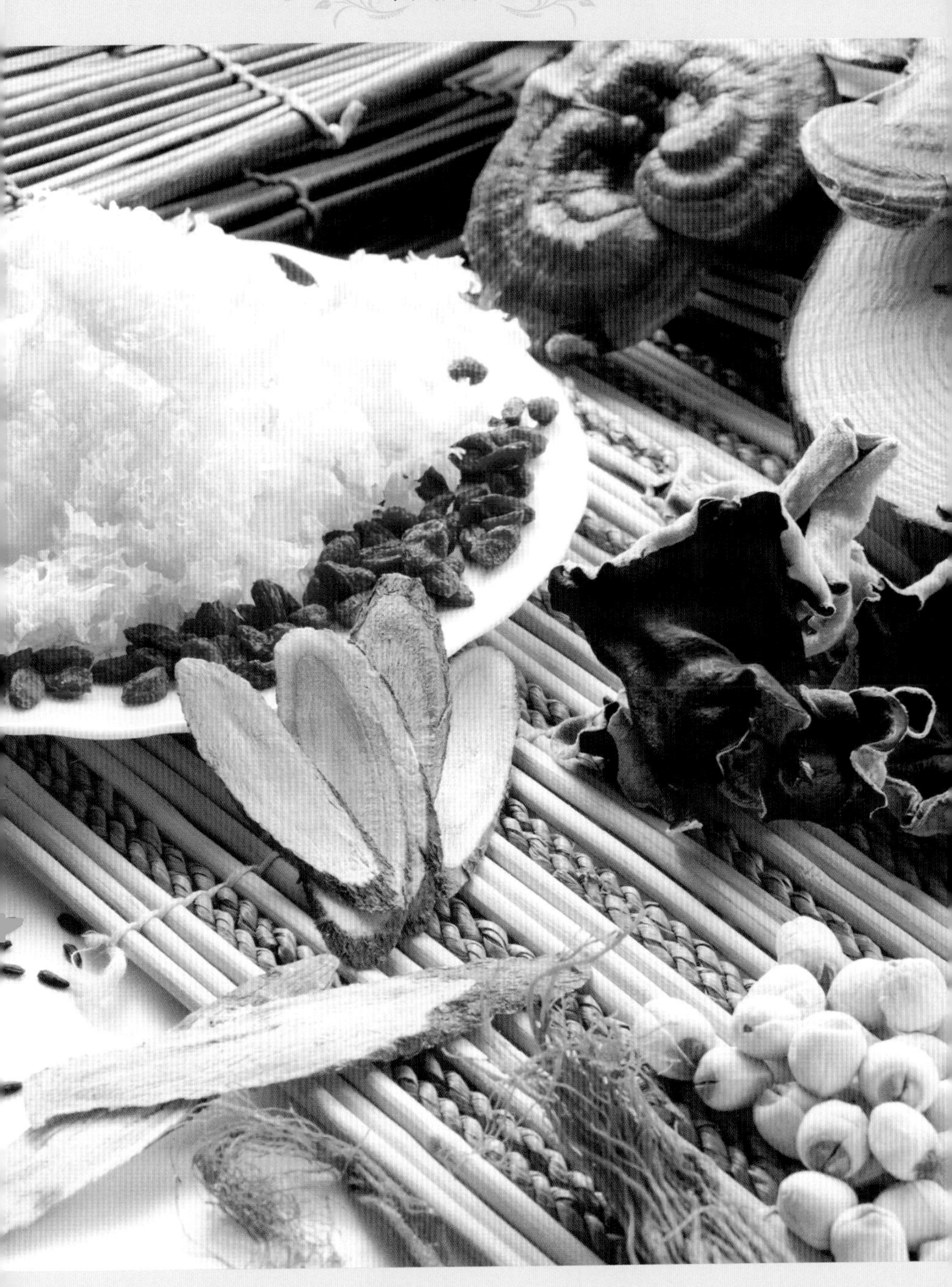

樂氏同仁堂配方典故

～【戰龍】

相傳清康熙中年時，對內需面臨立儲問題，對外則需考量滿漢融合、王朝前途，在內憂外患，國事繁忙的情況下，使得身體日漸衰弱，最後竟發現自己連拿手的「寶雕弓」也拉不開，儘管日服數餐人參、鹿茸也無濟於事，不禁感嘆：「英雄暮遲，大清江山該何去何從？」被康熙所看重的樂氏家族，遍尋古今藥籍，奉上「龍騰酒」，康熙連服七日，讚此酒為上品：「服之便感精氣旺盛，似返年少時。」而後更得數皇子阿哥、格格，一生共有五十五子。

樂氏同仁家族之所以能成為清朝專屬御藥供奉，專辦官藥，並得到歷代皇帝的信賴，關鍵在於樂氏每代傳人，皆根據宮廷不同需求及飲食演變，調整配方並記於祖傳配方簿《樂氏世代祖傳丸散膏丹下料配方》中。根據後世《乾隆醫案》記載，乾隆皇帝活到八十九歲，與他喜愛飲用各種養生藥酒有相當大的關係，其中便以同仁堂替當年康熙解決精衰力竭問題所進貢的「龜齡酒」最受乾隆喜愛。於是乾隆十七年，下令同仁堂再增添配方，釀製「加味龍騰酒」，成為這位多情皇帝六下江南的最佳後盾，從此風花雪月的事蹟不斷。

在乾隆三十五歲時，不只將小他十六歲的令妃迎入宮中，甚至一連三天不傳見臣民，更臨幸江南女子數天，相傳乾隆曾傳下一道旨意，將漢女們移居到宮外附近，以便其寵幸恩愛。正史上記載乾隆一生擁有二十位后妃，得子女二十七名，此與乾隆長期依賴滋補「龜齡龍騰養身酒」有莫大關係。

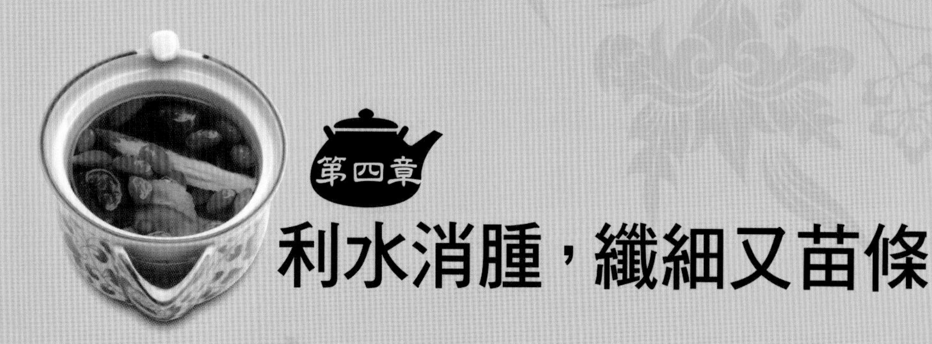

利水消腫，纖細又苗條

樂氏解碼**養生觀念篇**

樂氏內外**調補養生篇**

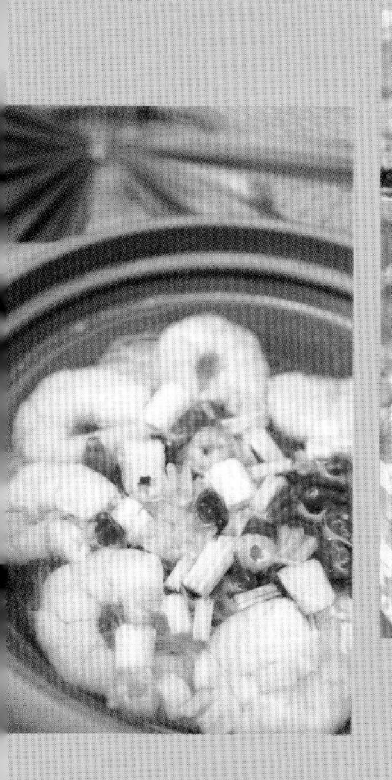

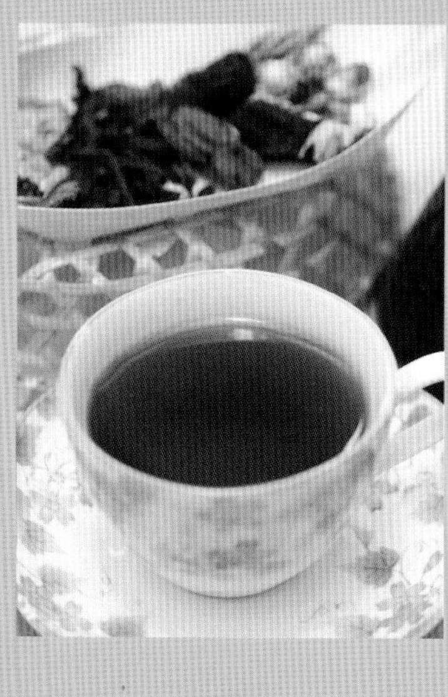

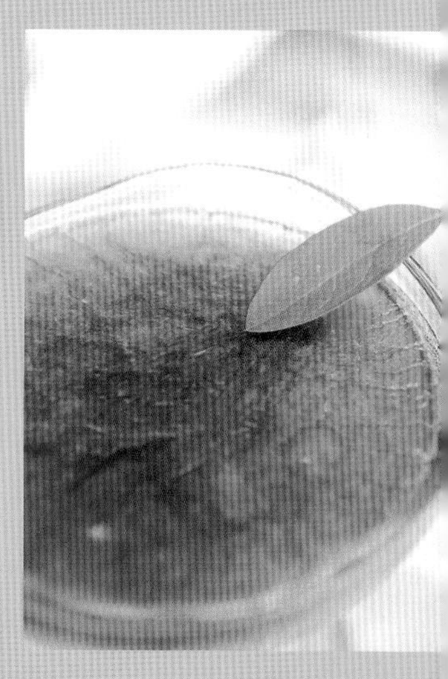

樂氏解碼 養生觀念篇

利水消腫，纖細又苗條

直擊三種「肥貴人」體質

由於現今飲食精緻（高油、高糖、高鹽），導致體質陰陽失調，看似外表強壯勇健，實際上卻是體虛多病。且肥胖者甚至容易出現高血糖、高血壓、高血脂等三高問題，這些文明病不僅造成身體負擔，嚴重者還會併發出如糖尿病、心臟病等症，故有效控制飲食，並搭配運動，才能維持身體健康。

然而，現今減重方法可說是千奇百怪，如節食、蛋白質減肥法，甚至日前風靡一時的「肥肉吃到飽減肥法」等，對身體來說都是一種負擔，非但不能攝取均衡的營養，還會傷害臟腑機能。因此，希望能有效率的減肥，並非只注重「方法」，而是應先了解自己的體型，如此一來，才能真正達到減肥效果！以下將介紹三種現代人肥胖體質類型，以供讀者對照參考。

辦公室長期久坐型

【成因】

在辦公室工作者常因忙碌而較少起身走動，因而容易出現精神不佳、疲倦乏力、失眠等「傷氣」症狀。古時中醫認為，「久坐、好靜易傷氣」，當氣血運行不順時，脾胃的運化功能及新陳代謝便會

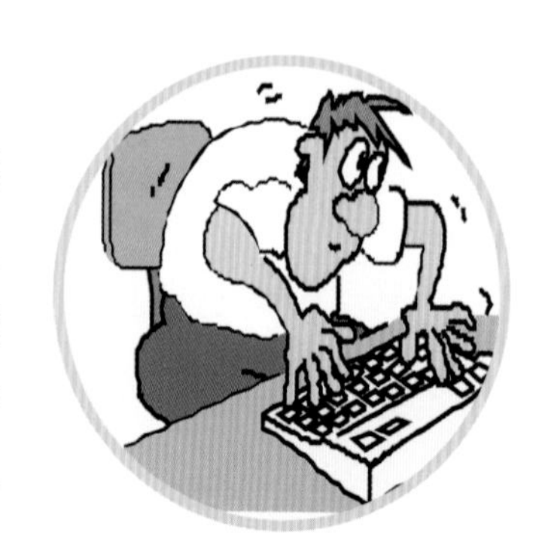

降低，這時水穀精微無法輸送全身，久而久之痰濕阻絡，便會化成膏脂、水濕而蓄積在臟腑上，導致肥胖。

【肥胖特質】

體型豐滿，但肌肉鬆軟不結實。

【對症瘦身】

應以化痰散結，疏經活血為主，可多吃紅豆、薏仁、黑豆等利水滲濕、健脾胃的藥材。

過勞壓力龐大型

【成因】

大多數現代人都會出現壓力龐大、過勞及生活作息不正常的現象，例如白天上班吃很少，到了晚上或假日便會大吃大喝來犒賞自己一天的辛勞，或是利用放假時補眠等，尤以輪班制、電子科技業等工作性質，較容易出現這些情況。這種生活作息容易造成體內臟腑失調，使水穀精微堆積在體內，成為難以減脂的肥胖症。

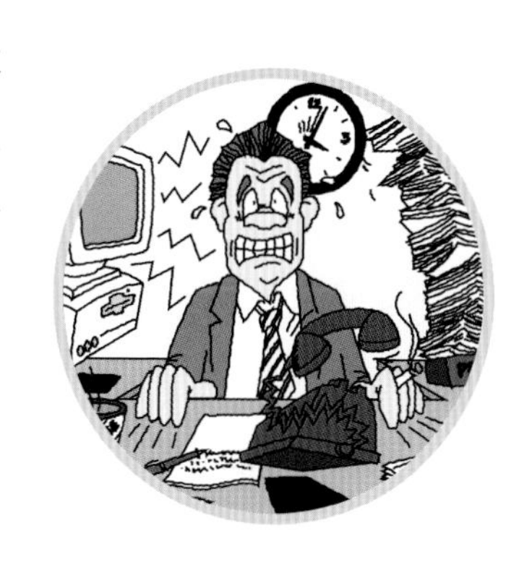

【肥胖特質】

因胃中積熱，容易出現飢餓感，故經常會過量飲食，久而久之，形成脂肪型肥胖。

【對症瘦身】

應以健脾益氣，消食積為主，可多吃山楂、荷葉、陳皮、紅豆等消散脾胃積熱的藥材。

飲食過量型

【成因】

現今外食人數增加，再加上西方的速食引進，導致人們容易攝取高油脂、高熱量、高糖等食物，長久下來將造成脾胃負擔，減緩消化功能，致使溼熱積存體內。這時，通常會出現如便祕、心情抑鬱、口乾舌燥等現象。

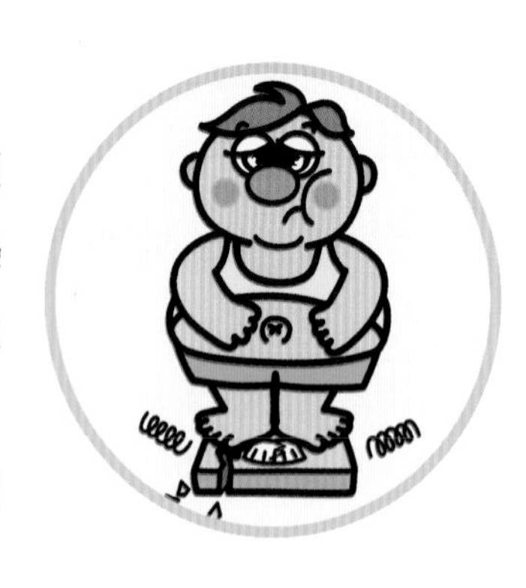

【肥胖特質】

因肝鬱導致溼熱無法運化。

【對症瘦身】

應以清肝瀉火，行血活血，化瘀化濕為主，可多吃苦瓜、絲瓜、綠豆等化除瘀積的食材。

透過上述三大肥胖體質的特性，可檢視自己的體型、症狀、生活作息等是否符合，並透過選擇正確的藥材、飲食調補，多吃稀飯和清淡高纖的蔬菜，以減少脂肪累積，假使再搭配固定的運動量，效果將會加乘！

選對時間吃不胖

事實上，體內臟腑的運行將依時間各異，《黃帝內經》提出辰時（上午7:00～上午9:00）是脾運化的工作時間，會將營養輸送至身體各部位，而此時進食，更可使身體有效攝取營養，並將消化後的殘餘廢物運送至大腸，待累積到一定程度後就能排出體外。

因此，根據臟腑運行的特性，在辰時可吃些富含營養的食物，若想吃一點零食也較無大礙，因脾會將廢物分化出去，故現今經常說

「早餐要吃得豐盛」就是這個道理。

另外，午餐和晚餐份量只要吃飽即可，但切記不要過度，因為脾在這時的工作效率不高，容易造成脂肪的堆積，所以這段時間最好不要吃零食，飲食應適量，才能有效遠離肥胖。

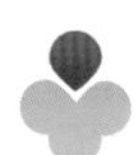

不復胖的祕法

許多人在瘦身成功後，常會因鬆懈怠惰而又恢復原先的臃腫身材，因此瘦得穠纖合宜又要不復胖，就必須遵守以下原則：

不吃生冷、寒性食物

由於寒性、冰冷食物如蘿蔔、冰涼飲料、冰淇淋等會降低身體的基礎代謝率，影響消解脂肪的效率，使體質偏向陽虛，導致新陳代謝速度下降。

杜絕重口味飲食

重口味的食物大多以偏鹹、偏辣為主，如此容易因吸收過多的鈉而造成身體水腫；並且，重口味的食物也會讓胃口大開，長期下來，將會因飲食過量而變胖，甚至造成身體負擔。因此，唯有飲食清淡，才能有效幫助減重，並消除脂肪堆積，排除體內多餘毒素，使身體更加健康。

少吃白麵類食物

類似白麵、麵包等麵粉原料製成的食物，其熱量與飯相差不遠，但飽足程度卻又不如飯，因此主食盡量以飯為主，尤以糙米飯為佳。並建議配菜盡量以清淡、水煮、蒸食為主，或者少喝湯（因其包含食材中所釋出的油脂，熱量較高），以維持營養均衡。

用餐應細嚼慢嚥

吃飯時，避免狼吞虎嚥，用餐時間最好超過30分鐘，使胃部感受到飽足。此外，減肥時不僅要控制食物熱量，更要控制食物體積；晚上勿進食過度，否則容易使身體儲存脂肪。

維持運動習慣

運動應以一週二至三次，每次以30分鐘為佳，如健走、跑步、爬山等都是不錯的運動，不僅能維持良好體態，也可減壓、消解鬱悶情緒。

由此可知，減肥方法無他，唯有控制飲食，勤於運動，才能維持良好體態。此外，再搭配如藥浴、按摩膏等促進身體新陳代謝、消解脂肪堆積的外用輔助品，才能更輕鬆、快速地瘦身，以恢復窈窕、纖細的身材！

[樂氏內外調補養生篇]

纖細又苗條

纖細苗條 easy 茶飲

纖細苗條 easy 甜品

纖細苗條 easy 藥膳

纖細苗條 easy 藥浴

纖細苗條 easy 按摩膏

山楂纖體茶

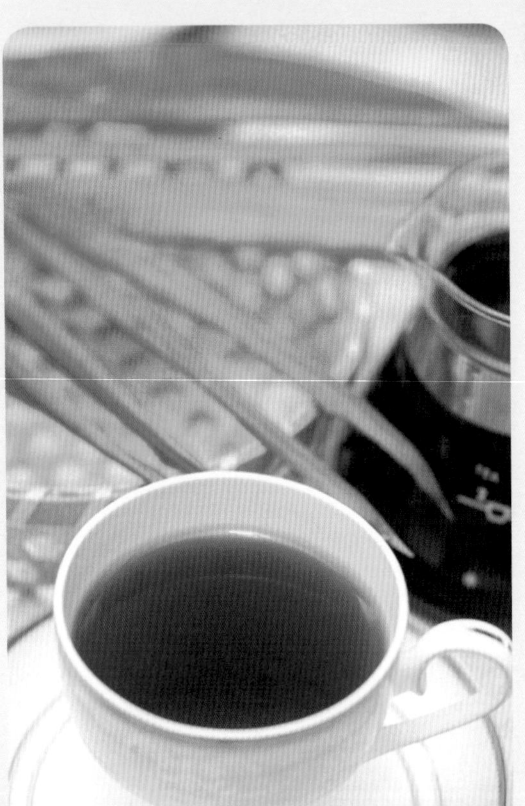

Point 茶飲特效藥材

山楂可消食化積，健胃，行氣散瘀，抗菌抑菌，降低血壓。但由於山楂多食會耗氣，故氣虛、體力不佳者不宜多吃。

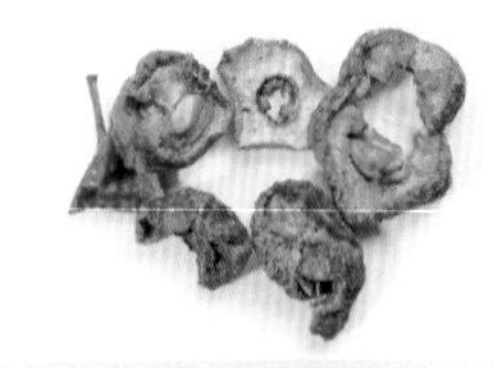

七葉膽有消炎解毒，祛痰止咳，鎮靜安神，益氣強身，消除疲勞等功效，並具有類似人參的作用。

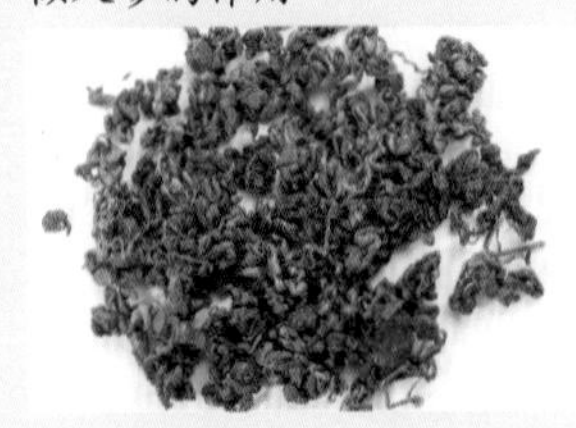

份量 1包份

本茶飲具有消脂利尿，明目通便，活血化瘀，健腦安神的作用。尤其山楂因具有助消化、消食積的效果，故容易腹脹者多食有療效；而決明子潤腸通便的作用，能排除宿便，有輕身之效。

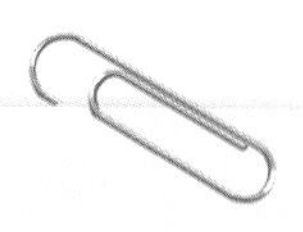

材料

● **藥材：**

丹參2克、決明子3克、陳皮1克、山楂3克、七葉膽1克、赤芍2克、何首烏2克、甘草1克、荷葉1克。

● **食材：**

冰糖適量。

[藥材透視鏡]

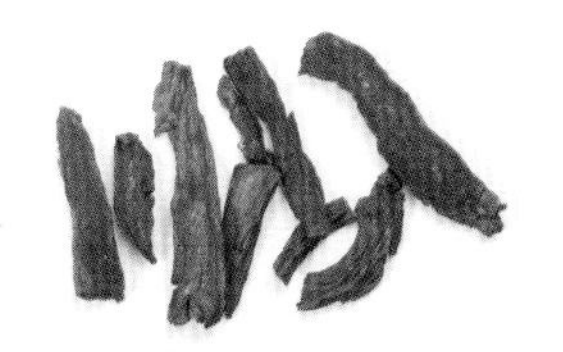

▲丹參：清熱除煩

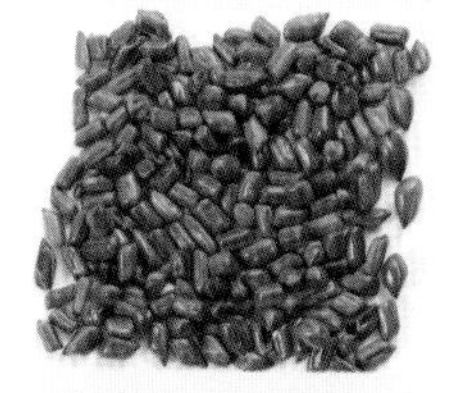

▲決明子：潤腸通便

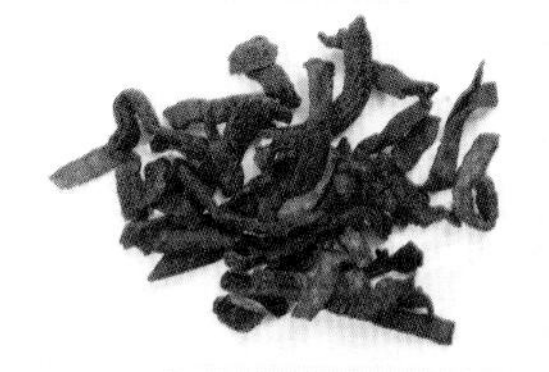

▲陳皮：健脾理氣

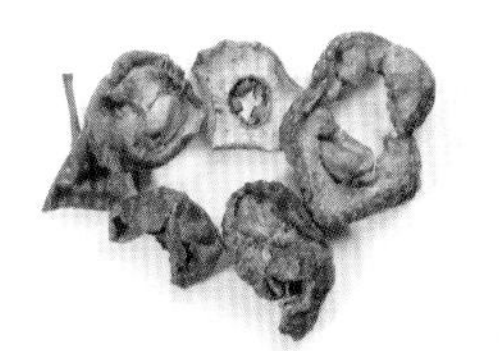

▲山楂：消食化積

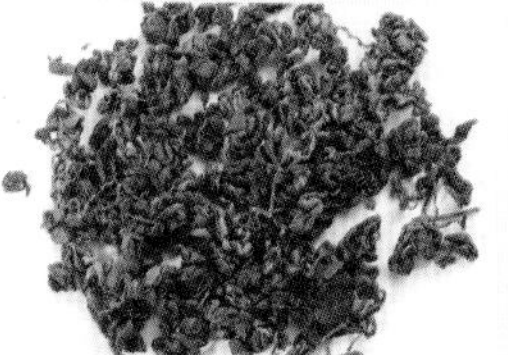

▲七葉膽：消除疲勞

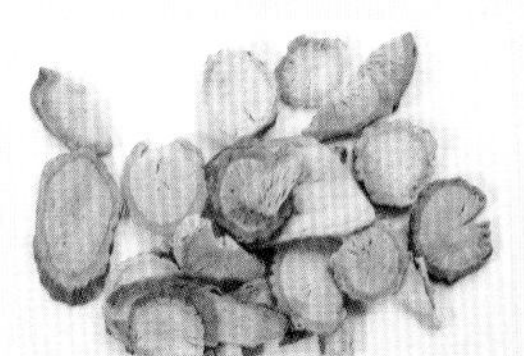

▲赤芍：清熱涼血

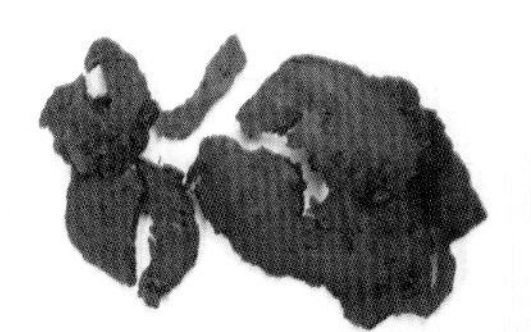

▲何首烏：滋養補血

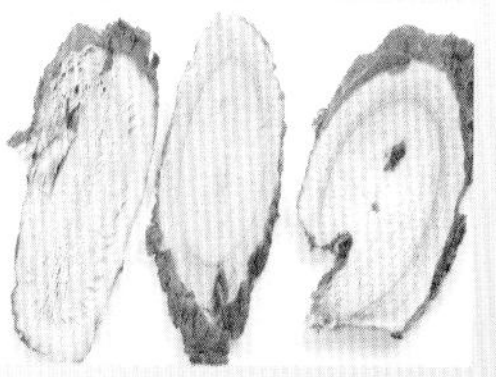

▲甘草：補脾益氣

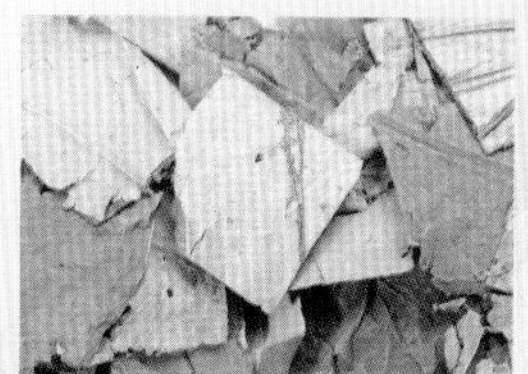

▲荷葉：除濕消脂

做法一

1. 請中藥房將藥材壓碎裝入藥袋內，放入沖泡茶壺中。
2. 用滾燙的熱開水直接沖泡，並加入冰糖，燜約20分鐘，即可飲用。

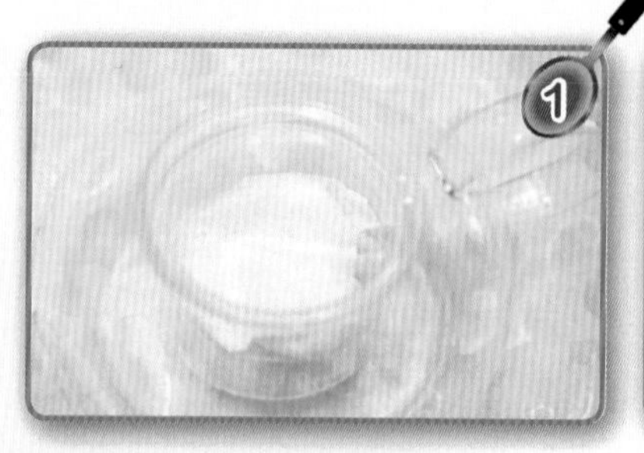

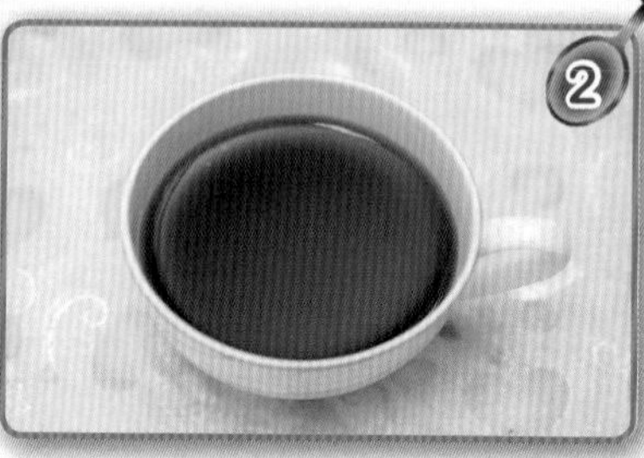

做法二

1. 將全部藥材放入壺中，倒入約450C.C.的清水煮沸後，轉小火燜煮30分鐘。
2. 熄火，加入冰糖即可飲用。

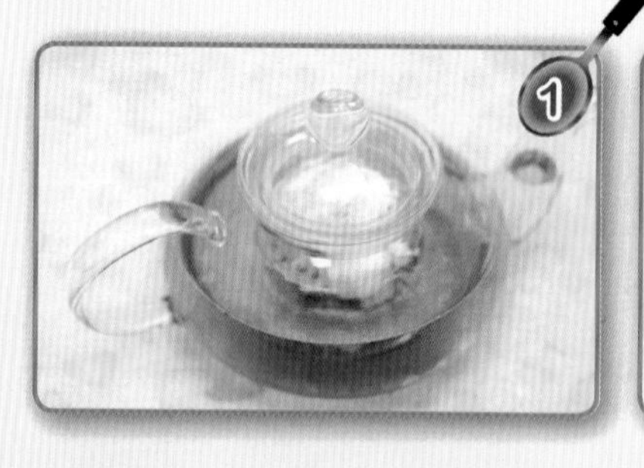

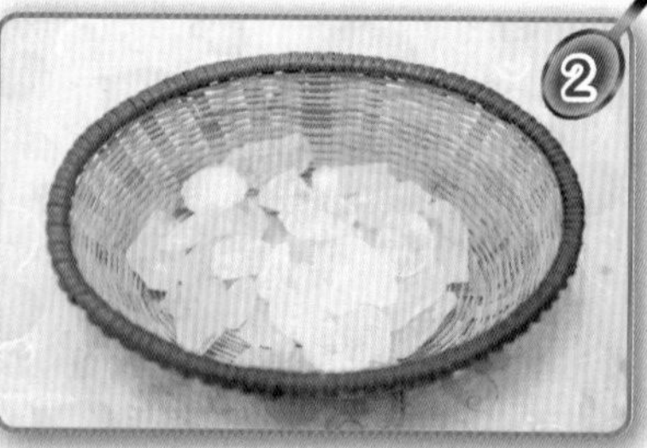

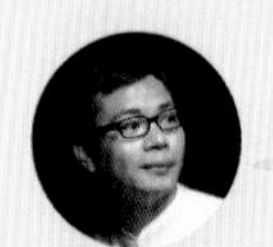

樂氏使用叮嚀！

適用族群 一般人或排便不暢者。

不適用族群 孕婦、有胃潰瘍、胃痛者，以及感冒的人皆不可飲用。

山楂纖體茶

茶飲藥材	性味	歸經	茶飲中的藥材功效
丹參	味苦，性微寒。	歸心、肝經。	活血調經，祛瘀止痛，涼血消癰，清心除煩，養血安神。
決明子	味苦、甘、鹹，性微寒。	歸肝、大腸經。	有祛風明目，潤腸通便，消炎瀉下，降血壓，減肥之功效。
陳皮	味辛苦，性溫。	歸肺、脾經。	健脾理氣，止嘔止呃，燥濕潤痰，促進消化。
山楂	味酸甘，性微溫。	歸脾、胃、肝經。	可消食化積，健胃，行氣散瘀，抗菌抑菌，降低血壓。但由於山楂多食會耗氣，故氣虛、體力不佳者不宜多吃。
七葉膽	味苦，性寒。	歸脾、肺、腎經。	又名「絞股藍」。有消炎解毒，祛痰止咳，鎮靜安神，益氣強身，消除疲勞等功效，並具有類似人參的作用。
赤芍	味苦，性微寒。	歸心、肝經。	具有清熱涼血、散瘀止痛的功能。
何首烏	味苦、甘澀，性微溫。	歸肝、腎經。	具有補肝腎、益精血、烏鬚髮的作用，長期服用可達到輕身延年之效。
甘草	味甘，性平。	歸心、肺、脾、胃經。	具有補脾益氣，潤肺止咳，緩急止痛，緩和藥性的功效。
荷葉	味苦，性平微溫。	歸心、肝、脾經。	有清熱，止渴，除濕消脂，散瘀，消水氣浮腫等作用。

32 精選茶飲

烏梅消脂茶

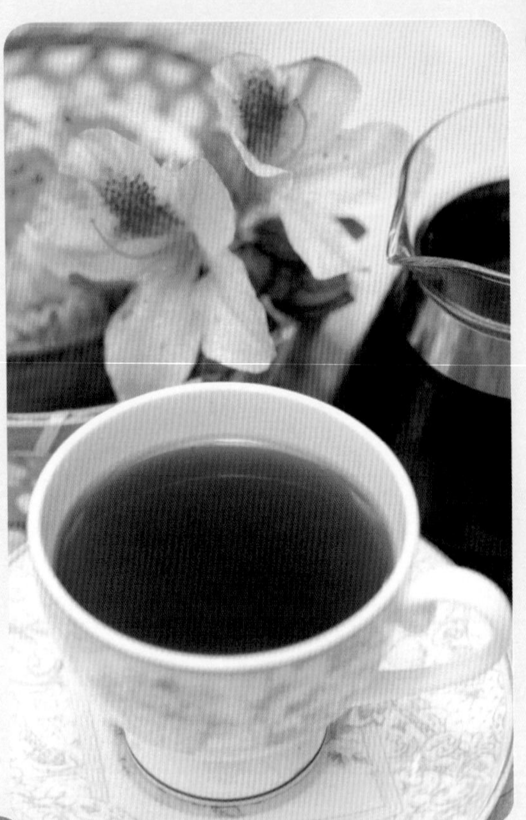

Point 茶飲特效藥材

烏梅可斂肺，澀腸，生津安蛔，並能改善蛔蟲所引起的腹痛。但有胃潰瘍、胃痛者不可飲用，以免造成腸胃負擔。

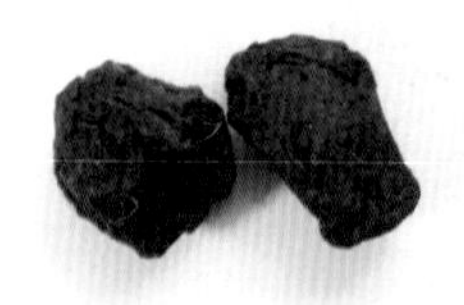

甜菊葉為一熱量低的藥材，除了可減肥、抑制食慾外，還有降低菸癮和酒癮的功效。

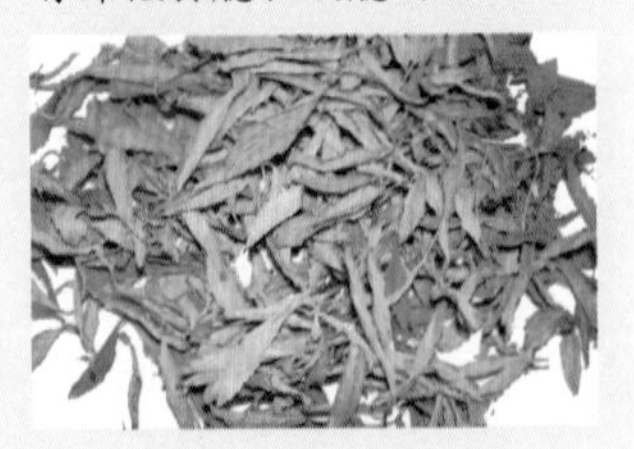

份量 1包份

本茶飲有消脂利尿，生津滋潤，養氣活血的作用。其中，柏子仁具有潤腸通便的功效，可改善虛煩失眠，心悸怔忡，陰虛盜汗，腸燥便秘等症，搭配女貞子的養顏作用，還可達到纖體美肌的效果。

材料

● **藥材：**

甜菊葉1克、柏子仁2克、陳皮2克、山楂1克、女貞子2克、澤瀉1克、枸杞2克、黨參2克、烏梅2枚、粉玫瑰花4枚。

● **食材：**

冰糖適量。

[藥材透視鏡]

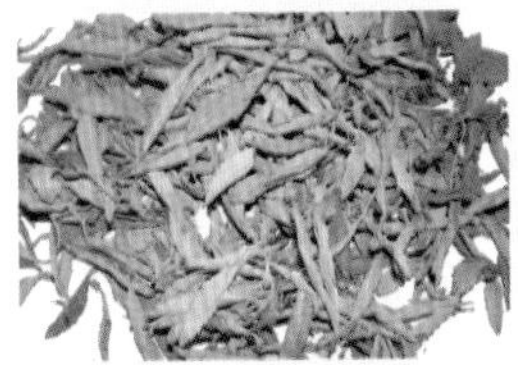

▲甜菊葉：消脂減肥

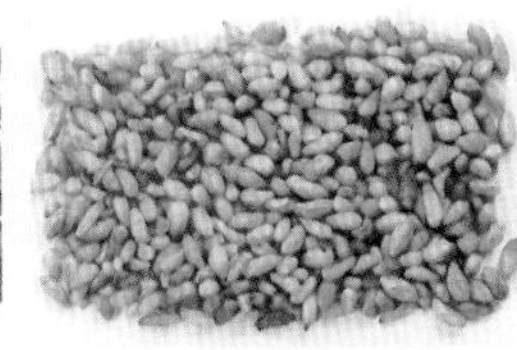

▲柏子仁：通腸潤便

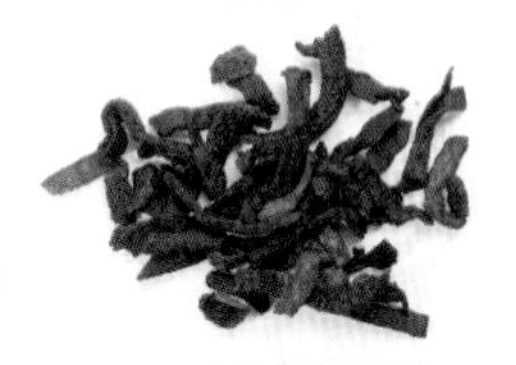

▲陳皮：健脾理氣

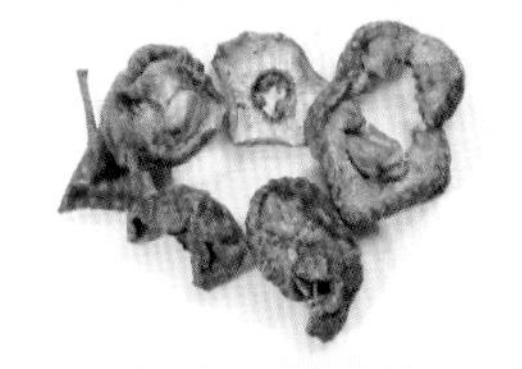

▲山楂：消食化積

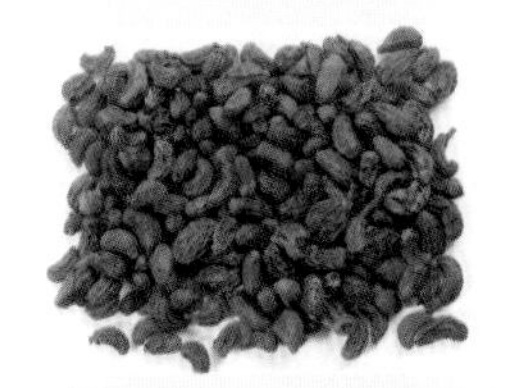

▲女貞子：返老回春

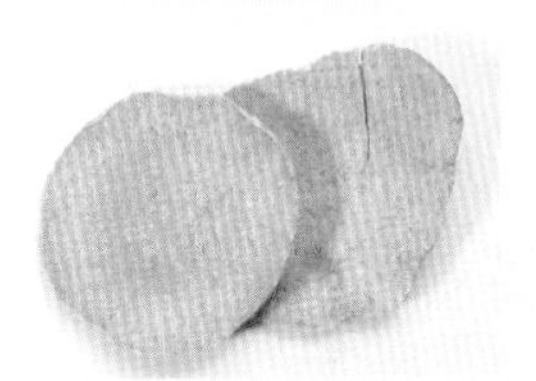

▲澤瀉：利尿滲濕

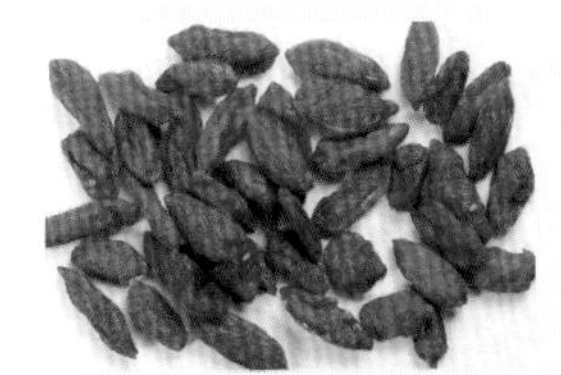

▲枸杞：養肝明目

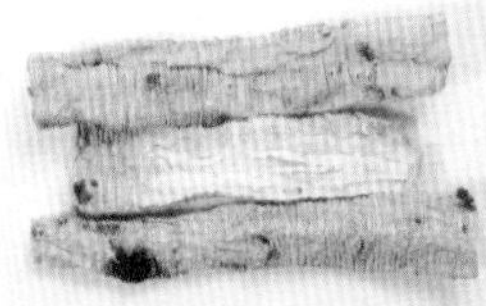

▲黨參：養血生津

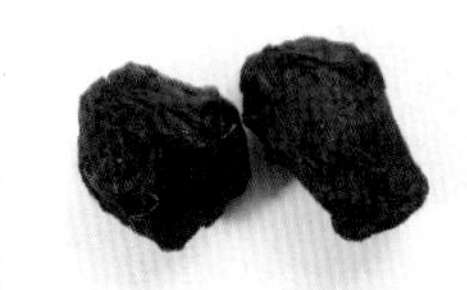

▲烏梅：斂肺鎮咳

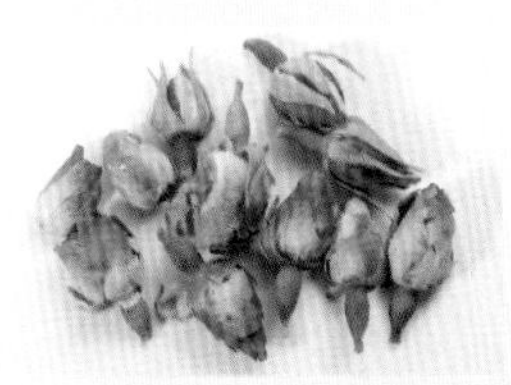

▲粉玫瑰花：解鬱調經

做法一

1. 除了烏梅以外，請中藥房將其餘藥材壓碎裝入藥袋內，最後再一起放入沖泡茶壺中。
2. 以滾燙熱開水直接沖泡並加入冰糖，燜約20分鐘即可。

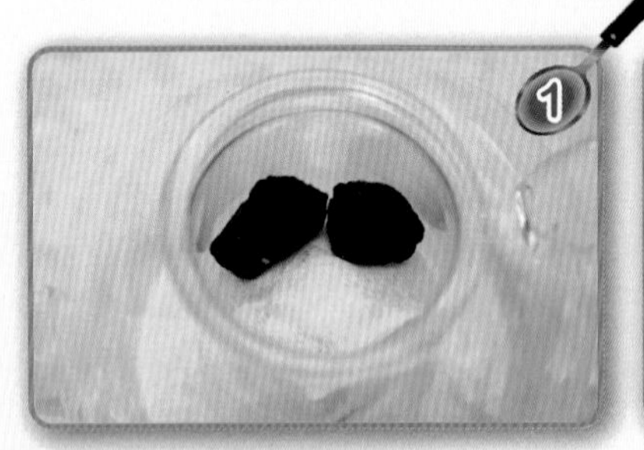

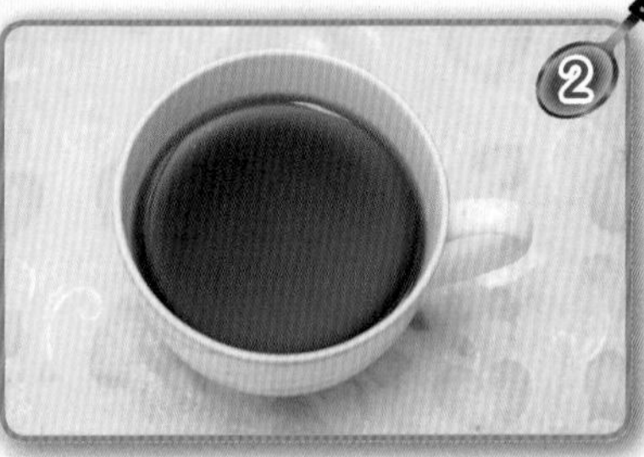

做法二

1. 將藥袋與烏梅放入鍋中，倒入450C.C.的清水煮沸後，轉小火燜煮30分鐘。
2. 熄火後，放入玫瑰花，燜3分鐘，加入冰糖即可飲用。

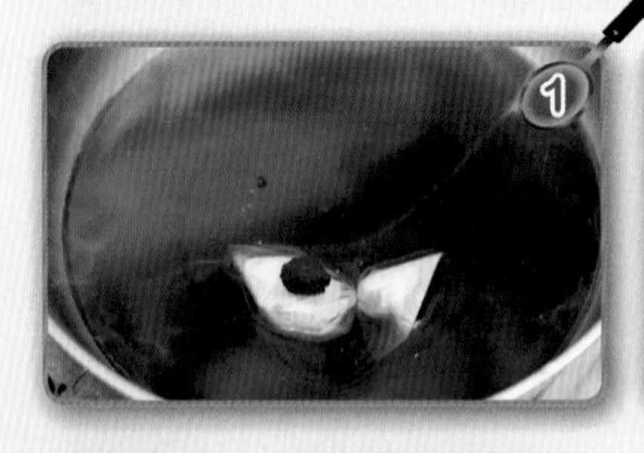

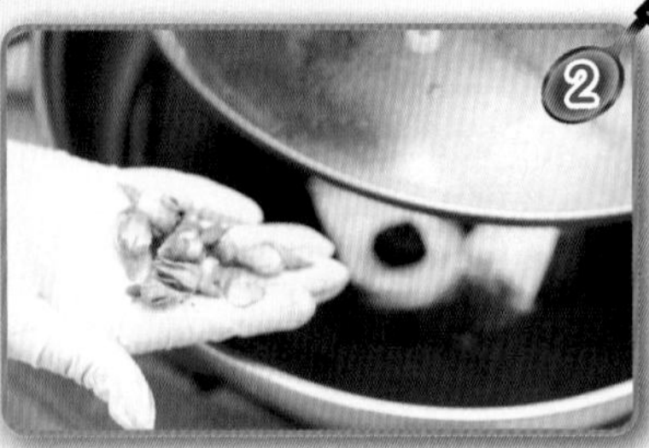

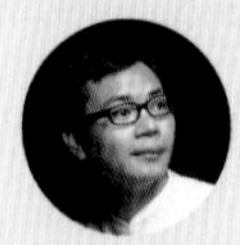

樂氏使用叮嚀！

- **適用族群** 一般人，肥胖者。
- **不適用族群** 孕婦、有胃潰瘍、胃痛者，以及感冒的人皆不可飲用。

烏梅消脂茶

茶飲藥材	性味	歸經	茶飲中的藥材功效
甜菊葉	味甘，性涼。	歸肝、脾經。	為一熱量低的藥材，除了可減肥、抑制食慾外，還有降低菸癮和酒癮的功效。
柏子仁	味甘，性平。	歸心、腎、大腸經。	有潤腸作用，可改善腸燥便祕等症。
陳皮	味辛苦，性溫。	歸肺、脾經。	理氣健脾，燥濕化痰。
山楂	味酸甘，性微溫。	歸脾、胃、肝經。	促進消化，消解油膩食積。
女貞子	味辛甘，性平。	歸肝、腎經。	健腦安眠，保護肝臟細胞，抗菌消炎，養肝明目，止瀉，安胎之功效。
澤瀉	味甘，性寒。	歸腎、膀胱經。	有利尿滲濕的作用。
枸杞	味甘，性平。	歸肝、腎經。	補腎益精，養肝明目。
黨參	味甘，性微溫。	歸脾、肺經。	可補中益氣，和脾健胃，養血生津，鎮咳祛痰，強心降壓。
烏梅	味酸澀，性溫。	歸肝、脾、肺、大腸經。	可斂肺，澀腸，生津安蛔，並能改善蛔蟲所引起的腹痛。但有胃潰瘍、胃痛者不可飲用，以免造成腸胃負擔。
粉玫瑰花	味甘、微苦，性溫。	歸肝、脾經。	具有去脂的作用，但是針對腸胃道的油脂，而非皮下累積的脂肪。

荷葉洛神茶

茶飲

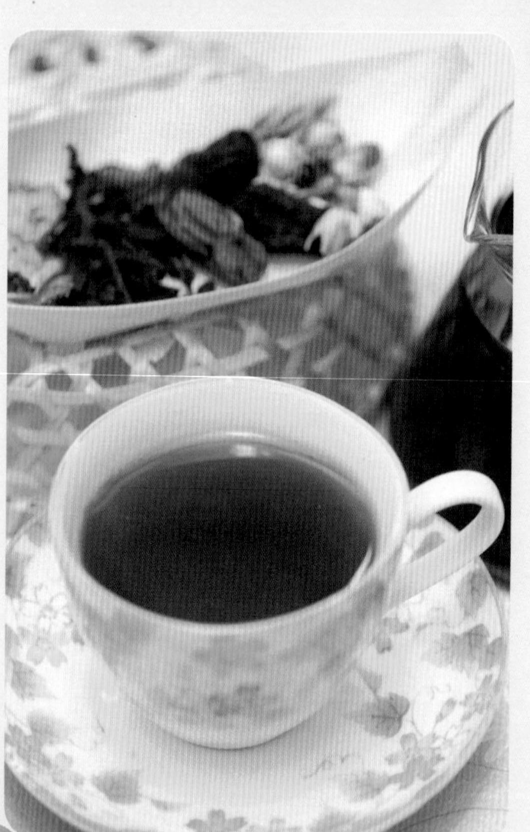

Point 茶飲特效藥材

洛神花有清熱清暑，利尿消脂，提神養顏的作用，並有改善青春痘的效果。

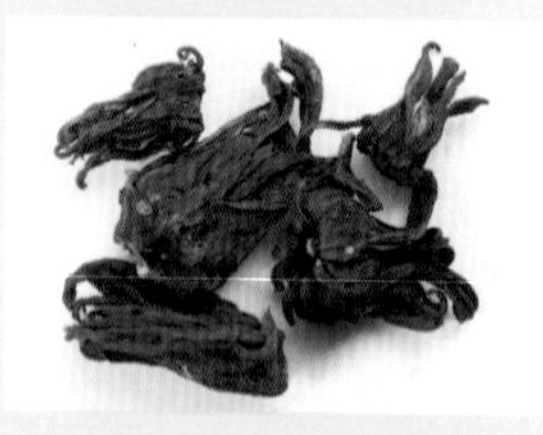

楮實子有補腎清肝，明目、利尿的作用，並可改善腰膝酸軟，頭暈目昏，水腫脹滿等症。

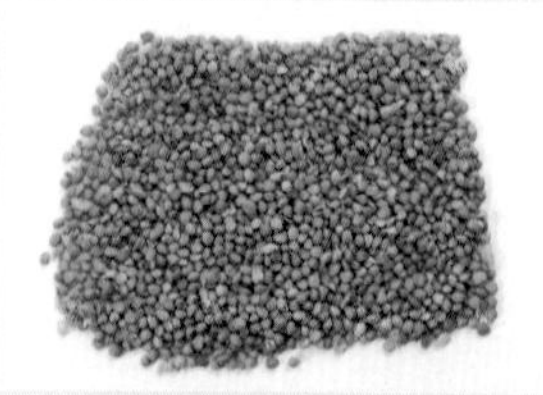

份量 1包份

具有消脂利尿，補肝滋腎，補血潤膚的作用。本茶飲相當適合夏天飲用，因其含有清熱消暑的洛神花，能利尿並去脂，減少脂肪沉積，且養顏作用極佳，可使肌膚細嫩。

材料

● 藥材：

荷葉3克、楮實子3克、山楂3克、陳皮2克、薄荷1克、洛神花2克。

● 食材：

冰糖適量。

[藥材透視鏡]

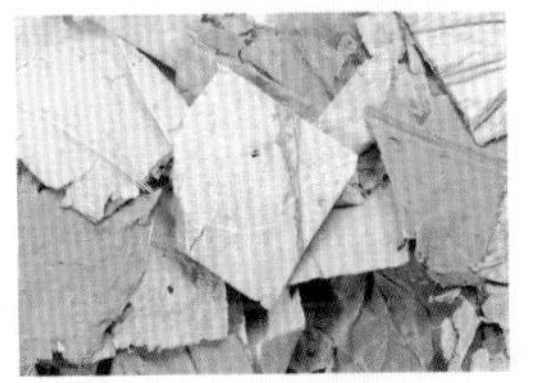
▲荷葉：除濕消脂

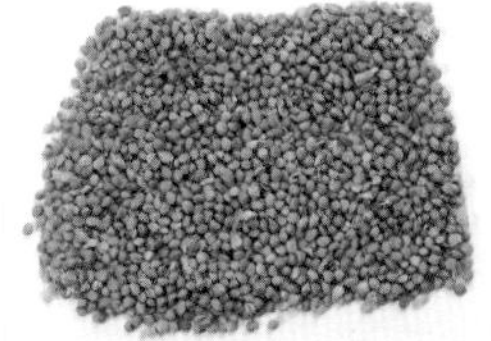
▲楮實子：補腎清肝

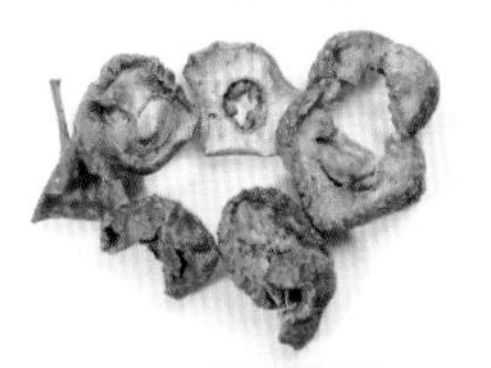
▲山楂：消食化積

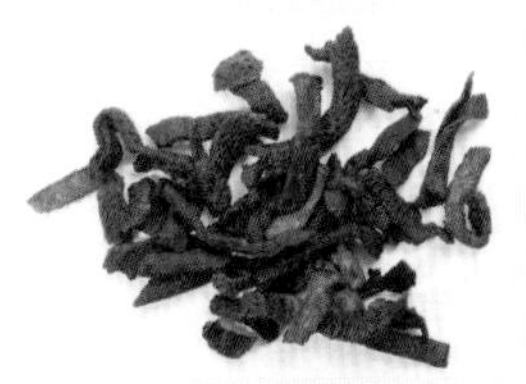
▲陳皮：健脾理氣

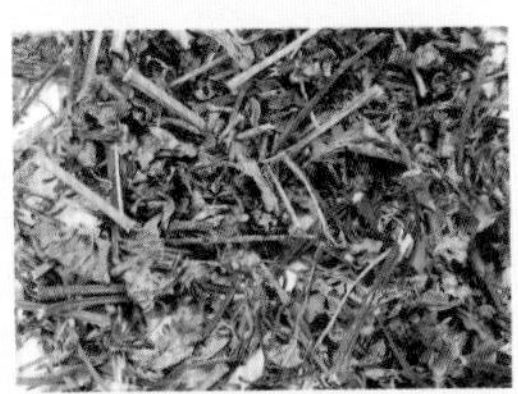
▲薄荷：止癢解毒

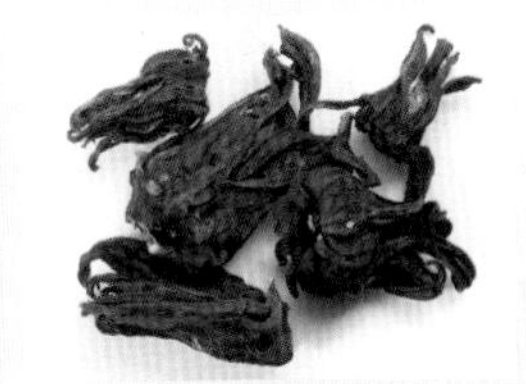
▲洛神花：提神養顏

做法一

1. 請中藥房將藥材壓碎裝入藥袋內，放入沖泡茶壺中。
2. 用滾燙的熱開水直接沖泡並加入冰糖，燜約25分鐘即可。

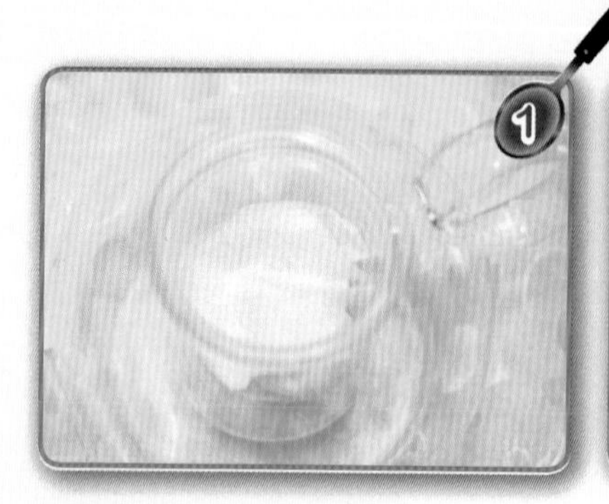

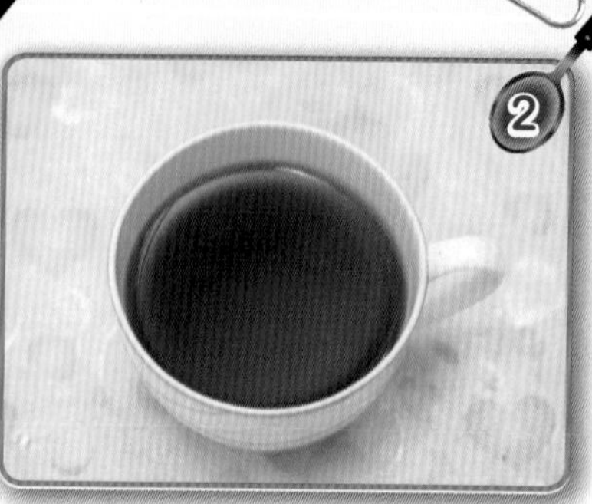

做法二

1. 將藥袋放入壺中，倒入約450C.C.的清水煮沸後，轉小火燜煮35分鐘。
2. 最後，加入冰糖即可飲用。

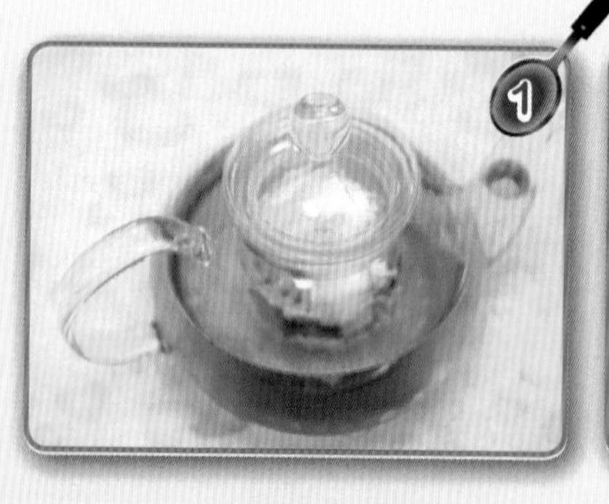

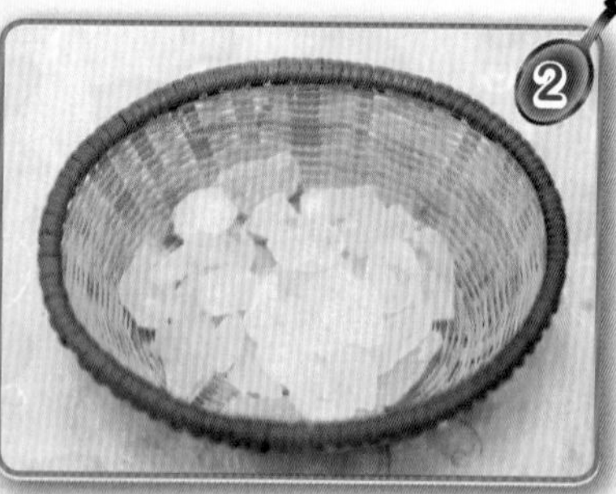

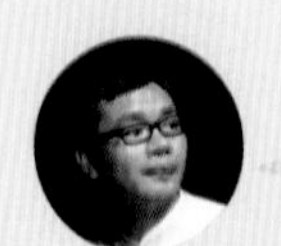

樂氏使用叮嚀！

適用族群 一般人，容易水腫者。

不適用族群 孕婦、有胃潰瘍、胃痛者，以及感冒的人皆不可飲用。

荷葉洛神茶

茶飲藥材	性味	歸經	茶飲中的藥材功效
荷葉	味苦，性平微溫。	歸心、肝、脾經。	對腸胃不僅有保健效果，更有去脂、除濕的作用。適用於高血脂，欲減肥瘦身之人。
楮實子	味甘，性寒。	歸肝、脾、腎經。	有補腎清肝，明目、利尿的作用。並可改善腰膝酸軟，頭暈目昏，水腫脹滿等症。
山楂	味酸甘，性微溫。	歸脾、胃、肝經。	具有開胃消食，活血化瘀，降血脂的作用。
陳皮	味辛苦，性溫。	歸肺、脾經。	具有理氣和中，燥濕化痰，利水通便的功效。
薄荷	味辛，性涼。	歸肝、肺經。	可消炎鎮痛，疏散風熱。
洛神花	味酸甘，性寒涼。	歸腎經。	有清熱清暑，利尿消脂，提神養顏的作用，並有改善青春痘的效果。

雙豆薏仁湯

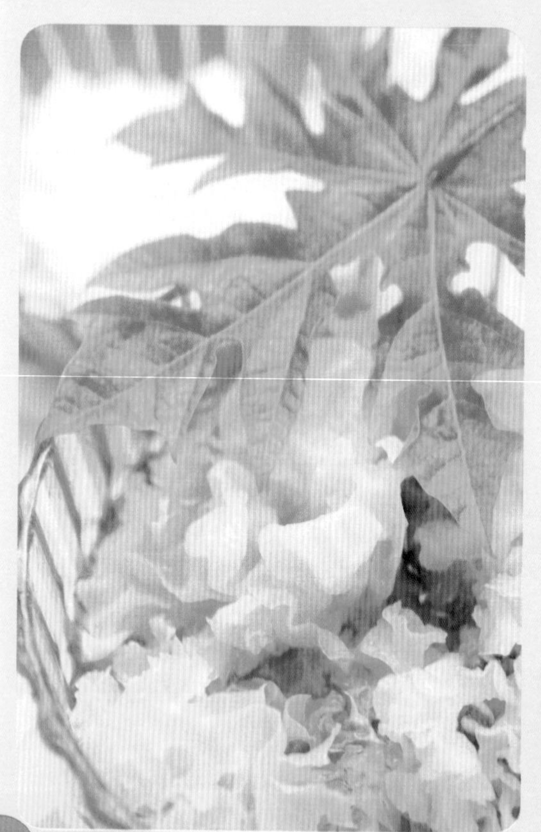

Point 甜品特效藥材

紅豆 有消水腫，治消渴，止瀉痢，除腹脹，通氣除煩，健脾助消化等功效。

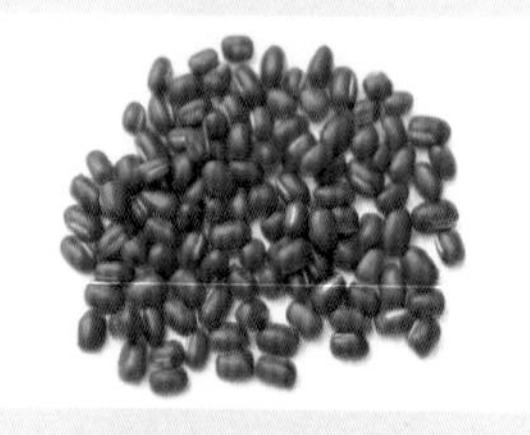

綠豆 煮食後能消腫下氣，解熱毒，治消渴，除煩，和五臟，潤皮膚，健腸胃等功效。

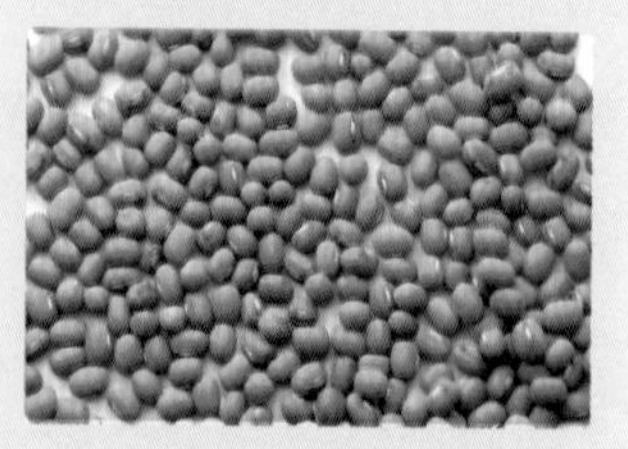

份量 3人份

有消脂利尿，除煩健脾，補血潤膚的作用。本甜品有利尿效果，可消除水腫；由於白木耳含有粗纖維，故可增進腸胃蠕動，減少脂肪吸收，有助於減肥瘦身之效。

材料

● **藥材：**

紅豆20克、綠豆20克、薏仁20克、白木耳20克。

● **食材：**

冰糖(或鹽)適量。

[藥材透視鏡]

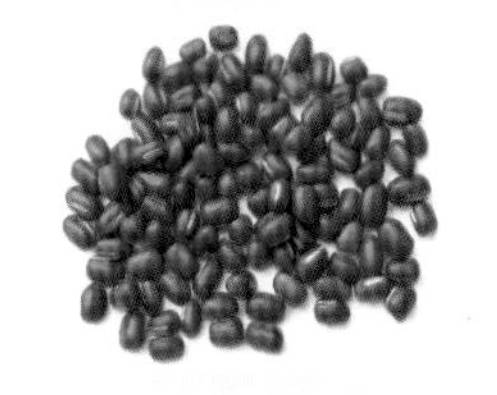

▲紅豆：消除水腫

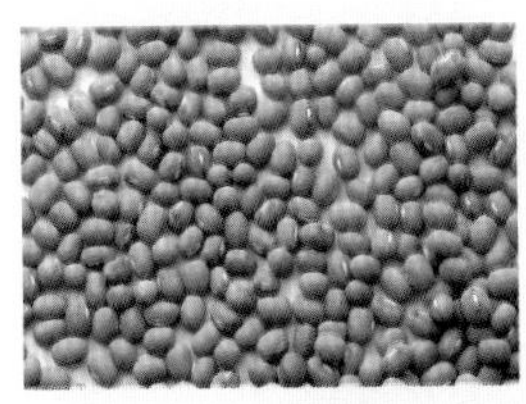

▲綠豆：消渴除煩

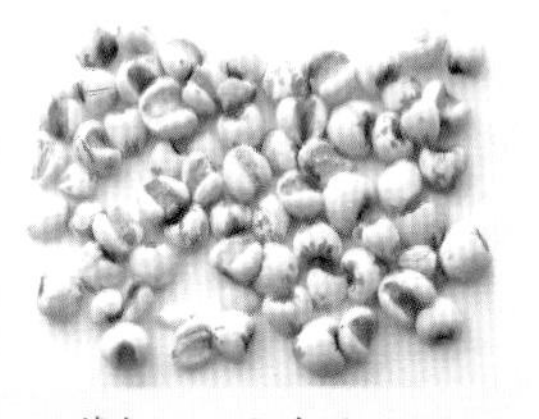

▲薏仁：利水滲濕

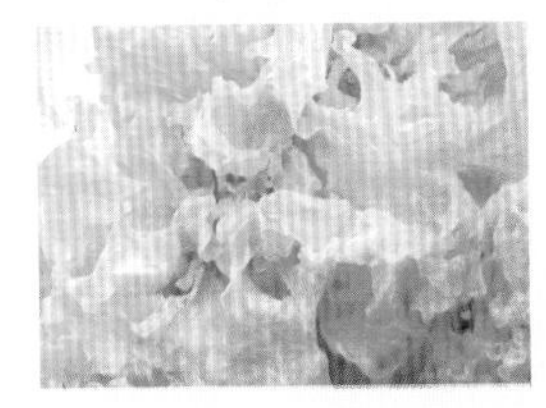

▲白木耳：滋陰潤肺

做法

1. 白木耳洗淨、去渣，浸泡備用。
2. 紅豆、綠豆、薏仁先浸泡水中30分鐘，接著放入鍋中，倒入約1500 C.C.的清水，以大火煮沸。

③ 接著，轉小火燜煮1小時，再放入白木耳燉煮至熟軟，加適量冰糖調味即可飲用。

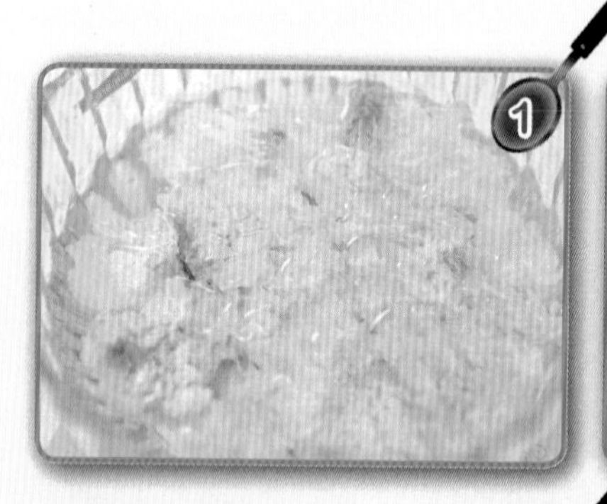
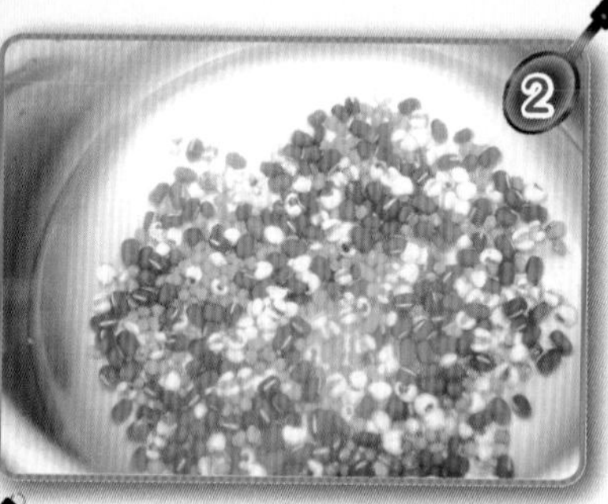
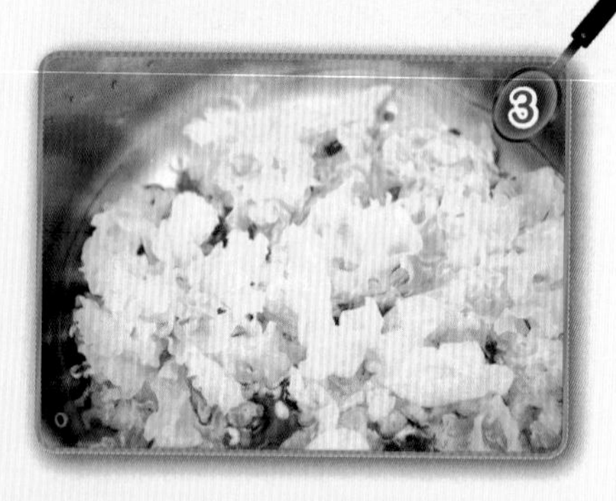
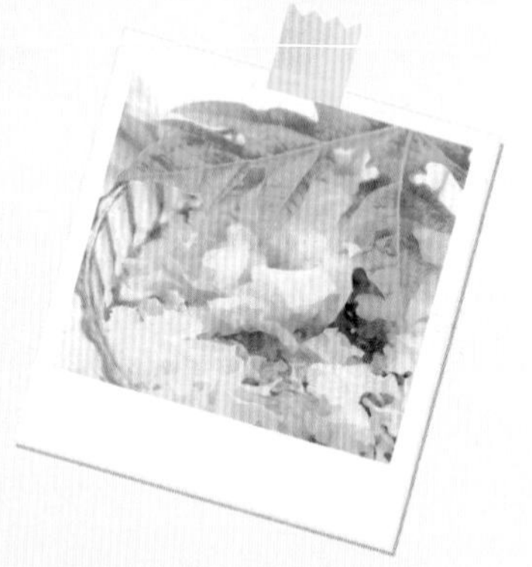

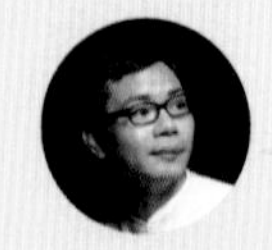

樂氏使用叮嚀！

適用族群 一般人或肥胖者。對於心情煩躁、易上火者亦可食用。

不適用族群 孕婦與感冒者不可飲用。此外，糖尿病患者，冰糖宜少量或不佳，且不宜多吃。

雙豆薏仁湯

甜品藥材	性味	歸經	甜品中的藥材功效
紅豆	味甘酸，性平，無毒。	歸肝、脾經。	有消水腫，治消渴，止瀉痢，除腹脹，通氣除煩，健脾助消化等功效。
綠豆	味甘，性寒，無毒。	歸心、胃經。	煮食後能消腫下氣，解熱毒，治消渴，除煩，和五臟，潤皮膚，健腸胃等功效。
薏仁	味甘淡，性微寒。	歸脾、胃、肺、大腸經。	有助於排便，並可美白、滋潤肌膚，具有減肥功效。
白木耳	味甘，性平。	歸肺、胃、腎經。	有補腦、提神、美容、嫩膚、延年益壽的作用。

山楂甜凍

甜品

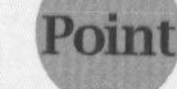

甜品特效藥材

山楂可健脾消積，改善繼發性的肥胖。具有消解肉食，改善胃脘脹滿，瀉痢腹痛，瘀血經閉等症。

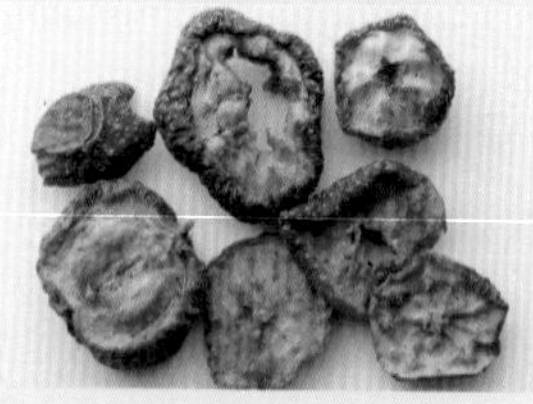

決明子具有明目、降低膽固醇、降血脂的功效。並可改善便祕症狀，消除因便祕而累積在腸壁上的毒素。

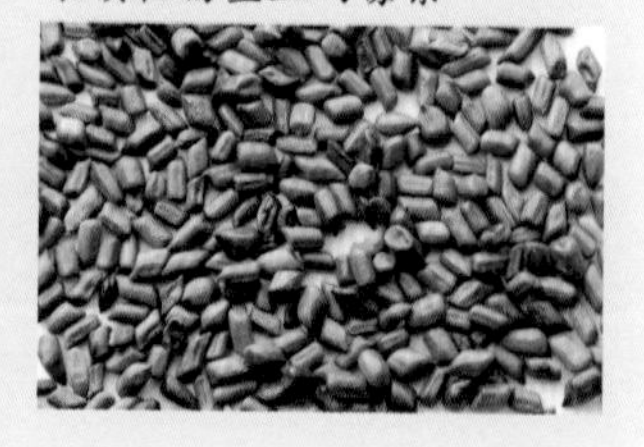

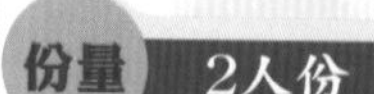

本甜品能幫助消化，消除飲食油膩感，具有瘦身、養顏的作用。尤其添加助消化、降血脂的山楂，可使排便順暢、預防便祕的決明子，以及具有醒腦、提神的洛神花，是最適合減肥、美容的養生甜品。

材料

● 藥材：

山楂5克、決明子7克、洛神花5克。

● 食材：

果凍粉50克(適量)、冰糖適量。

[藥材透視鏡]

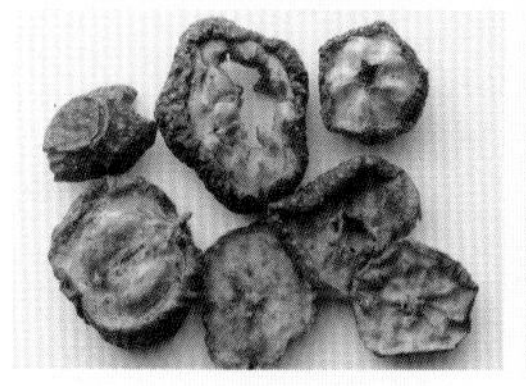
▲山楂：消食化積

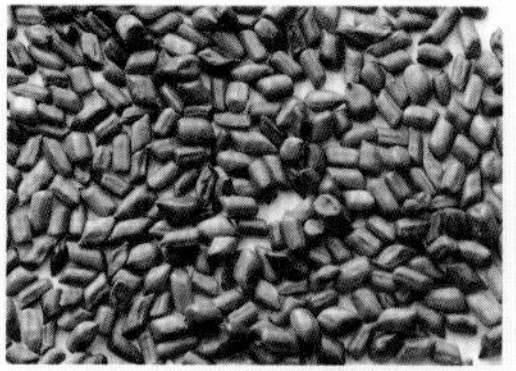
▲決明子：潤腸通便

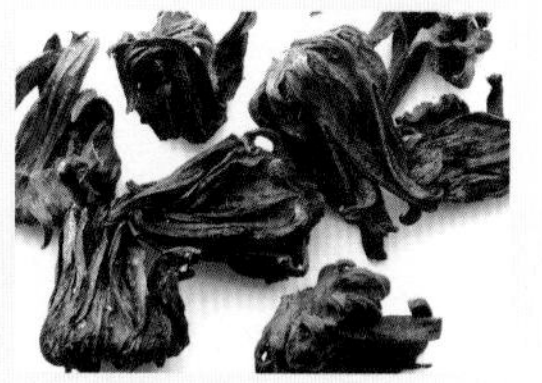
▲洛神花：提神養顏

做法

1. 將藥材洗淨後放入鍋中，倒入450C.C.的清水燉煮1小時。
2. 加果凍粉及適量冰糖調勻，並倒入果凍容器中。
3. 待放涼後凝成凍狀即可食用。

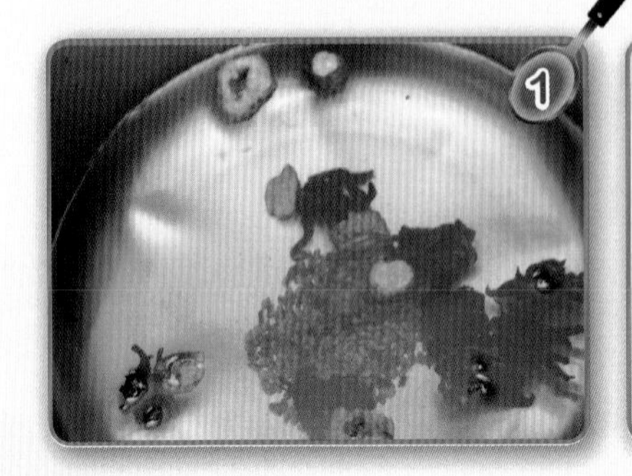

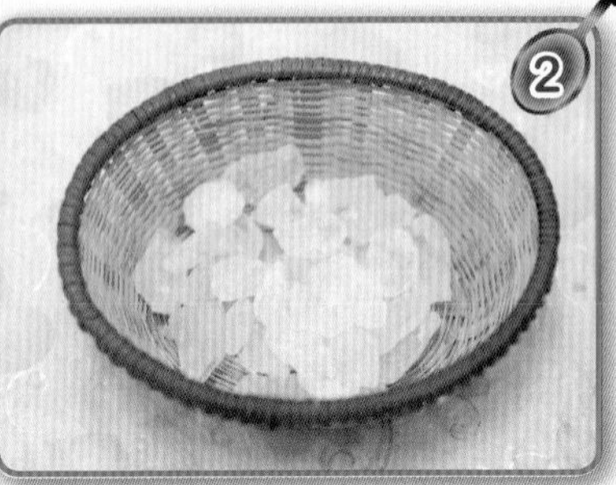

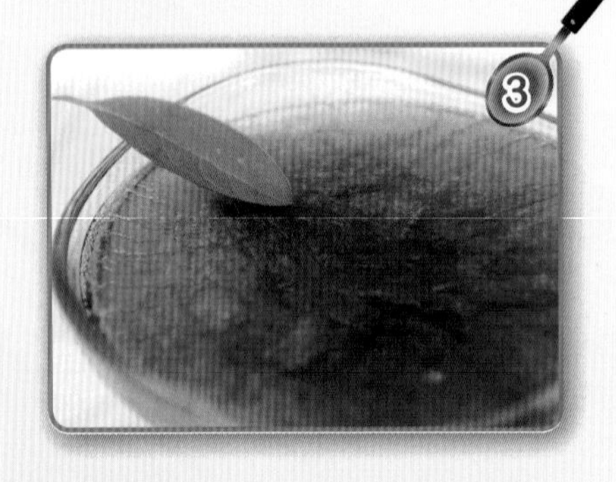

樂氏使用叮嚀！

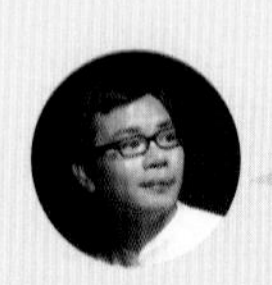

適用族群　一般人或肥胖者。對於容易便祕、腹脹者亦可食用。

不適用族群　孕婦及有胃潰瘍、胃痛者，以及感冒的人不可飲用。此外，糖尿病患者，放冰糖時宜少量或不加，且不應多吃。

山楂甜凍

甜品藥材	性味	歸經	甜品中的藥材功效
山楂	味酸甘，性微溫。	歸脾、胃、肝經。	可健脾消積，改善繼發性的肥胖。具有消化肉食，改善胃脘脹滿，瀉痢腹痛，瘀血經閉等症。
決明子	味苦、甘、鹹，性微寒。	歸肝、大腸經。	具有明目、降低膽固醇、降血脂的功效。並可改善便祕症狀，消除因便祕而累積在腸壁上的毒素。
洛神花	味酸甘，性寒涼。	歸腎經。	有排毒、養顏、瘦身，促進新陳代謝的作用。

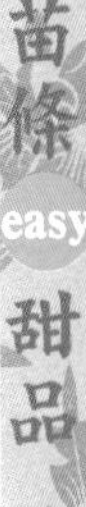

36 精選藥膳

荷葉金針菇

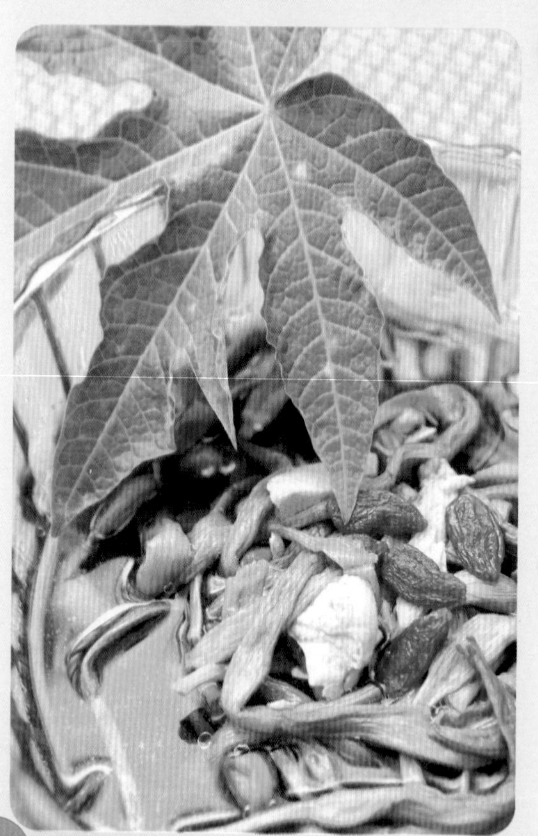

Point 藥膳特效藥材

荷葉能清熱止瀉，去脂健胃，除濕消脂。通常用於有高血脂，肥胖症之人。

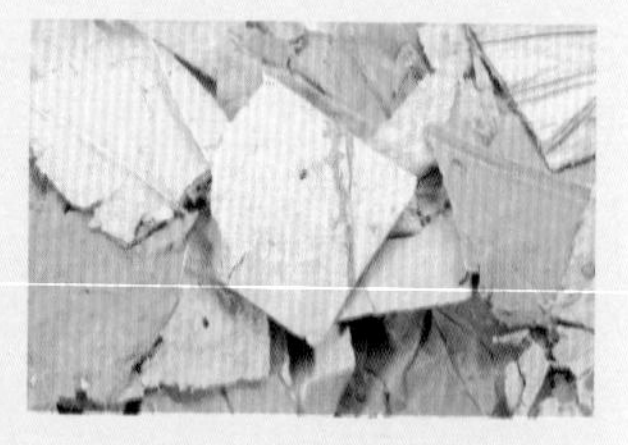

陳皮可改善脾胃氣滯、脘腹脹滿、消化不良、食慾不振、咳嗽多痰等症，能預防高血壓。

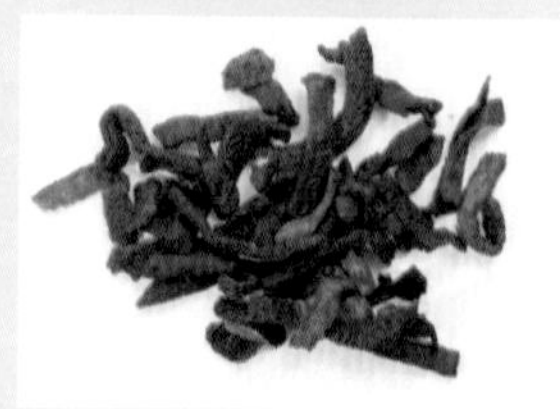

份量 3人份

本藥膳可消食化積，健胃清熱，除濕消脂，能有效進行體內環保，排除臟腑內的廢物。而金針菇是營養價值豐富卻熱量低的食材，不僅可降低膽固醇，更可促進兒童發展智力。

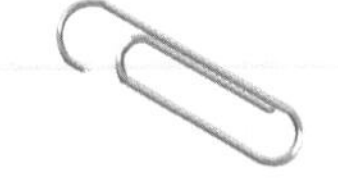

材料

● 藥材：

荷葉5克 、山楂3克、陳皮3克、枸杞5克。

● 食材：

金針菇、毛豆、雞胸肉、烏醋、醬油、糖、香油與鹽適量。

[藥材透視鏡]

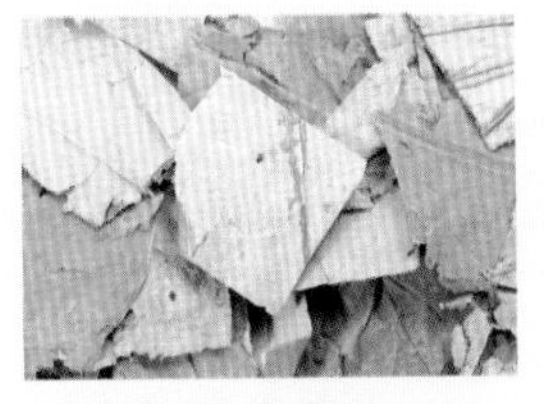

▲荷葉：除濕消脂

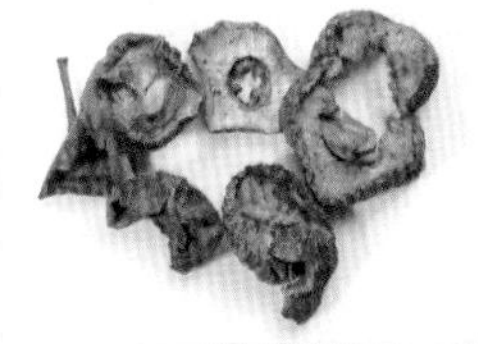

▲山楂：消食化積

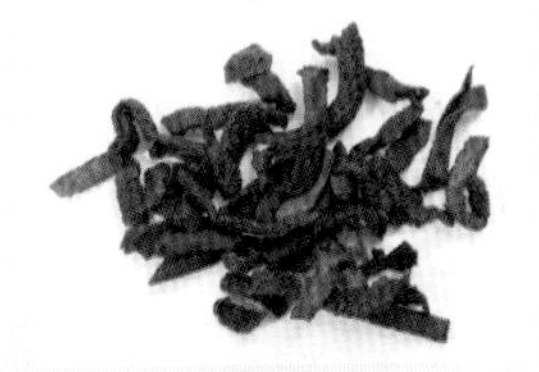

▲陳皮：健脾理氣

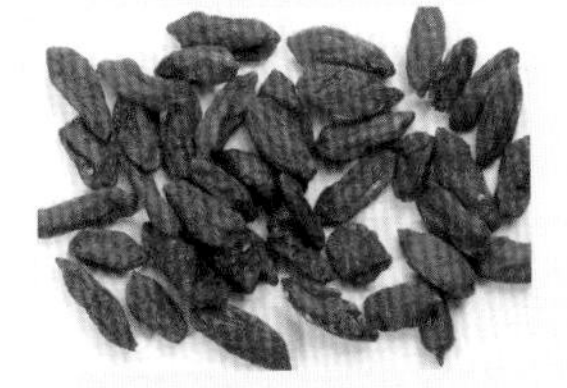

▲枸杞：養肝明目

做法

① 將金針菇、毛豆、雞胸肉分別洗淨後，煮熟撈起，並將水瀝乾；雞胸肉撕成雞絲，金針菇則浸入涼水至冷卻，毛豆則去薄皮，將其三者拌勻備用。

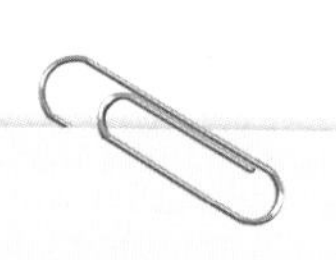

② 除枸杞外，將其餘藥材洗淨裝入藥袋，放到鍋中，加入約250C.C.的清水，以大火煮沸後，轉小火燜煮約45分鐘，取出藥袋。

③ 加入烏醋、醬油、糖、香油與鹽，並再放入適量藥汁及枸杞拌勻，作為調味料。

④ 將此調味料淋在步驟1拌勻的食材上即可。

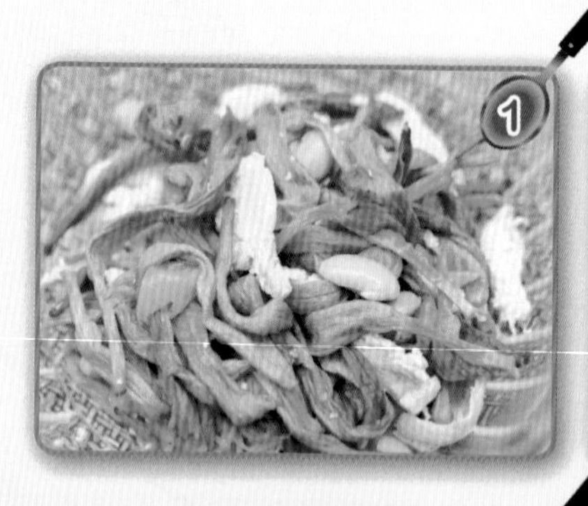

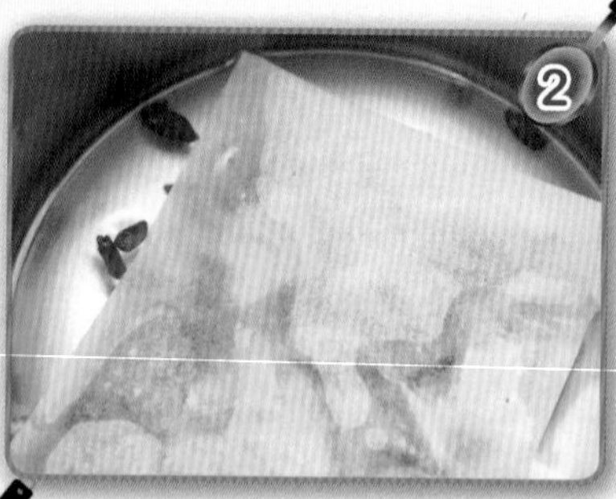

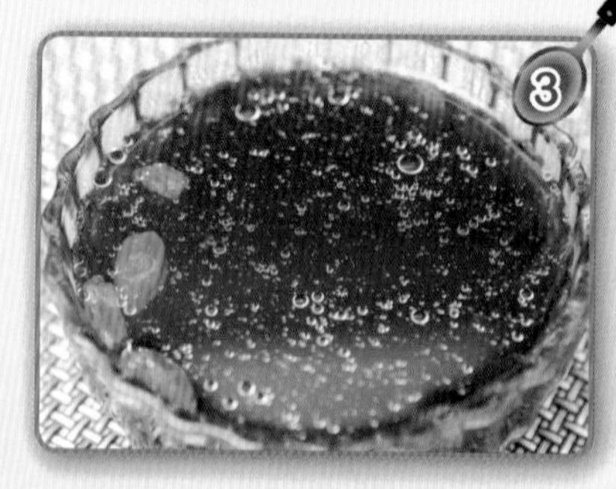

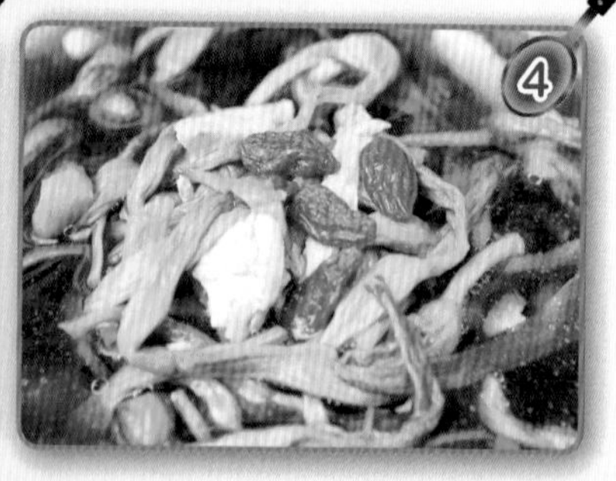

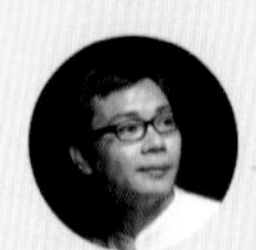

樂氏使用叮嚀！

適用族群 一般人，肥胖者。

不適用族群 因本藥膳含有金針菇，故關節炎或腎功能不佳者少食。

荷葉金針菇

藥膳藥材	性味	歸經	藥膳中的藥材功效
荷葉	味苦，性平微溫。	歸心、肝、脾經。	能清熱止瀉，去脂健胃，除濕消脂。通常用於有高血脂，肥胖症之人。
山楂	味酸甘，性微溫。	歸脾、胃、肝經。	可開胃消食，健脾益氣，消脂去水腫，最適合夏天服用。
陳皮	味辛苦，性溫。	歸肺、脾經。	可改善脾胃氣滯、脘腹脹滿、消化不良、食慾不振、咳嗽多痰等症，能預防高血壓。
枸杞	味甘，性平。	歸肝、腎經。	具有補腎益精，養肝明目的效果。

山楂米粉湯

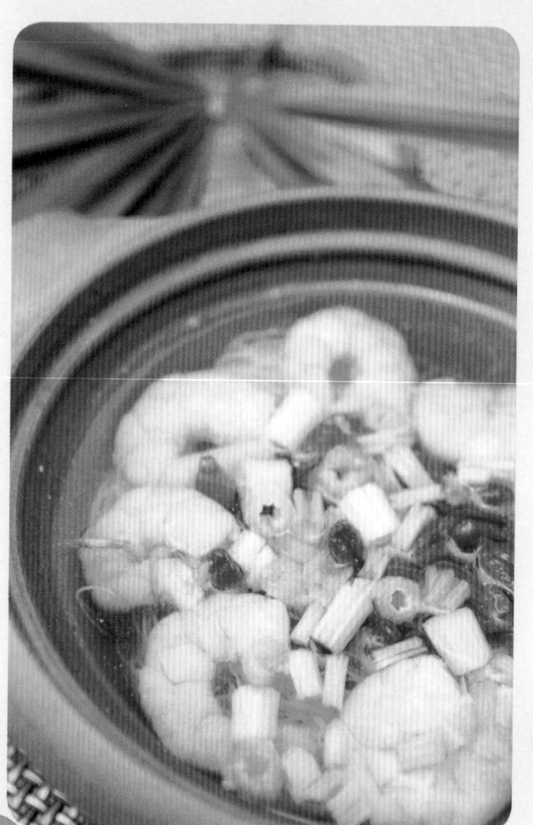

Point 藥膳特效藥材

決明子有祛風明目，潤腸通便，消炎瀉下，降血壓，減肥的功效。

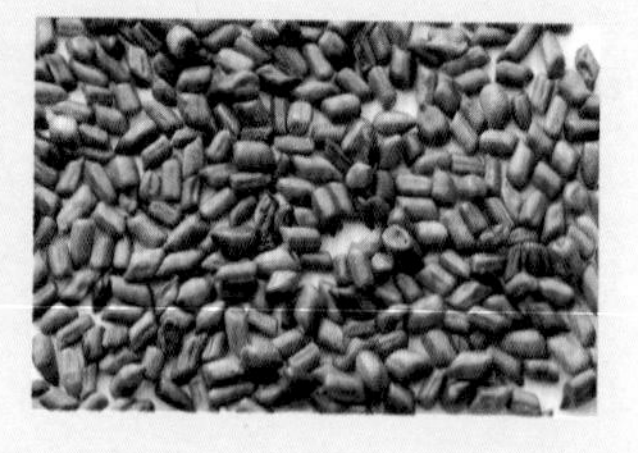

黃精補脾、養肺、益腎補精，改善脾胃虛弱，體倦乏力，食慾不振等症，此外還具有調補五臟之效。

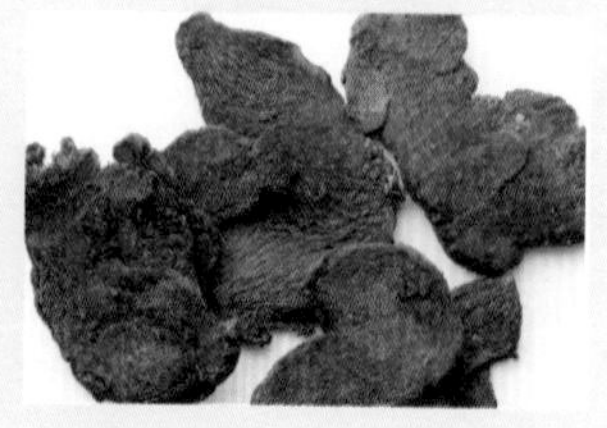

份量 1人份

由於本藥膳添加決明子、山楂，故有消食化積，促進腸胃蠕動的作用。其中，黃精有補肺、強筋骨、降血糖、延緩衰老的效果，可補充因減肥時所消耗的氣力，具有滋補作用。

材料

● 藥材：

決明子10克、黃精10克、枸杞15克、山楂10克、陳皮5克。

● 食材：

蝦仁200克、米粉1把、芹菜少許、香油與鹽適量。

[藥材透視鏡]

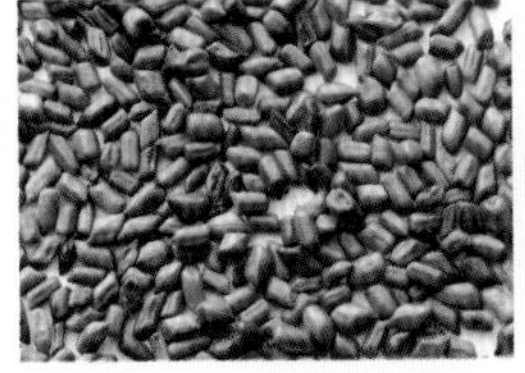
▲決明子：潤腸通便

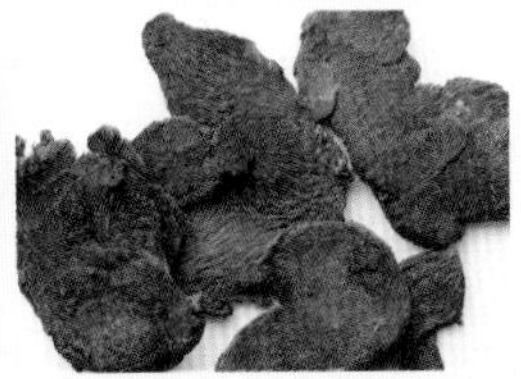
▲黃精：養陰生津

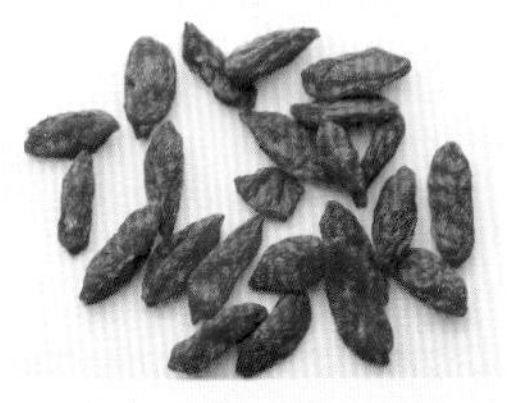
▲枸杞：養肝明目

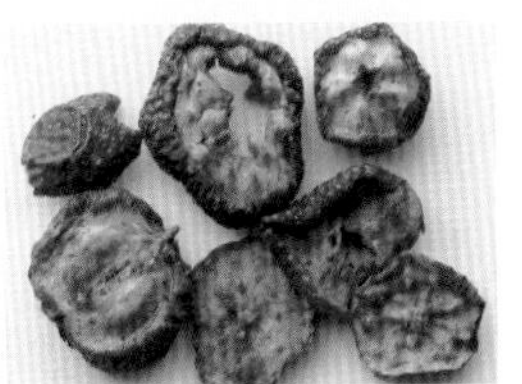
▲山楂：消食化積

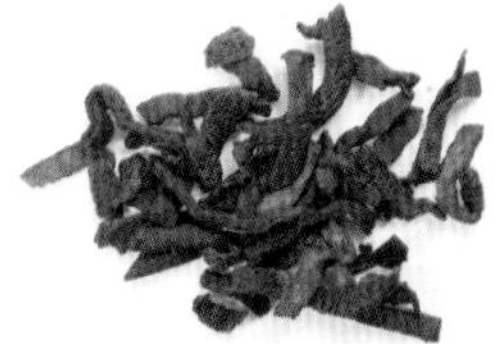
▲陳皮：健脾理氣

做法

1. 將蝦仁洗淨，米粉用水泡軟，芹菜切細備用。
2. 接著，將全部藥材洗淨後裝入藥袋（枸杞除外），並倒入約700C.C.的清水，用大火煮滾後，轉小火燜煮約50分鐘，

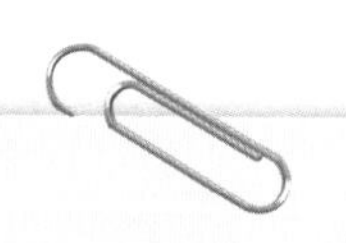

將藥袋取出放入米粉煮熟。

③ 加入蝦仁、芹菜、鹽及香油調味，並轉大火煮熟即可食用。

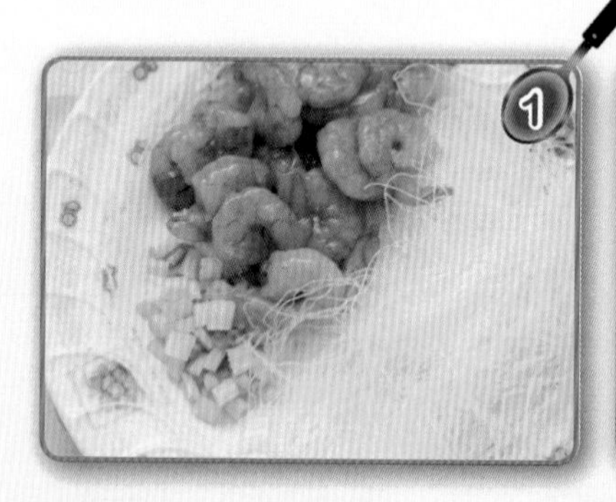

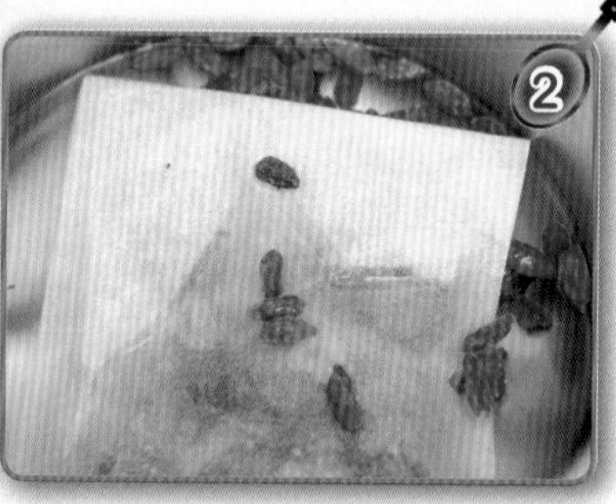

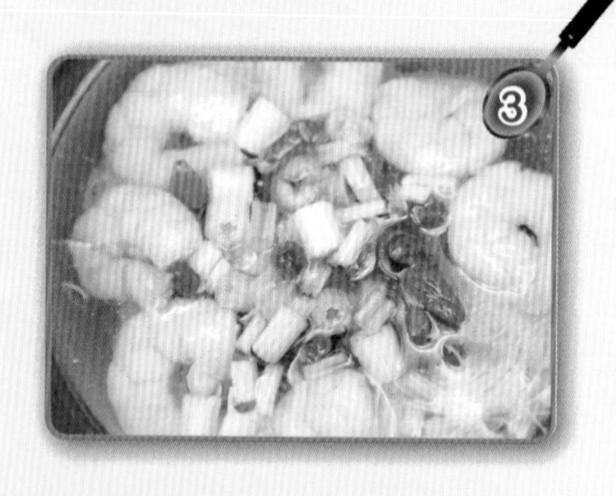

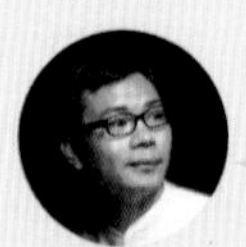

樂氏使用叮嚀！

適用族群 一般人或肥胖者尤為適宜。

不適用族群 感冒的人不可食用。

山楂米粉湯

藥膳藥材	性味	歸經	藥膳中的藥材功效
決明子	味苦、甘、鹹，性微寒。	歸肝、大腸經。	有祛風明目，潤腸通便，消炎瀉下，降血壓，減肥的功效。
黃精	味甘，性平。	歸肺、脾經。	補脾、養肺、益腎補精，改善脾胃虛弱，體倦乏力，食慾不振等症，此外還具有調補五臟之效。
枸杞	味甘，性平。	歸肝、腎經。	具有補腎益精，養肝明目的效果。
山楂	味酸甘，性微溫。	歸脾、胃、肝經。	可促進消化，消化油膩食積，並有改善腹脹的作用。
陳皮	味辛苦，性溫。	歸肺、脾經。	具有理氣和中，燥濕化痰，利水通便的功效。

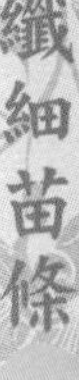

纖細藥浴

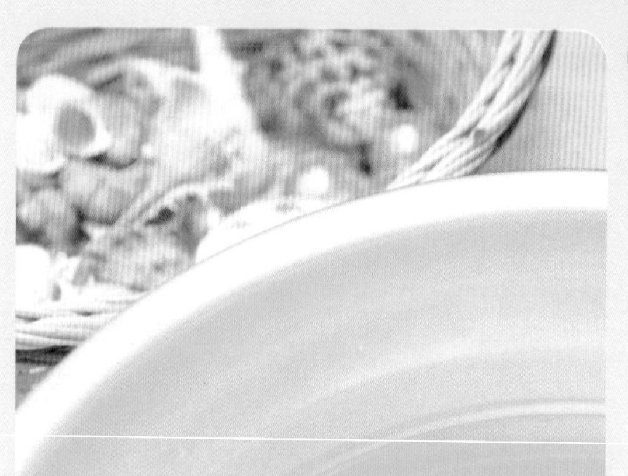

Point 藥浴特效藥材

薏仁 可清熱排膿，健脾止瀉，利水滲濕，舒筋除痺，治肌肉風濕及消痘美白、使肌膚水嫩等作用。

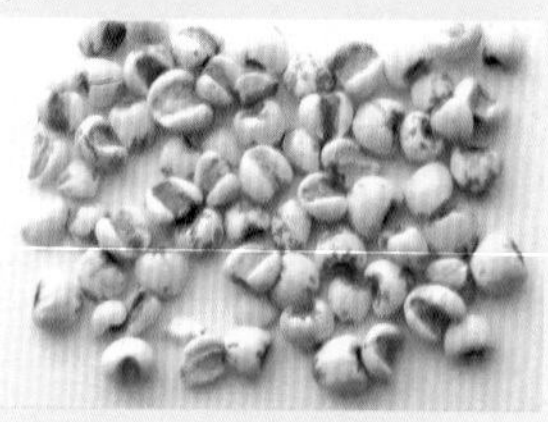

苦瓜 為補水良品，有防止發炎、美白的功效。內服則有清熱解毒、清心消暑、明目降壓的作用。

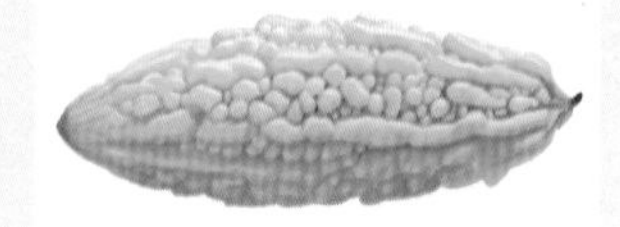

份量 1包份

加入本藥包泡澡，可促進血液循環，有美白，利水消腫，改善肥胖體型等功效。且因藥包中添加苦瓜、檸檬等富含維他命C的材料，故有滋潤皮膚、美白養顏的功效。

材料

● **藥材：**

牛膝12克、石菖蒲5克、檸檬3克、甘草5克、薏仁5克、苦瓜5克、白芷5克。

 **[藥材透視鏡]**

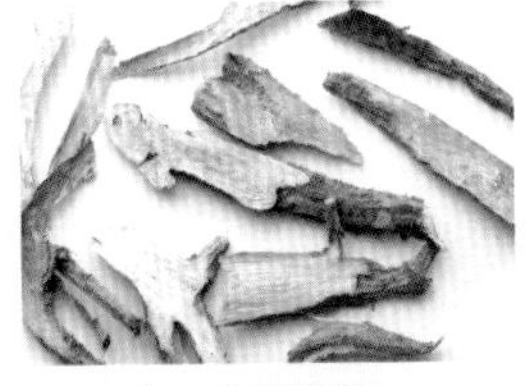

▲牛膝：強壯筋骨

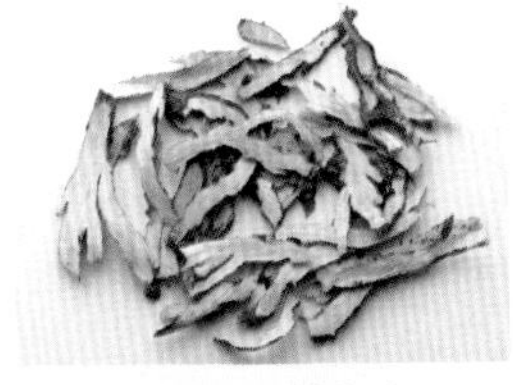

▲石菖蒲：鎮靜安神

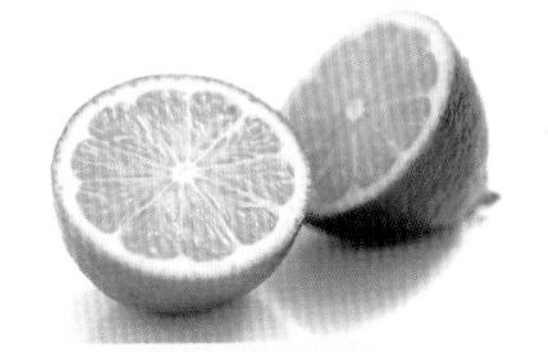

▲檸檬：消脂美容

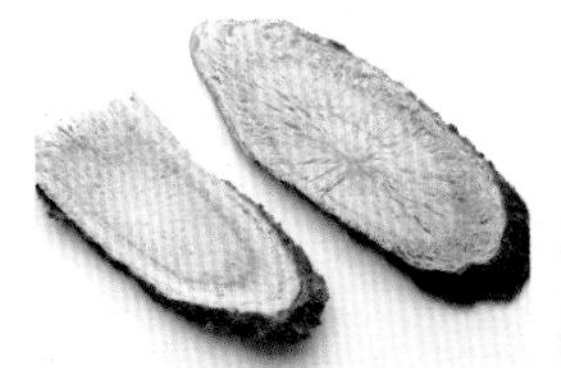

▲甘草：補脾益氣

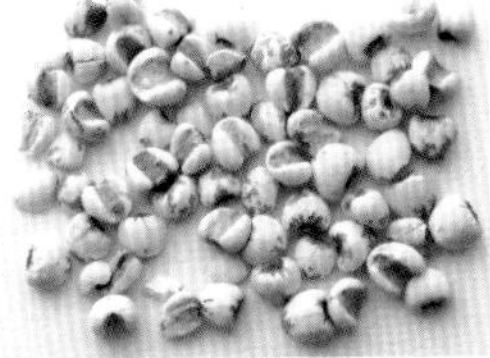

▲薏仁：利水滲濕

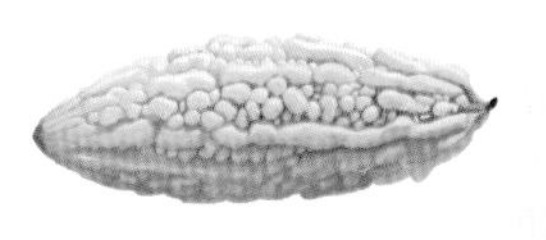

▲苦瓜：明目解毒

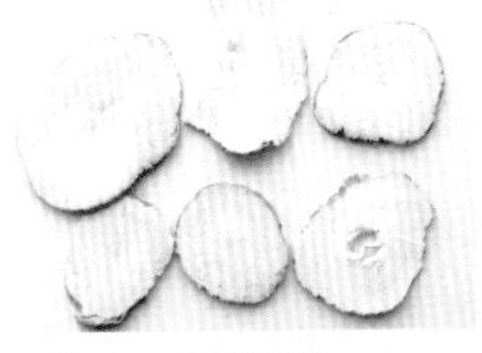

▲白芷：香竄通竅

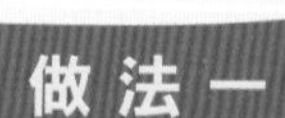

做法一

① 將藥材洗淨後，放入鍋中，倒入2000C.C.的冷水浸泡15分鐘，接著以大火煮滾，轉小火燜煮約30分鐘，去渣取藥汁。

② 將藥汁倒入盆中或浴缸內(適宜水溫約41℃左右)，睡前浸泡約10分鐘，稍作休息，再浸泡10分鐘(此時可視個人體質酌量加熱水)。

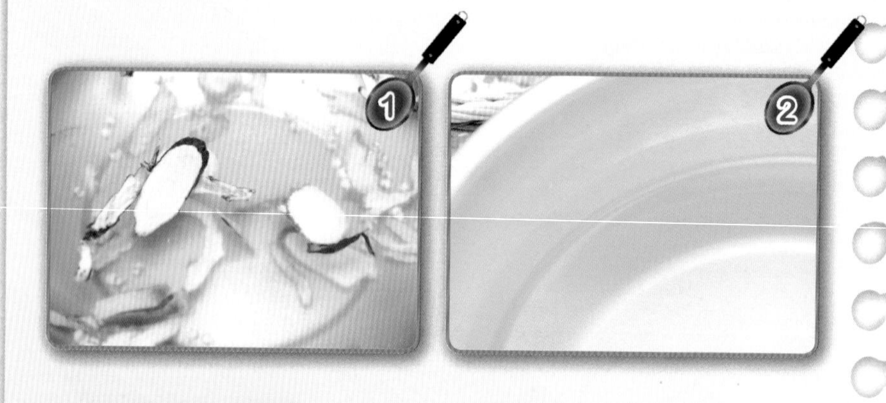

做法二

可請中藥房先將藥材壓碎後裝入布包內，並直接將藥包丟入盆中或浴缸內(適宜水溫約41℃左右)，於睡前浸泡約10分鐘，稍作休息，再浸泡10分鐘(此時可視個人體質酌量加熱水)。

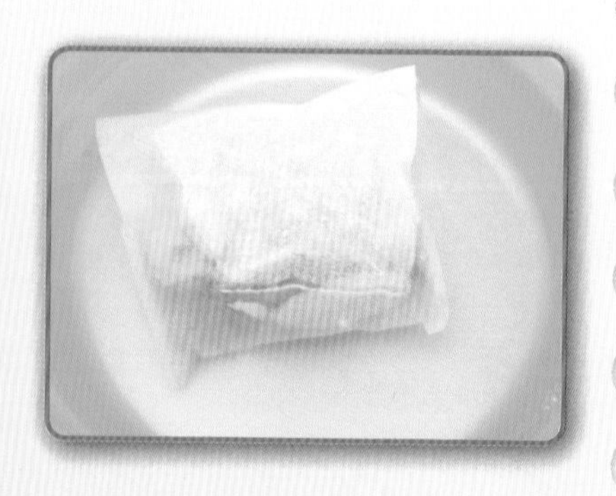

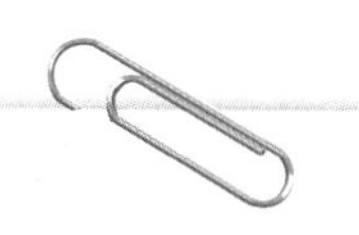

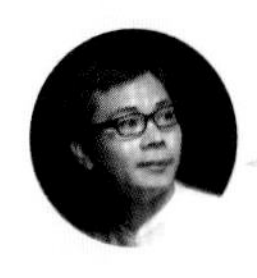

樂氏使用叮嚀！

1. 若是進行坐浴，則應使用較深的浴盆，將臀部和外陰部浸泡在藥浴中為好。
2. 若是全身要浸泡在藥浴中，應選擇長形浴缸，並將頭部以下的部位浸入藥浴，以發揮療效。
3. 浸泡藥浴後，盡量不要用清水沖洗，以維持藥效。

泡澡時，你也可進行的穴位按摩！

瘦身減肥的最快方法就是加速新陳代謝，因此泡澡不僅能促進體內循環加快，甚至還能藉由藥浴中纖體、美白的功效，達到減肥美肌的效果。這時，再搭配按摩中脘穴、水分穴，能有效消除水腫，排出多餘水分。

自我按摩

在泡澡時，可盡量浸泡全身，使藥效均勻發揮。首先，可用指端或掌根在中脘穴上揉2～5分鐘，或者以掌心、四指，摩揉穴位5～10分鐘，有改善便祕的效果。

接著，將手慢慢移至水分穴，四指集中按壓此穴，並搭配規律地呼吸，可消除水腫。

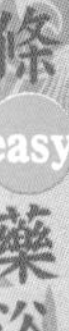

取穴小常識

[中脘穴]

精確取穴：

穴位於人體上腹部，前正中線上，當臍中上4寸，即肚臍往上四指寬處。

按摩方式：

利用掌根力量摩揉本穴，以順時針或逆時針方向按揉2~5分鐘即可。

功效：

有效改善便祕、失眠、食積難消化等症。

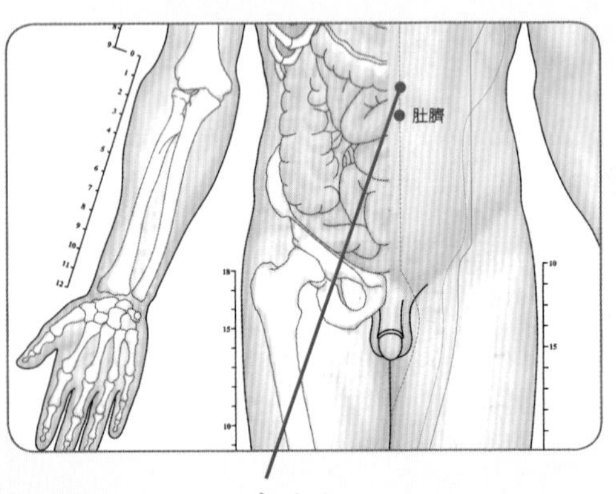

中脘穴

[水分穴]

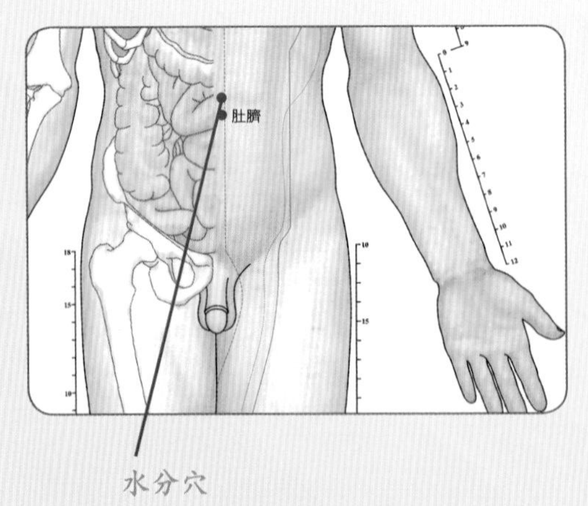

水分穴

精確取穴：

位於正中線上，肚臍往上一指寬處。

按摩方式：

四指併攏後，集中力量按壓此穴，直到出現酸痛感，每次約1~3分鐘。

功效：

可改善腹痛、水腫、腸鳴、泄瀉等不適。

纖體藥浴

藥浴藥材	性味	歸經	藥浴中的藥材功效
牛膝	味苦酸，性平，無毒。	歸肝、腎經。	袪氣滯血瘀，久服能抗衰老。有益精氣，散瘀血，強壯筋骨，調經，利水通淋，引血下行等功效。
石菖蒲	味辛，性溫。	歸心、肝經。	有除痰開竅，聰耳明目的作用。
檸檬	味酸、甘，性平。	歸肝、胃經。	具有消炎，抗癌，防病，養顏美白等功效。
甘草	味甘，性平。	歸心、肺、脾、胃經。	具有清熱解毒的作用，可堅筋骨，利血氣。
薏仁	味甘淡，性微寒。	歸脾、胃、肺、大腸經。	可清熱排膿，健脾止瀉，利水滲濕，舒筋除痺，治肌肉風濕及消痘美白、使肌膚水嫩等作用。
苦瓜	味苦，性寒。	歸心、脾、胃經。	為補水良品，有防止發炎、美白的功效。內服則有清熱解毒、清心消暑、明目降壓的作用。
白芷	味辛，性溫。	歸腸、肺、胃經。	常用作古代面脂，能潤澤膚色，為可單獨外用的一味美容藥材。

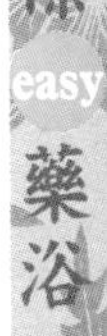

39 精選藥浴

輕盈藥浴

藥浴

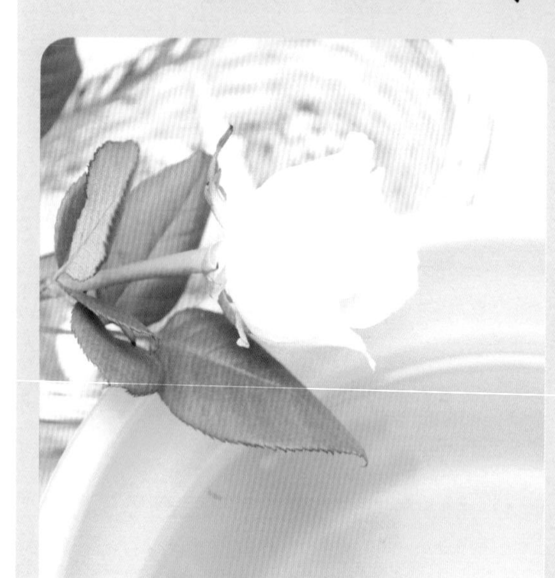

Point 藥浴特效藥材

澤瀉有利尿滲濕，降低血壓，降膽固醇等作用。可改善水濕內停所出現的尿少、水腫、瀉痢等症。

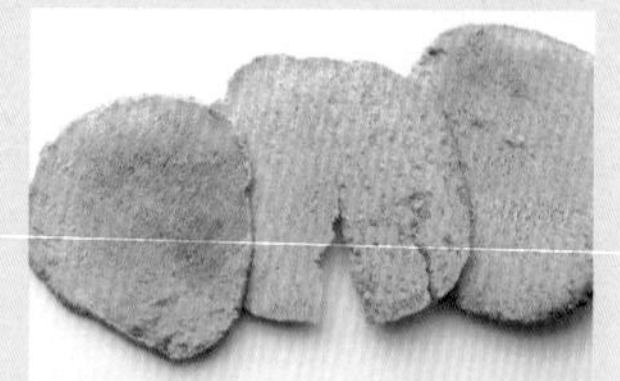

桂枝其功效具有散寒解表，溫經通脈，通陽化氣的作用；可改善四肢冰冷、痛經閉經等症。

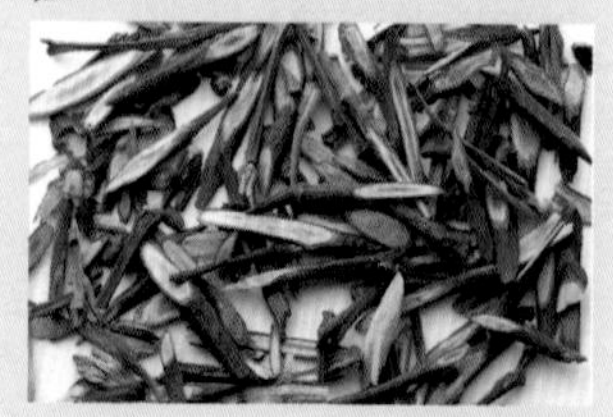

份量 1包份

本藥浴的主要功效為利水去濕，可排除身體多餘溼氣，幫助人們發汗。尤其適合水腫肥胖型，可改善水腫不適的狀態，且當身體排出多餘廢水時，等於是將毒素排出體外，對健康有助益。

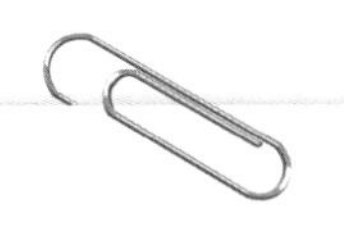

材料

● **藥材：**

香附子10克、荷葉10克、防己10克、夜交藤10克、桂枝5克、白芍10克、澤瀉5克。

 **[藥材透視鏡]**

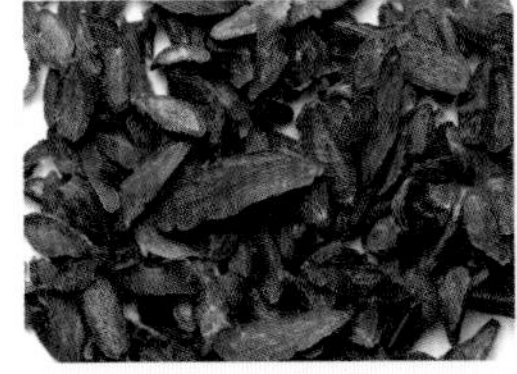

▲香附子：行氣止痛

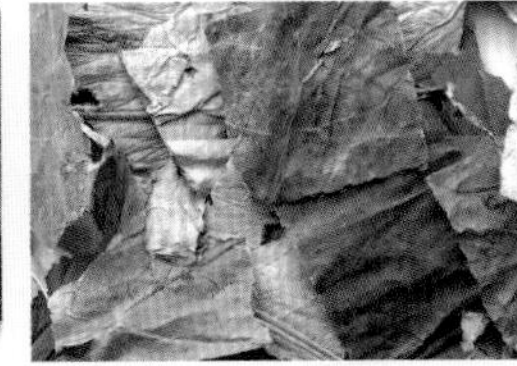

▲荷葉：除濕消脂

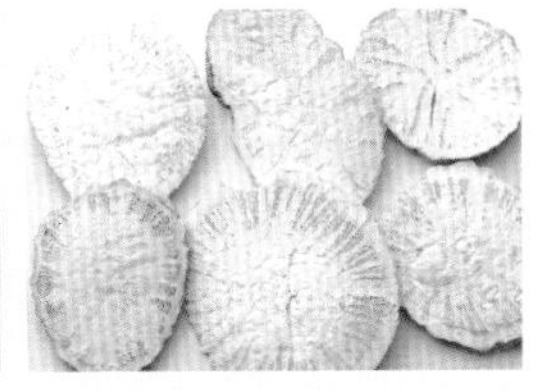

▲防己：利水消腫

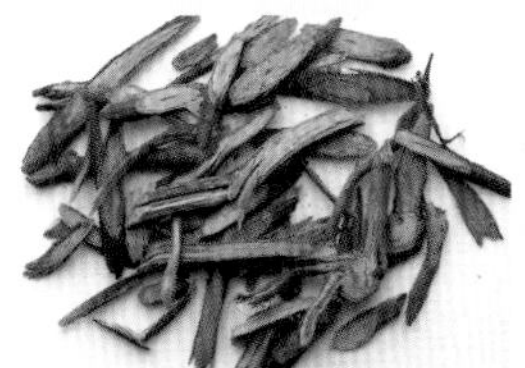

▲夜交藤：清心安眠

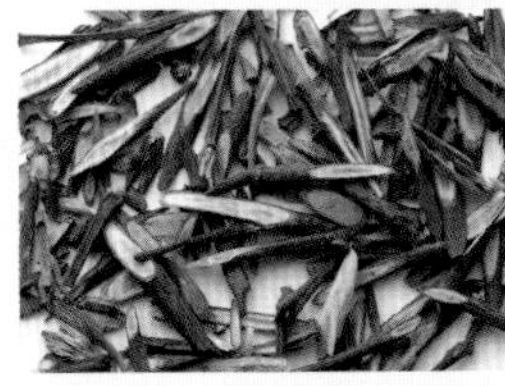

▲桂枝：解熱發汗

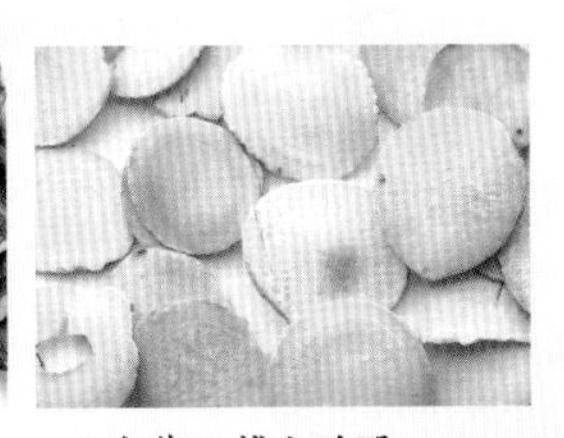

▲白芍：補血滋潤

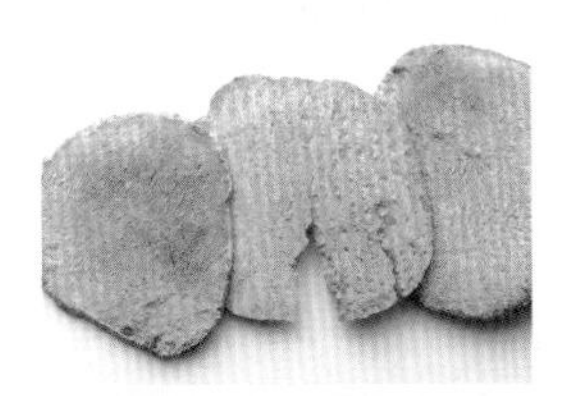

▲澤瀉：利尿滲濕

做法一

1. 將荷葉壓碎，連同其餘藥材放入2000C.C.的冷水浸泡15分鐘後，開大火煮滾，接著轉小火燜煮約30分鐘，去渣取藥汁。
2. 倒入盆中或浴缸內(適宜水溫41℃左右)，於睡前浸泡約10分鐘，稍作休息，再浸泡10分鐘(此時可視個人體質酌量加熱水)。

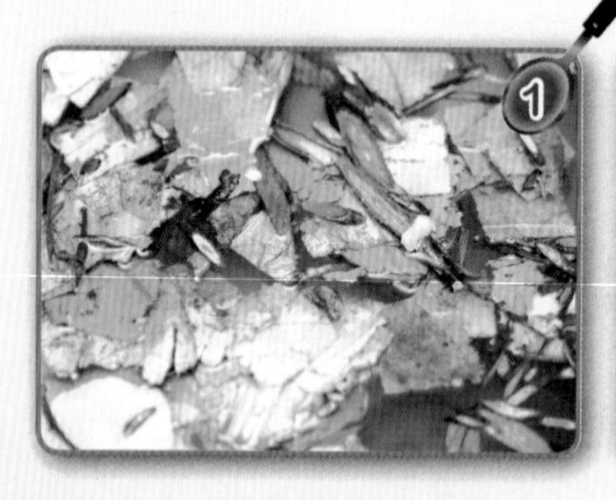

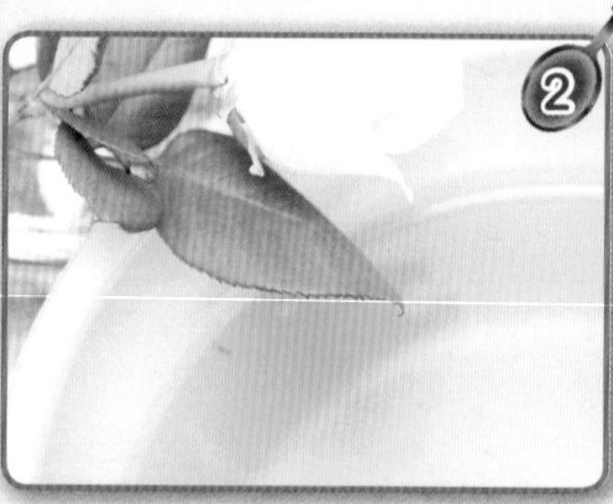

做法二

可請中藥房先壓碎全部藥材裝入布包內，直接將藥包放到盆中或浴缸內(適宜水溫約41℃左右)，於睡前浸泡約10分鐘，稍作休息，再浸泡10分鐘(此時可視個人體質酌量加熱水)。

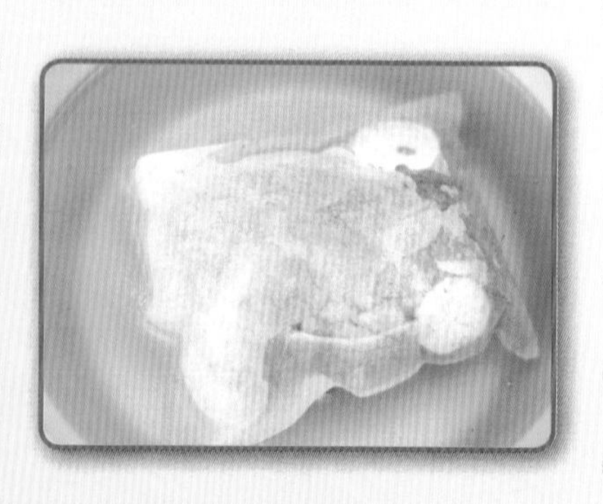

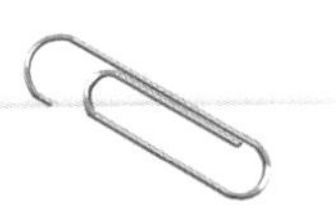

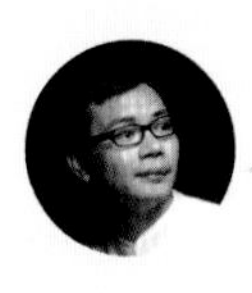

樂氏使用叮嚀！

1. 在進行泡澡時，應從39℃~45℃開始調整水溫，測試自己的耐熱程度。若是第一次泡澡，夏天建議可調整到39℃，冬天則是42℃為佳。
2. 沐浴完畢後，會出現表皮發紅，發汗半小時到一個小時的現象，這些均屬浸泡藥浴的正常現象。但此時不可吹風，以免受涼。
3. 泡澡前的4小時內，若沒有進食，應先準備好牛奶等流質食品，以即時補充因太過飢餓而出現血糖過低的現象。

泡澡時，你也可進行的穴位按摩！

在沐浴時，若能配合簡單的按摩及運動，不但能輕鬆消除多餘脂肪，還能增進血液循環，使氣色紅潤，身心愉快。因此在泡澡時，持續按摩承扶穴、陰陵泉穴，可加快皮膚吸收藥效的速度。

自我按摩

在泡澡時，先按壓臀部與大腿交接處的承扶穴約1~3分鐘，不僅能緊實原先鬆垮的臀部，還能恢復肌肉彈性，改善臀部下垂的情形。接著，將大拇指移至膝下內側凹陷處，按壓陰陵泉穴，可改善腹脹不適的情形，並有通利小便、消除水腫的作用。

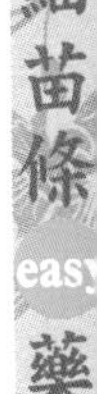

取穴小常識

[承扶穴]

精確取穴：

大腿後，臀下橫紋中點處即是。

按摩方式：

用食、中、無名三指指腹向上按摩，每次或同時進行各1~3分鐘。

功效：

能緊實臀部，通便消痣，有疏筋活絡的作用。

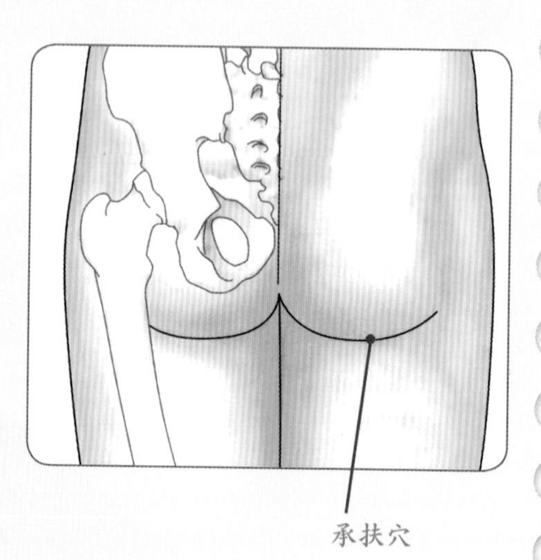

陰陵泉穴

[陰陵泉穴]

精確取穴：

小腿內側，膝下脛骨內側凹陷處即是。

按摩方式：

一手輕握膝下處，彎曲大拇指，以指尖由下向上出力揉按。

功效：

可通利小便，有緩解腹脹的作用。

纖體藥浴

藥浴藥材	性味	歸經	藥浴中的藥材功效
香附子	味辛、微苦，性平。	歸肝、胃經。	可疏肝解鬱，行氣止痛，調整月經。是行氣開鬱的常用藥。
荷葉	味苦，性平微溫。	歸心、肝、脾經。	對貧血、新陳代謝不佳或水腫症狀者有改善效果，此外亦可消除脂肪。
防己	味苦辛，性寒。	歸膀胱、腎、脾經。	祛風濕，止痛，利水消腫。
夜交藤	味甘、微苦，性平。	歸心，肝經。	有養心安神，祛風通絡的效果。
桂枝	味辛甘，性溫。	歸心、肺、膀胱經	其功效具有散寒解表，溫經通脈，通陽化氣的作用；可改善四肢冰冷、痛經閉經等症。
白芍	味酸苦，性微寒。	歸脾、胃經。	可改善血虛萎黃，陰虛發熱，月經不順等症。
澤瀉	味甘，性寒。	歸腎、膀胱經。	有利尿滲濕，降低血壓，降膽固醇等作用。可改善水濕內停所出現的尿少、水腫、瀉痢等症。

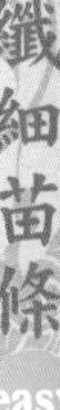

消脂按摩膏

按摩膏

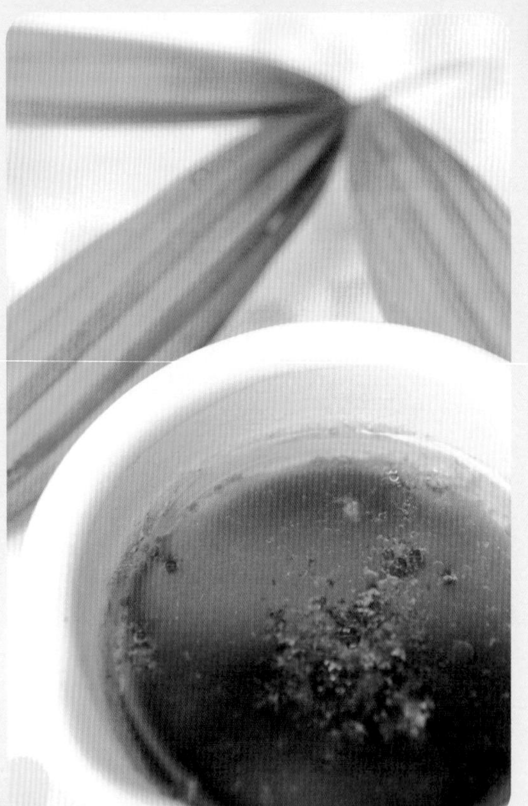

Point 藥膏特效藥材

威靈仙 具有通絡止痛，祛風除濕，消痰水，散癖積的作用。此外，還有降血糖、利水的功效。

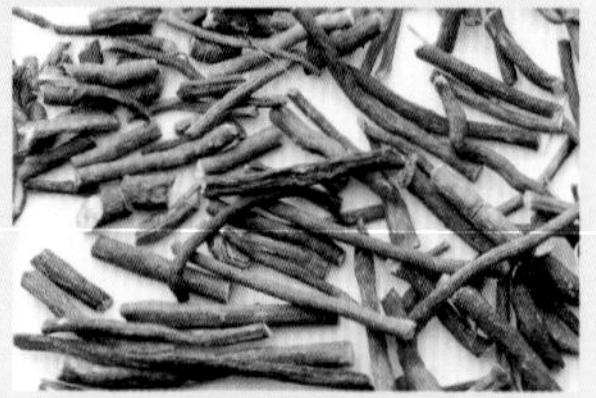

大黃 有攻下通便，活血祛瘀，瀉火解毒的作用。可改善腸胃積滯，大便祕結，痢疾腹痛等不適。

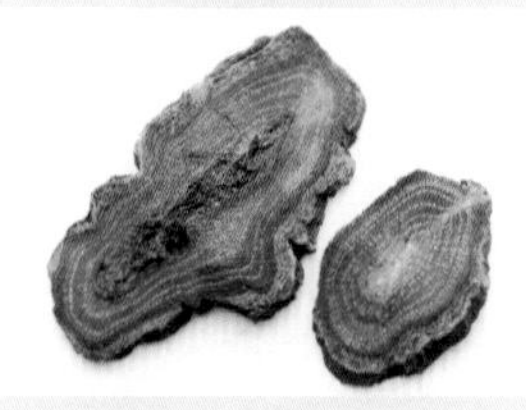

份量 1罐

具有消脂除濕，活血潤膚的作用。而按摩膏中的澤瀉，有通利小便，清除濕熱的功效，可改善水腫脹滿等症，並可除斑，滋潤肌膚；而防己有利水消腫的作用，能排除體內多餘水分。

材料

● 藥材：

茜草6克、丹參15克、薑5克、蒼朮15克、牛膝10克、威靈仙5克、小茴香10克、當歸10克、荷葉7克、澤瀉10克、紅花5克、防己10克、牡丹皮10克、大黃5克、白芷10克。

● 調配原料：

凡士林500 C.C.、過濾紗布一塊。

[藥材透視鏡]

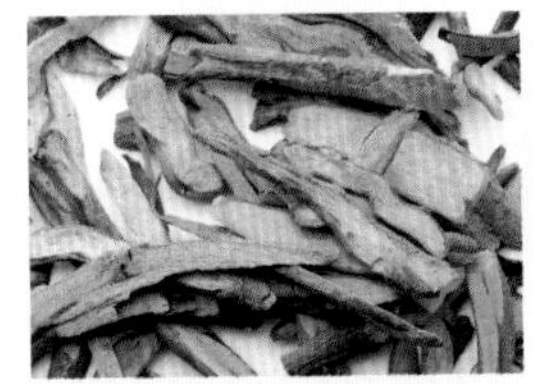
▲茜草：涼血化瘀

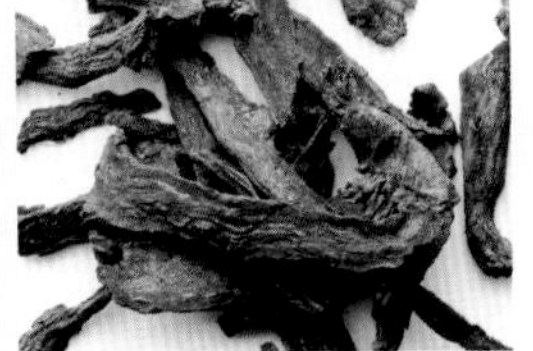
▲丹參：清熱除煩

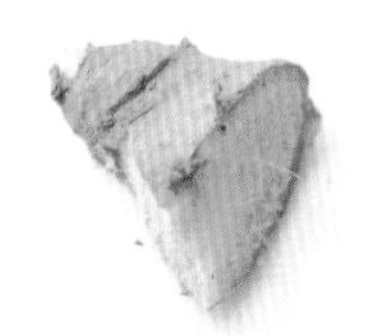
▲薑：發汗解表

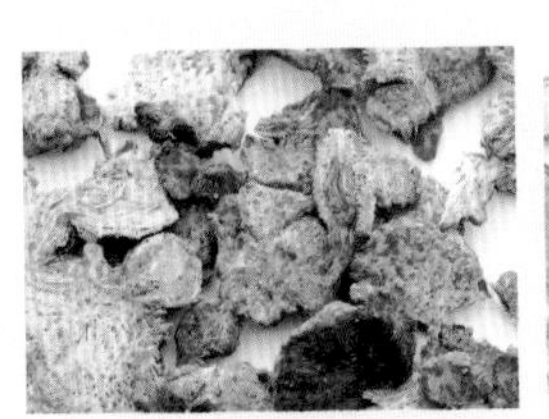
▲蒼朮：燥濕健脾

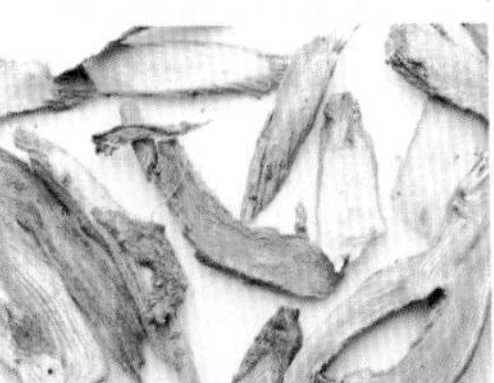
▲牛膝：強壯筋骨

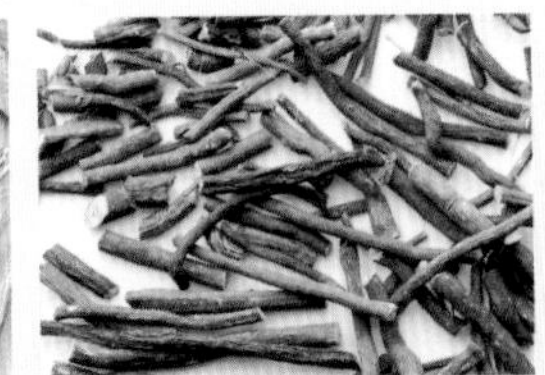
▲威靈仙：祛除風濕

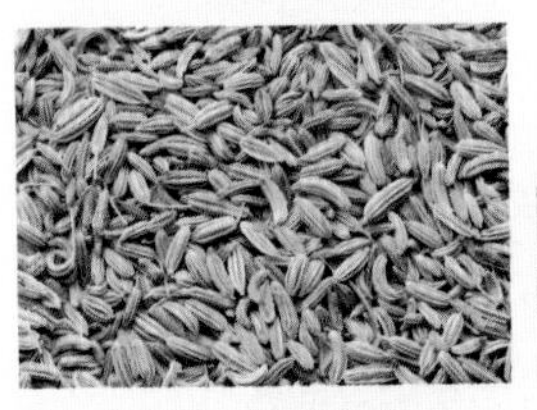
▲小茴香：祛寒止痛

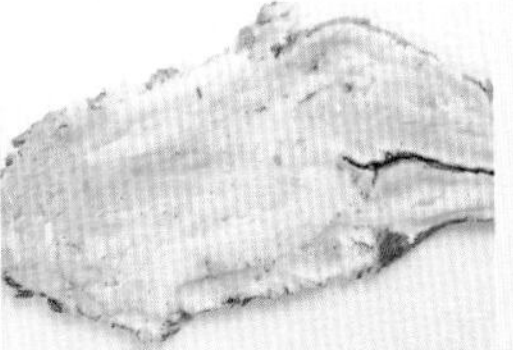
▲當歸：行血補血

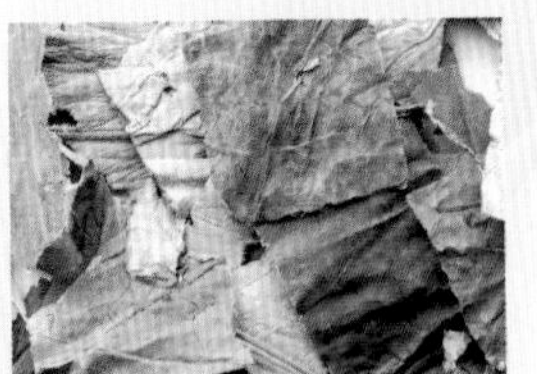
▲荷葉：除濕消脂

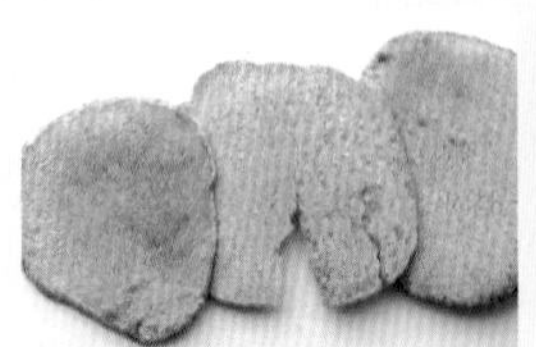

▲澤瀉：利尿滲濕

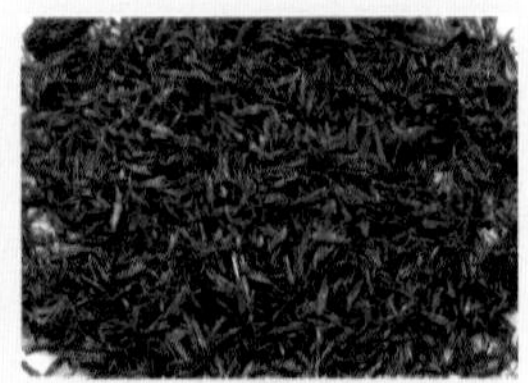

▲紅花：通經活血

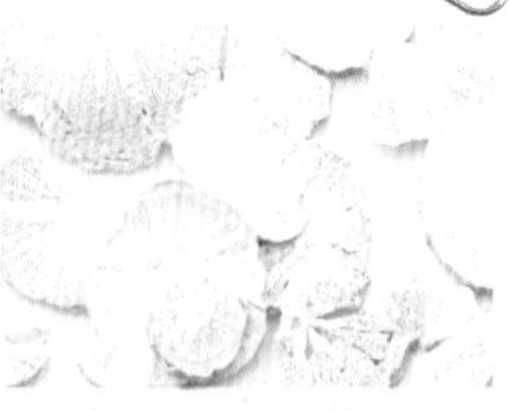

▲防己：利水消腫

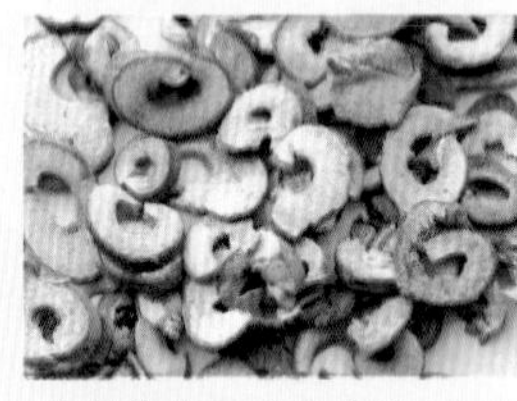

▲牡丹皮：延緩衰老

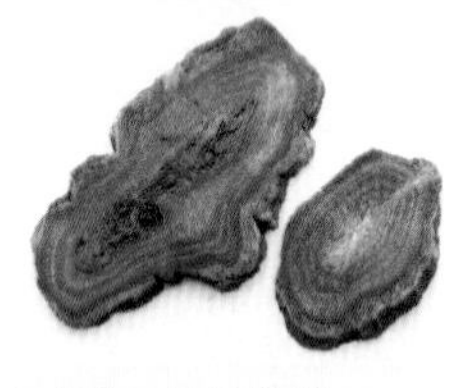

▲大黃：活血袪瘀

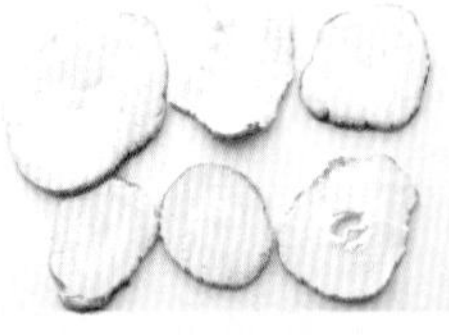

▲白芷：香竄通竅

做法

1. 將凡士林放入不鏽鋼鍋中，開小火熔化凡士林後，將全部藥材切碎放入。
2. 約20分鐘後轉中火，待藥材成焦黃色後熄火，將藥油去渣，以紗布過濾。
3. 將藥油加入橄欖油攪拌均勻，倒入容器中。
4. 待全涼後，方可蓋上瓶蓋。按摩膏即完成。

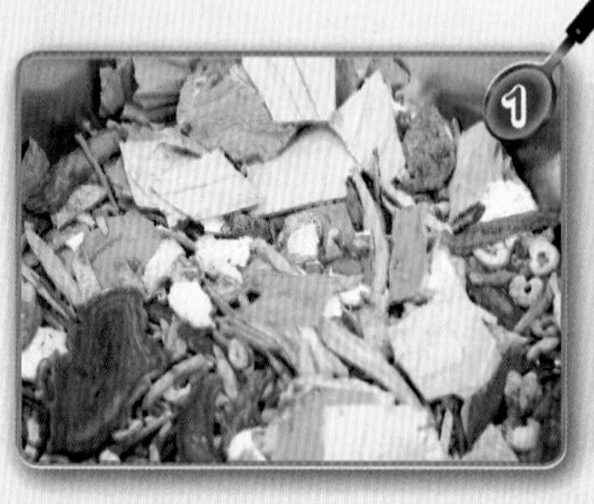

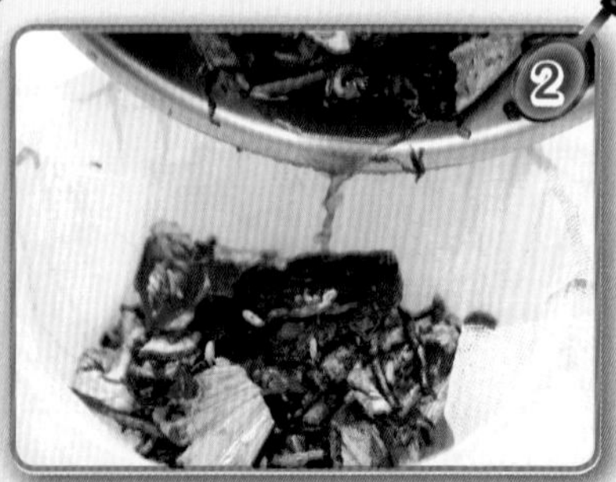

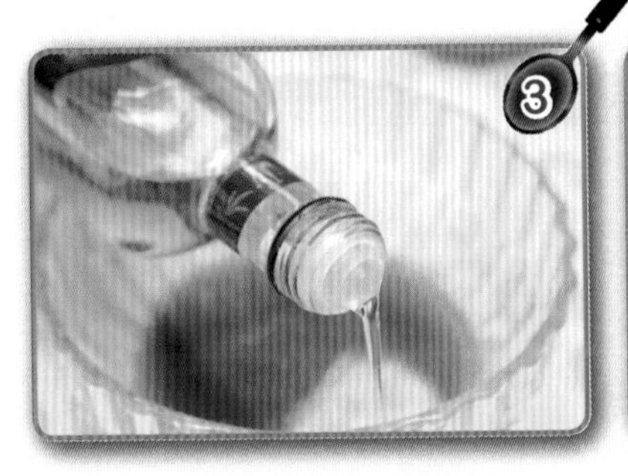

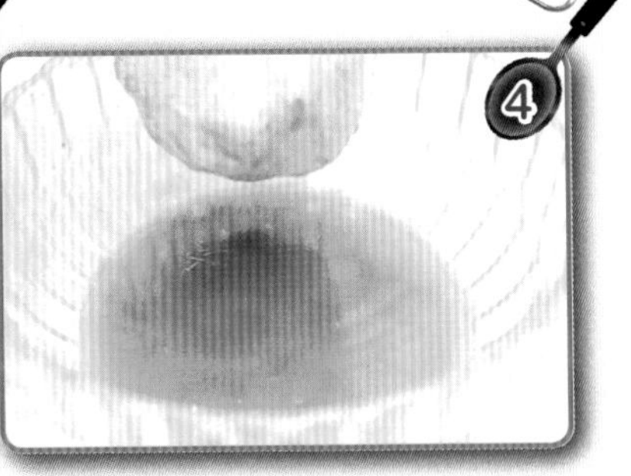

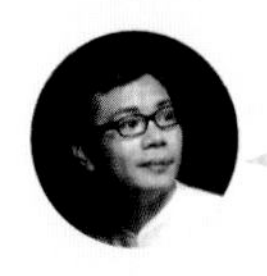

樂氏使用叮嚀！

在身體欲消脂處抹上消脂膏後，以掌根旋轉揉動，持續按摩約3～5分鐘；此外，每天若能配合運動燃燒脂肪，效果會更好。當按摩完畢後，記得喝一杯溫開水，以加強體內排毒。但孕婦須依醫生指示才能使用。

按摩時，加強穴位更有效！

在塗抹按摩膏的同時，搭配天樞穴、滑肉門穴的按摩，可加速藥效的吸收，促進身體新陳代謝，消解脂肪！

自我按摩

現代人因錯誤的飲食習慣及運動不足等因素，造成基礎代謝率降低，進而形成脂肪堆積。因此，透過消脂按摩膏與穴位按摩能加快瘦身進度。首先，以掌心摩揉肚臍旁的天樞穴，約1~3分鐘；接著，將手移至附近的滑肉門穴，以掌心按揉或大幅度地按壓，甚至亦可同時刺激兩個穴位，有助於小腹微凸者排除多餘的脂肪及水分。

取穴小常識

[天樞穴]

精確取穴：

腹中部，平臍中，距臍中2寸處。

按摩方式：

雙手掌心向下，以食、中、無名三指垂直下按並向外揉壓，施力點在中指指腹。

功效：

能改善月經不調，男性生殖器官病症，並具有瘦身效果。

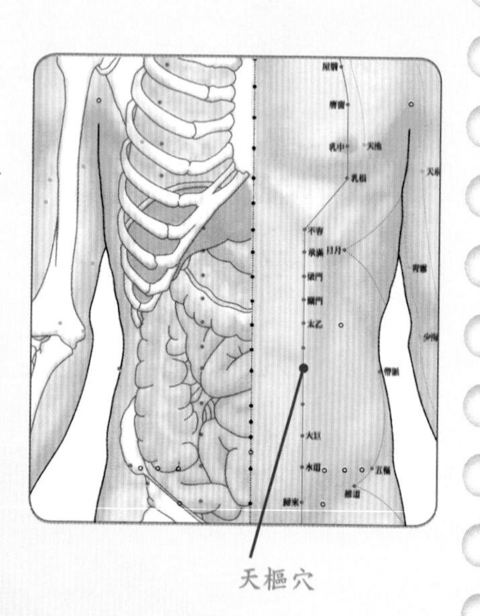

天樞穴

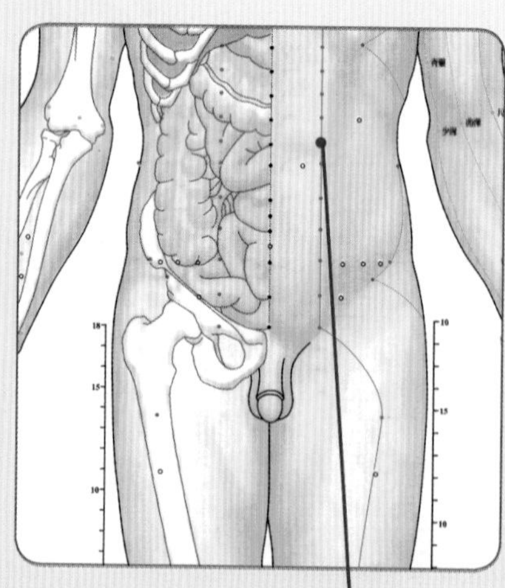

滑肉門穴

[滑肉門穴]

精確取穴：

人體上腹部，於肚臍中上1寸，距前正中線2寸處即是。

按摩方式：

以食、中、無名三指指腹垂直下按，再向外拉，出力揉按。

功效：

可消解人體脂肪，具有健美減肥的功效。

消脂按摩膏

藥膏藥材	性味	歸經	藥膏中的藥材功效
茜草	味苦，性寒。	歸肝經。	涼血，化瘀止血，通經。
丹參	味苦，性微寒。	歸心、肝經。	能活血祛瘀，安神寧心，排膿止痛的作用。
薑	味辛，性溫。	歸肺、脾、胃經。	發汗解表，溫中止嘔，溫肺止咳。
蒼朮	味辛苦，性溫。	歸脾、胃經。	燥濕健脾，祛風濕。
牛膝	味甘、苦、酸，性平。	歸肝、腎經。	具有消散瘀血，消除癰腫的功用。
威靈仙	味辛鹹，性溫。	歸膀胱經。	具有通絡止痛，祛風除濕，消痰水，散癖積的作用。此外，還有降血糖、利水的功效。
小茴香	味辛，性溫。	歸肝、腎、脾、胃經。	有祛寒止痛，溫補脾肺，止嘔祛痰的功效。
當歸	味甘辛，性溫。	歸肝、心、脾經。	有補血活血，調經止痛，潤腸等作用。

藥膏藥材	性味	歸經	藥膏中的藥材功效
荷葉	味苦，性平微溫。	歸心、肝、脾經。	有平肝降壓、降脂輕身之功效。
澤瀉	味甘，性寒。	歸腎、膀胱經。	有利水滲濕，瀉熱的作用。
紅花	味辛、微苦，性溫。	歸心、肝經。	有活血通經，祛瘀止痛的作用。
防己	味苦，性寒。	歸膀胱、脾、腎經。	行水，可瀉下焦濕熱。
牡丹皮	味辛苦，性微寒。	歸心、肝、腎經。	具有清熱涼血、活血化瘀的作用。
大黃	味苦，性寒。	歸脾、胃、大腸、肝、心經。	有攻下通便，活血祛痰，瀉火解毒的作用。可改善腸胃積滯，大便祕結，痢疾腹痛等不適。
白芷	味辛，性溫。	歸腸、肺、胃經。	有除濕通竅，消腫排膿的效果。

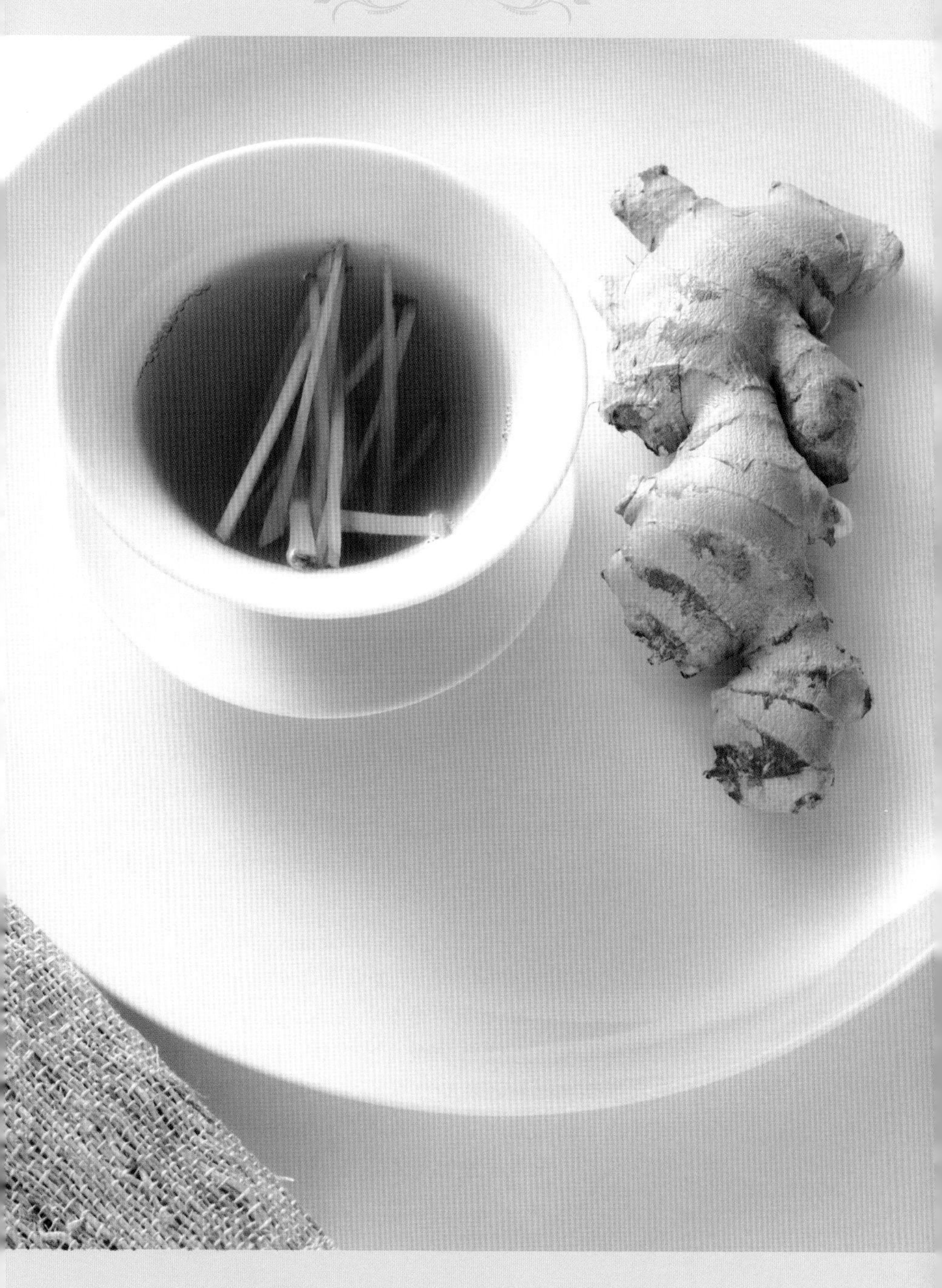

樂氏同仁堂配方典故

～【神菇】

明朝萬曆11年（西元1583年），努爾哈赤統一女真各部，與明朝分庭抗禮。當年努爾哈赤攻打寧遠時，遇到袁崇煥守城，努爾哈赤不敵袁崇煥軍隊及紅夷大炮的猛烈攻擊，在戰役中身受重傷，因未能入主中原而憂憤逝去。

皇太極繼位後，遠攻明朝版圖，有鑑於父親戰敗而逝的前車之鑑，心中戒慎小心。此時，明朝派洪承疇率兵來援，勢如破竹，清軍「存身無地」，勢甚危急。皇太極聞悉此事，決定御駕親征，馬不停蹄，連奔數夜抵達戰場。

後來，皇太極率軍浴血苦戰曾經一度退守，此時兵糧不足，皇太極見山上寒冷之地，有遍地群菇，心中暗想：「此菇生於極寒之地而不枯，莫非為山野奇珍？」遂令兵將以此為糧，將士們服後無不神清氣爽、精力更勝於前。皇太極重新整軍出發，下令連掘三道大壕，將明軍包圍起來，切斷與後方的一切聯繫和糧餉供應，進而一舉打敗洪承疇。

之後，清軍入主中原，皇太極改國號「金」為「清」，建立清朝。其成功關鍵，在於皇太極苦戰中，發現此一「神菇」，感念於此，東北民間更譽之為「帝靈茸」，此後成為清代宮廷貴胄之家，修護精神體力，恢復健康的必備聖品。而如今，樂氏同仁堂秉持著「炮製雖煩必不敢省人工，品味雖貴必不敢減物力」的信念，進一步改良「神菇」，取其精華以製成藥，成為現代人保健身體的養生妙藥！

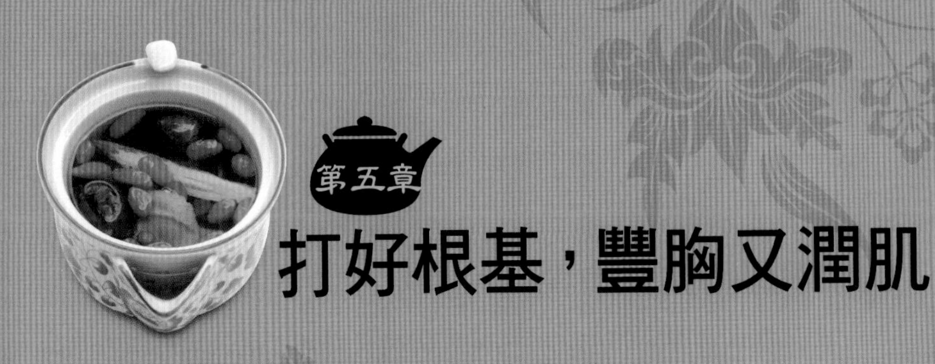

第五章

打好根基，豐胸又潤肌

樂氏解碼**養生觀念篇**

樂氏內外**調補養生篇**

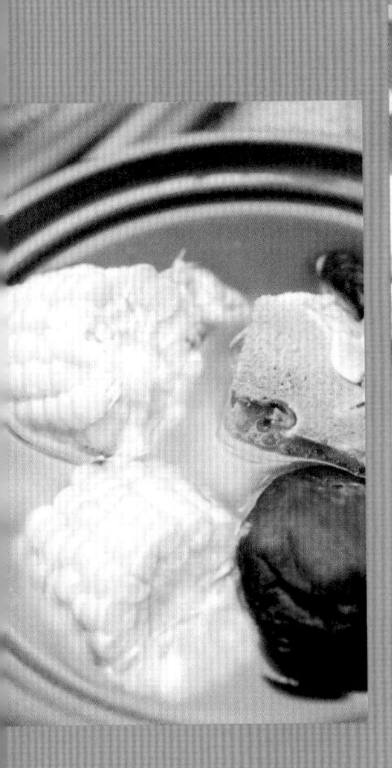
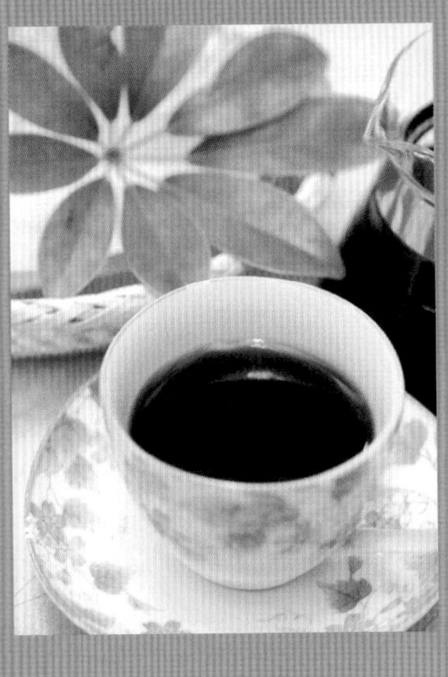
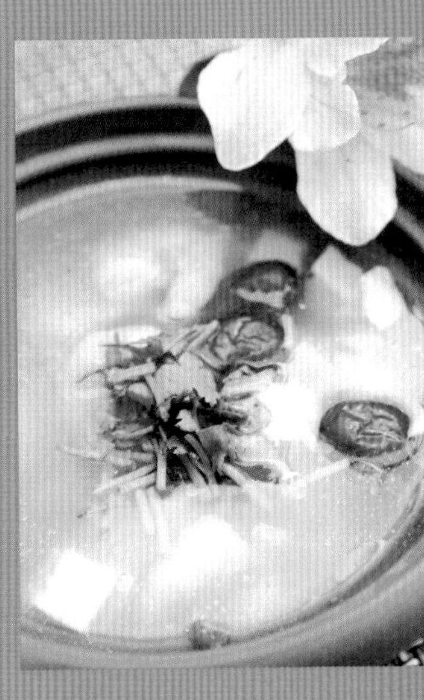

樂氏解碼 養生觀念篇

打好根基，豐胸又潤肌

掌握豐胸黃金期

女孩進入青春期的徵兆，可從乳房發育得知，這是最為顯著的第二性徵。一般來說，乳房發育大約要七年的時間，若這個階段缺乏營養，或是經常情志抑鬱難舒，便會使乳房發育不良。因此，在青春期時應注重飲食或中藥調補，若再加上穴位按摩，則效果將會加倍。

一般來說，胸部在青春期後就幾乎定型了，意即年齡超過十八歲後，乳腺的基本發育才趨於成熟，不容易再改變；除非到了懷孕階段，乳房才有可能變大，然而一旦退乳，胸部會以「進二退一」的比例，比孕期前大一個罩杯，假使沒有其他因素影響（如變胖），乳房多半不會有長大的機會。因此，胸部發育的黃金期仍是以青春期為佳，若要擁有豐潤圓挺的胸部，這時必須注意兩點：

1. 在十二歲左右的發育期初期，應多吃富含膠質的食物，如雞爪、豬腳等。

2. 到了十六歲左右，應多食用豐胸藥膳，每星期至少一天服用豐胸茶飲、甜品或藥膳，並搭配運動來健胸；此外，這時期因是胸部發育期，所以應慎選內衣且正確穿著，如此一來，才能使胸部更為豐滿、集中、尖挺。

調理三臟促進乳房發育

中醫認為，乳房的發育與臟腑、經絡、氣血的關係密切，尤以胃、肝、腎影響最大。因胃經會經過乳中穴，而乳頭中央的部位屬肝經，性腺則屬腎經範圍，因此我們可從胃、肝、腎三經之氣的調理著手，以促進女性胸部發育。

【胃經】

胃經的暢通程度將會影響胸部大小，故當營養攝取充足、豐盛，乳房便能擁有足夠的營養而成長；且胃經與脾經互為表裡，所以會影響脾胃運行順暢的食物盡量不要吃，如甜食、油炸、燒烤、生冷的食物。

【肝經】

由於「肝經」與心相連，所以情緒也與乳房發育有密切關係。假使一個人容易發怒、憂鬱，將會導致肝氣鬱血瘀滯，使乳房經絡不能暢通，此外，在生理期前，還會容易出現乳房脹痛，甚至是產後乳汁不足的情形。因此，保持積極、愉快的心情，才能暢通肝經經絡，使乳房發育順暢。

【腎經】

《黃帝內經》認為：「腎藏精，主生殖。」假使肝腎虛，則會影響荷爾蒙的分泌，導致乳房發育不良。因此，「補肝益腎」、「健脾養胃」能有效刺激內分泌，使荷爾蒙的分泌增加，讓乳房再次發育，達到豐滿、堅挺的效果！

食補揉穴也能長胸

儘管錯過青春期的乳房發育黃金期，但是透過食補調養體質、按摩穴位來刺激乳房發育，都是確實可行的方法，唯效果不如青春期好，且豐胸效果有限，因此只有等到懷孕時，乳房才有可能再次成長。但事實上，平時透過飲食、按摩的方式，也能為乳房帶來「一點」成長。

飲食

可多吃如黃豆等能刺激荷爾蒙的食物。由於黃豆富含蛋白質，是蛋白質量多質佳的平價食材；且黃豆含有異黃酮、植物動情激素、天然荷爾蒙等，因此多服用黃豆製品，如豆漿，可刺激荷爾蒙的分泌。另外，含有膠原蛋白的豬腳、雞爪等食物，多吃亦有豐胸效果。

穴位按摩

若正值青春期按摩豐胸穴位，效果將會相當顯著。但若是過了發育期，卻期望乳房能有明顯成長，就必須等到懷孕了。但事實上，按摩豐胸穴位（以乳房周圍穴道為主），如乳根、乳中穴等，可促進血液循環，使乳房有再度「微幅」成長的機會！

[樂氏內外調補養生篇]

豐胸又潤肌

豐胸潤肌 easy 茶飲

41、葛根通草豐胸茶
42、桂圓紅棗茶

豐胸潤肌 easy 甜品

43、白玉潤膚養顏湯
44、豐胸銀耳湯

豐胸潤肌 easy 藥膳

45、蓯蓉玉米排骨湯
46、鮮蚵美胸湯
47、鮮蝦豆腐羹

豐胸潤肌 easy 藥浴

48、豐胸藥浴
49、美胸藥浴

豐胸潤肌 easy 按摩膏

50、通草按摩膏

葛根通草豐胸茶

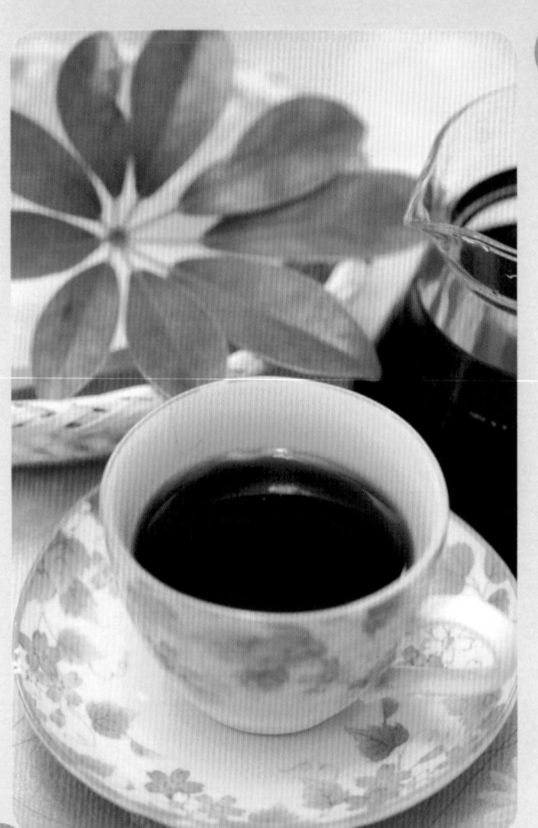

Point 茶飲特效藥材

通草有清熱降火，利小便，升胃氣及通乳汁等功效，能促進胸部發育、生長，但孕婦忌用。

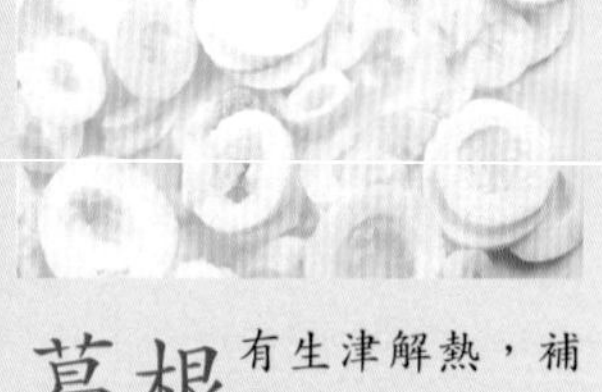

葛根有生津解熱，補氣止瀉，發汗止痛，升陽解肌，除煩止渴的功效。此外，還具有通乳作用。

份量 2天份

具有疏肝解鬱，增強血液循環，通經、通乳的效果，適用於月經前乳房脹痛，產後乳汁分泌不足等現象。其中，山藥因能促進荷爾蒙分泌，故豐胸與抗衰老的效果極佳，並有減肥瘦身的美體作用。

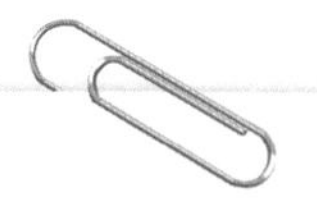

材料

● **藥材：**

葛根2克、通草1克、黨參3克、枸杞3克、黃耆3克、當歸2克、王不留行2克、山藥2克、川芎1克、熟地2克、菟絲子2克、蒲公英1克。

 **[藥材透視鏡]**

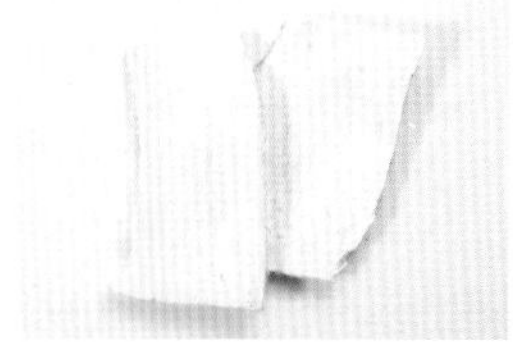

▲葛根：生津解熱

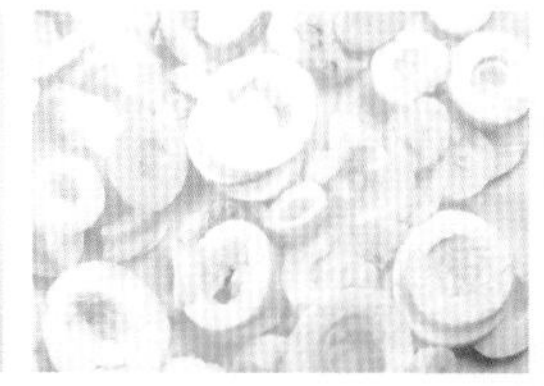

▲通草：清熱降火

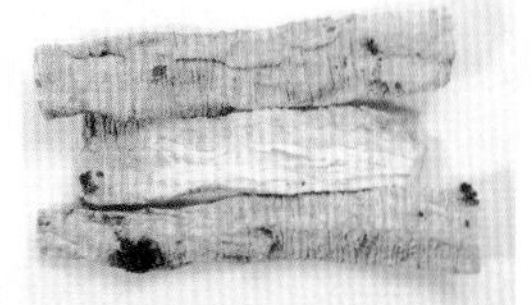

▲黨參：養血生津

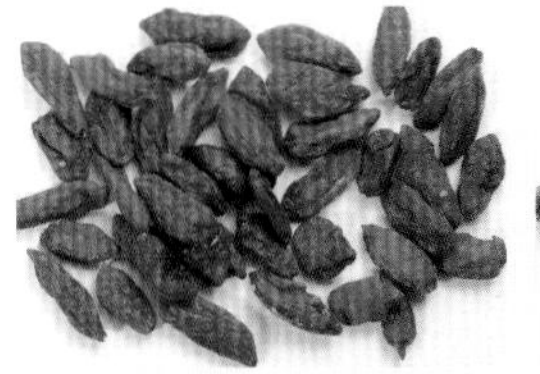

▲枸杞：養肝明目

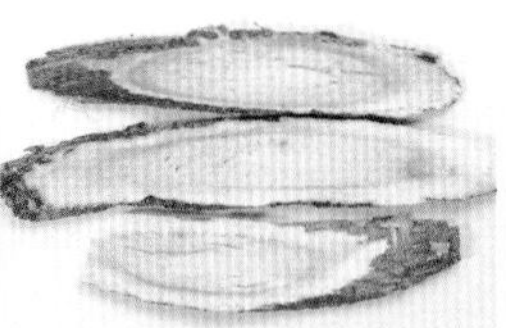

▲黃耆：補中益氣

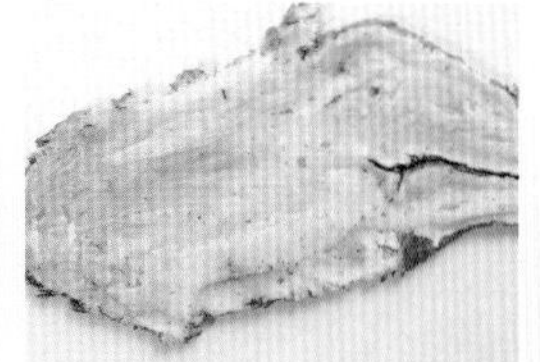

▲當歸：行血補血

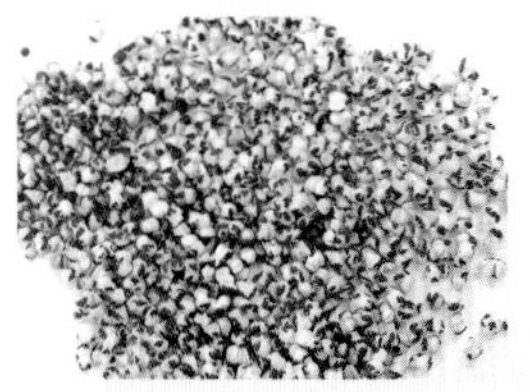

▲王不留行：止血止痛

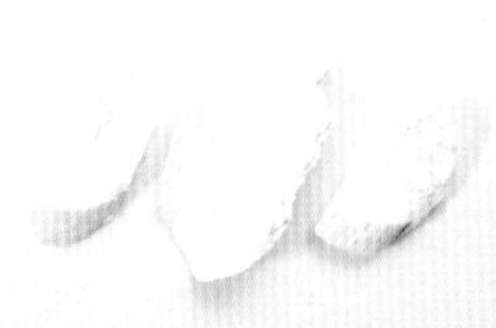

▲山藥：滋陰補氣

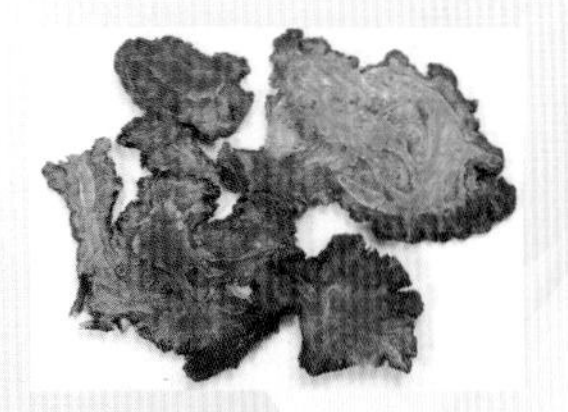

▲川芎：行氣活血

▲熟地：寧心安神

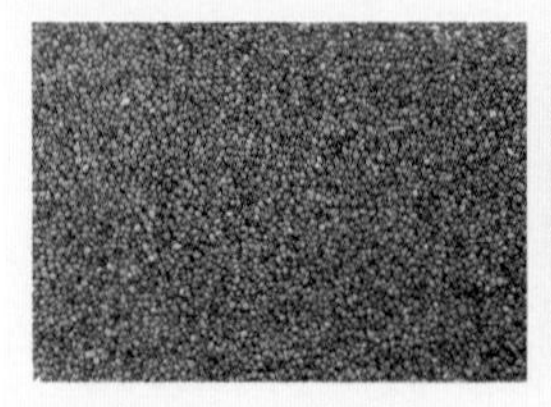

▲菟絲子：補腎益精

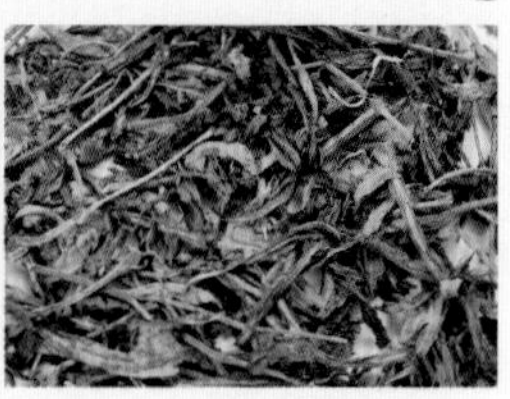

▲蒲公英：消散滯氣

做法一

1. 請中藥房將藥材壓碎後裝入藥袋內，並放入沖泡茶壺中。
2. 以滾燙的熱開水直接沖泡，燜約20分鐘，即可飲用。

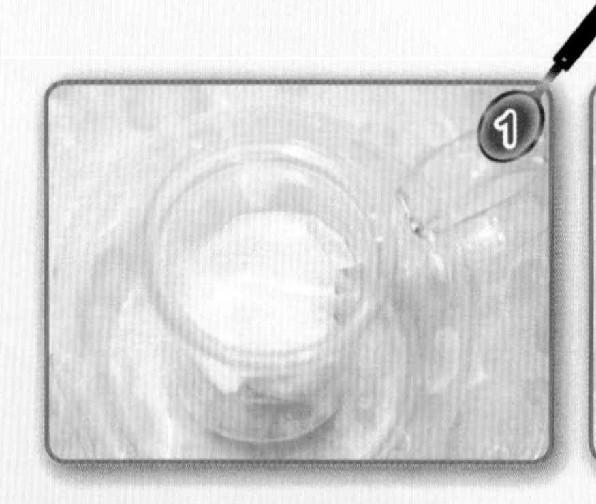

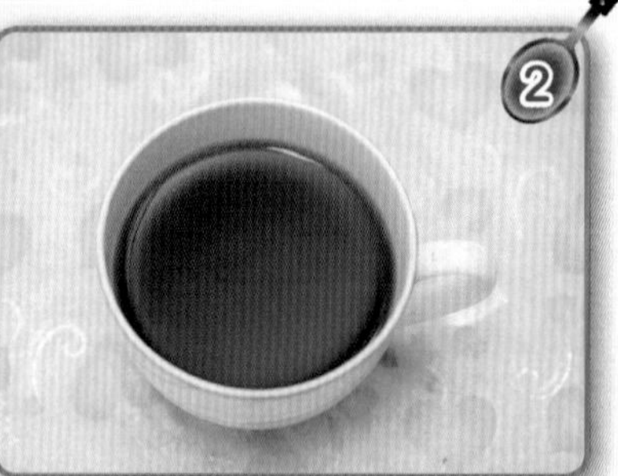

做法二

1. 先將藥袋放入壺中。
2. 接著，倒入約450 C.C.的清水煮沸後，轉小火燜煮1小時。
3. 熄火放涼，即可飲用。

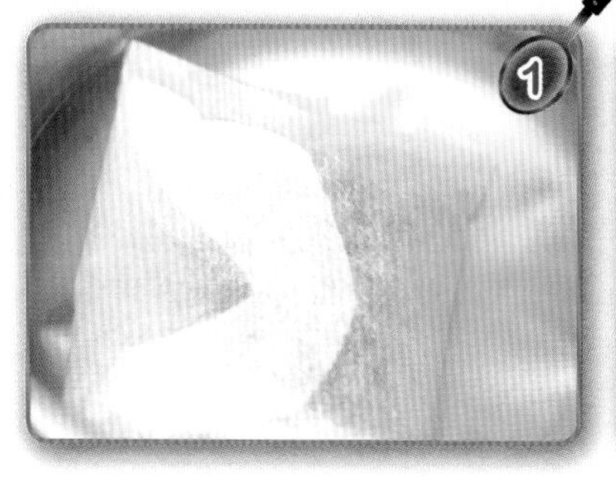

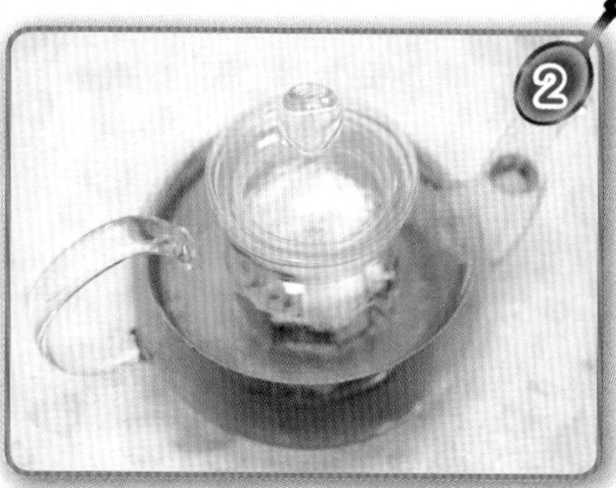

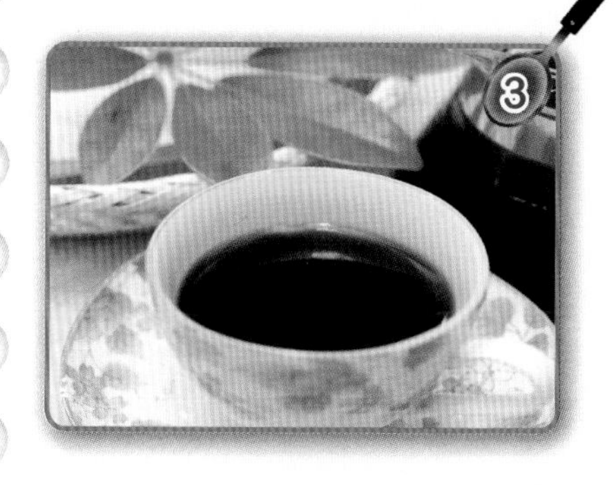

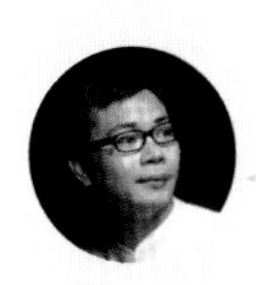

樂氏使用叮嚀！

適用族群 正常體質者，且一週可飲用1~2天。

不適用族群 兒童、孕婦，以及感冒的人不可飲用。

葛根通草豐胸茶

茶飲藥材	性味	歸經	茶飲中的藥材功效
葛根	味甘辛，性涼。	歸脾、胃經。	有生津解熱，補氣止瀉，發汗止痛，升陽解肌，除煩止渴的功效。此外，還具有通乳作用。
通草	味甘淡，性微寒。	歸膀胱、胃經。	有清熱降火，利小便，升胃氣及通乳汁等功效，能促進胸部發育、生長，但孕婦忌用。
黨參	味甘，性微溫。	歸脾、肺經。	其補氣作用與人參相似，雖功效較弱但價錢較便宜，可代替人參用於食療上。唯氣滯和火氣大者應慎用。
枸杞	味甘，性平。	歸肝、腎經。	為補肝、補腎的中藥，由於抗氧效果佳，能有效防止黑色素沉澱。
黃耆	味甘，性微溫。	歸肺、脾經。	有補氣固表， 利尿生肌的作用。
當歸	味甘辛，性溫。	歸肝、心、脾經。	可改善月經不調，對女性具有活血、補血的作用。

茶飲藥材	性味	歸經	茶飲中的藥材功效
王不留行	味苦，性平，無毒。	歸肝、胃經。	具有止血止痛，減肥，抗衰老，通乳汁，利小便，止心煩等功效。
山藥	味甘，性微溫。	歸脾、肺、腎經。	山藥為上品藥材，可健脾胃，補益肺腎，具有收澀固精的作用。
川芎	味甘、微辛，性溫。	歸肝、膽經。	具有祛風止痛，活血行氣，開鬱燥濕的功效。
熟地	味甘，性微溫。	歸肝、腎經。	有調理月經，和血脈，潤肌膚的功效。
菟絲子	味甘，性溫。	歸肝、腎、脾經。	含維他命A，並有補腎益精，養肝明目的作用。
蒲公英	味甘，性平。	歸肝、胃經。	可改善乳房腫脹，有烏髮，壯筋骨，散滯氣，化熱毒等功效。

42 精選茶飲

桂圓紅棗茶

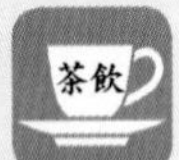

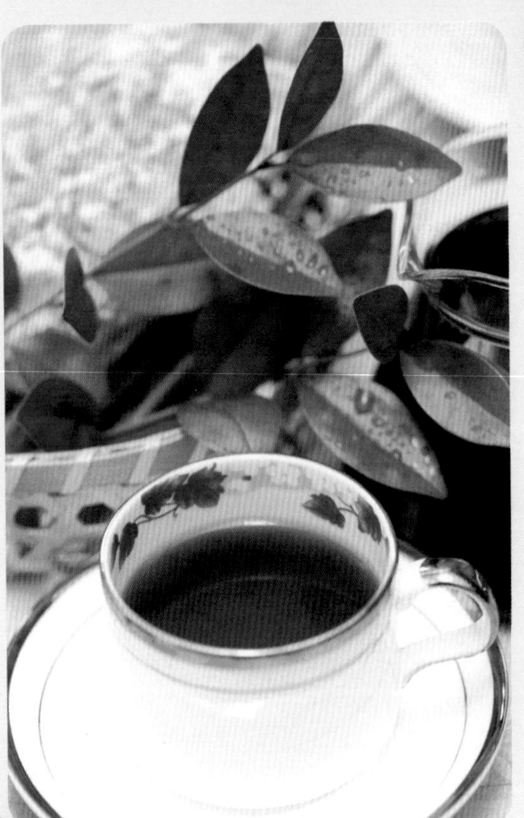

Point 茶飲特效藥材

天花粉有瀉火消腫，輕熱解毒，潤燥止渴，活血去瘀，清熱生津，消腫排膿的功效。

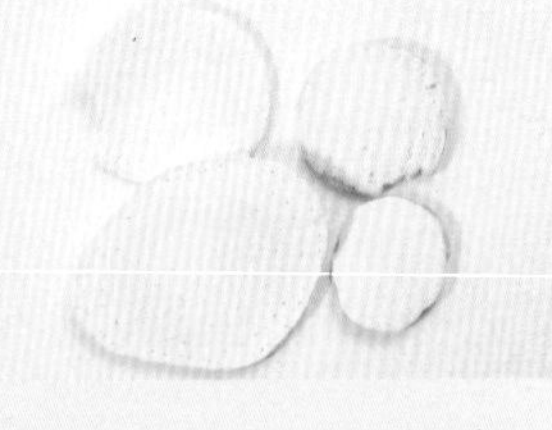

肉蓯蓉具有養五臟，補益精氣的作用，久服可輕身。能改善男子陽萎，女子血崩，帶下不孕，腰膝冷痛等症。

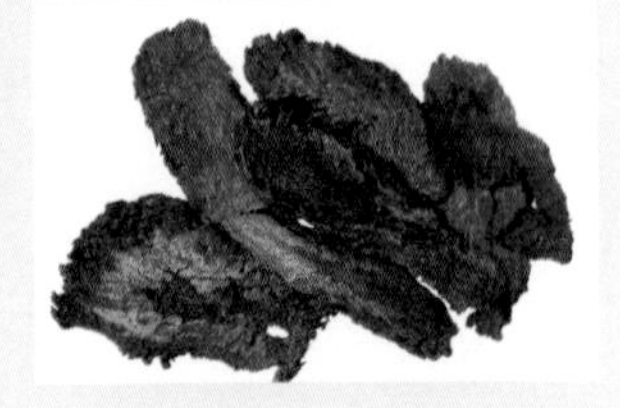

份量 1包份

樂氏功效講堂

本茶飲適合冬天飲用，可促進血液循環，並能改善失眠，促進乳房發育，潤膚美顏的效果。此外，玉竹對潤澤肌膚的作用尤其顯著，因其富含維他命A，可使皮膚柔嫩、細滑。

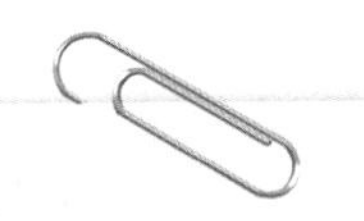

材料

● 藥材：

桂圓肉5個、紅棗6顆(去籽)、葛根3克、肉蓯蓉2克、天花粉2克、玉竹2克。

[藥材透視鏡]

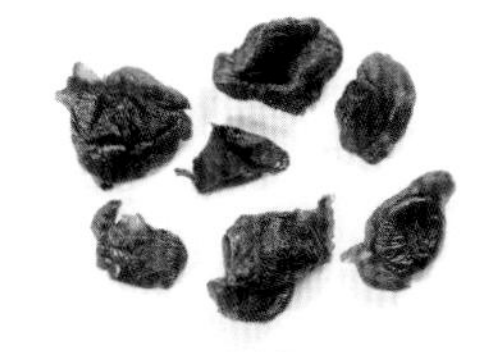
▲桂圓肉：強身安眠

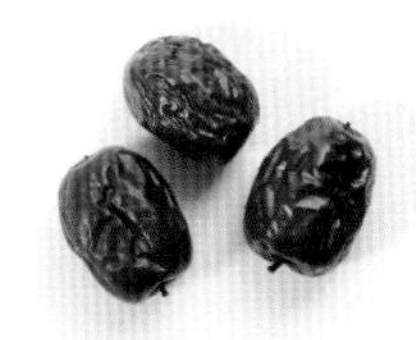
▲紅棗：養血安神

▲葛根：生津解熱

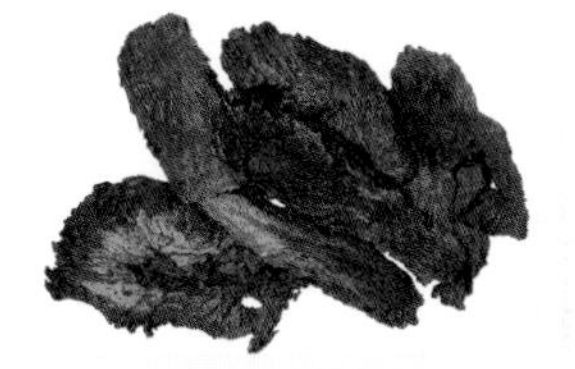
▲肉蓯蓉：潤腸通便

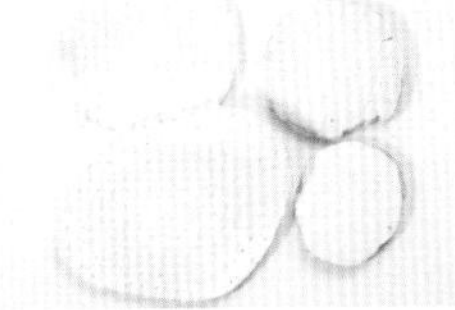
▲天花粉：潤燥清熱

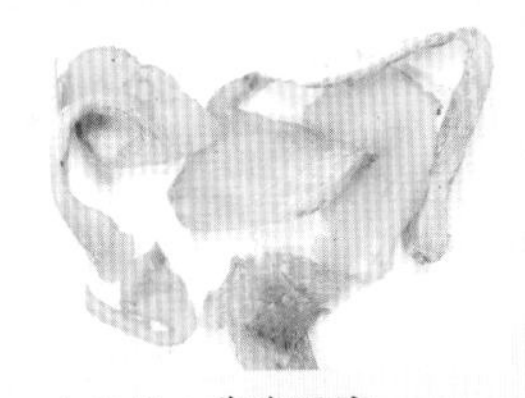
▲玉竹：養陰潤肺

做法

1. 將肉蓯蓉、天花粉、玉竹、葛根放進藥袋裡。
2. 將藥袋與桂圓及紅棗放入鍋中，倒入約450C.C.的清水煮沸。
3. 接著，再轉小火煮約35分鐘即可飲用。

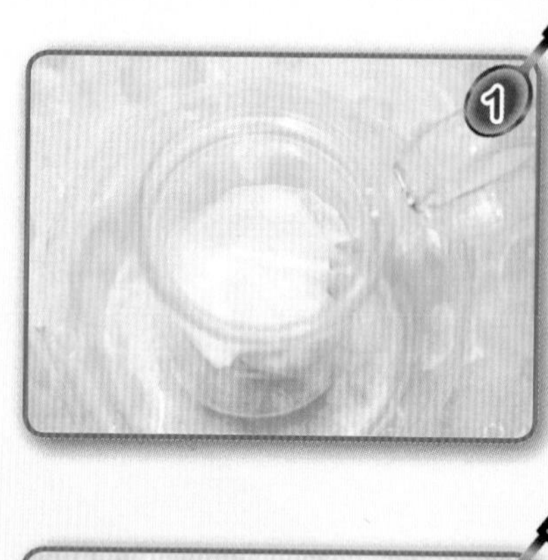

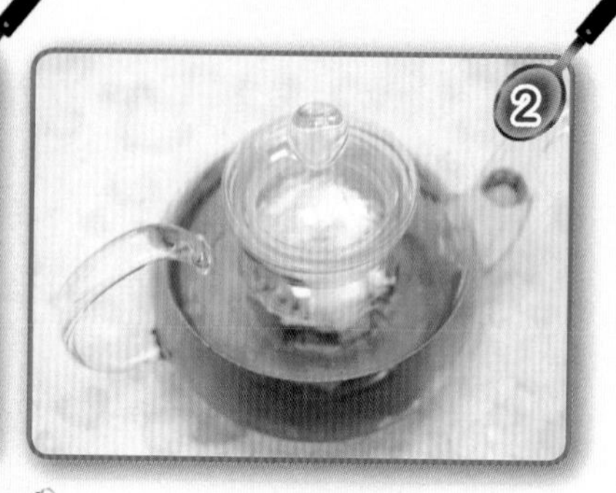

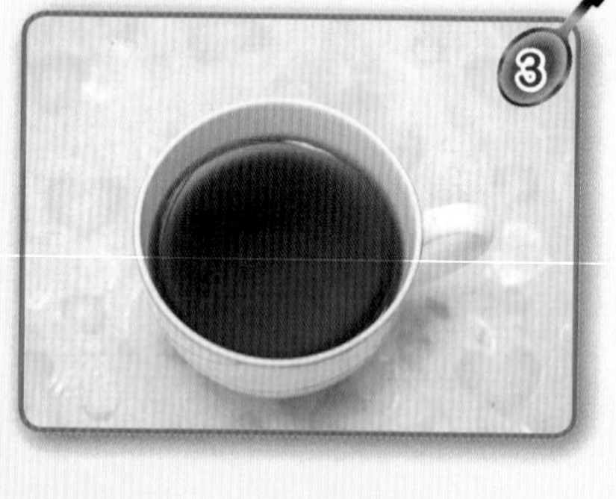

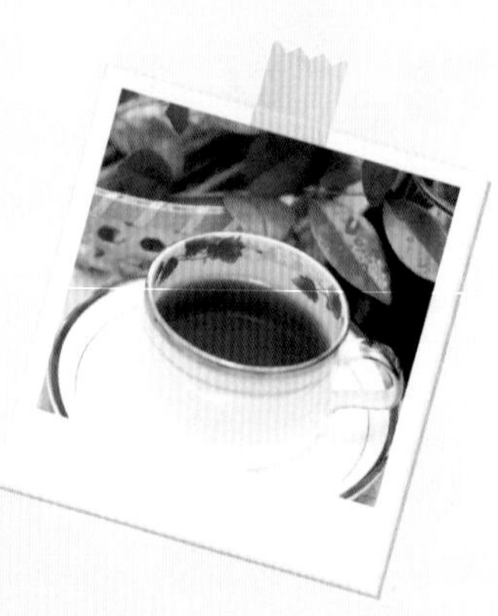

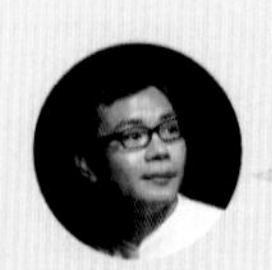

樂氏使用叮嚀！

適用族群 正常體質者，且一週可飲用1~2天。

不適用族群 兒童、孕婦、火氣大者，以及感冒、發燒的人不可飲用。此外，因本茶飲含有甜度，故糖尿病患者也不宜飲用。

桂圓紅棗茶

茶飲藥材	性味	歸經	茶飲中的藥材功效
桂圓肉	味甘，性溫。	歸心、脾經。	具有益心脾，補氣血的滋養作用。
紅棗	味甘，性溫。	歸脾、胃經。	有養血安神，補血養顏的功效。
葛根	味甘辛，性涼。	歸脾、胃經。	有發表解肌，升陽透疹，解熱生津的功效。
肉蓯蓉	味甘鹹，性溫。	歸腎、大腸經。	具有養五臟，補益精氣的作用，久服可輕身。能改善男子陽萎，女子血崩，帶下不孕，腰膝冷痛等症。
天花粉	味苦甘，性微寒。	歸肺、胃經。	有瀉火消腫，清熱解毒，潤燥止渴，活血去瘀，清熱生津，消腫排膿的功效。
玉竹	味甘，性微寒。	歸肺、胃經。	滋陰潤肺，養胃生津。

43 精選甜品

白玉潤膚養顏湯

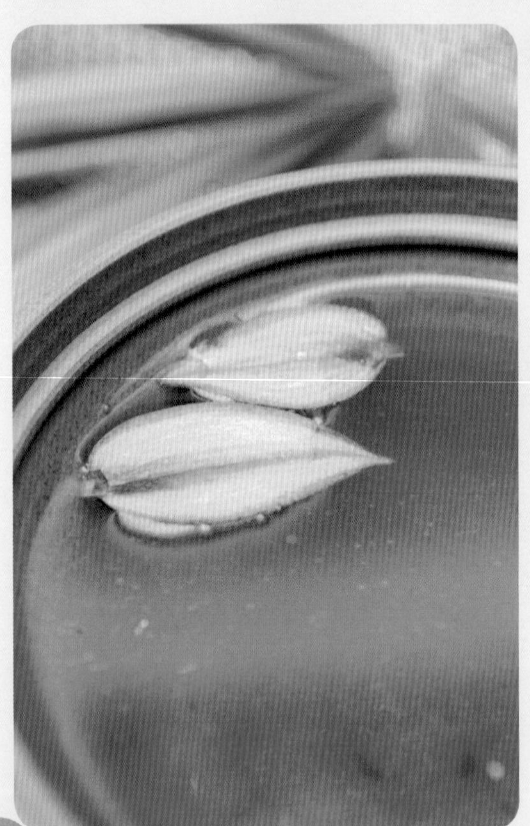

Point 甜品特效藥材

菟絲子 具有養肝明目，止瀉，安胎的作用，甚至還有養陰通絡、柔潤肌膚和豐胸健乳的作用。

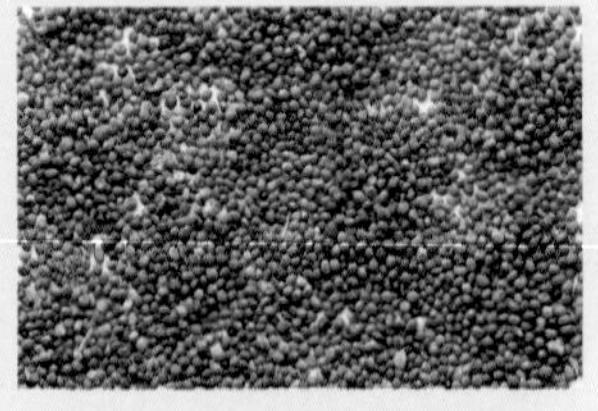

玉竹 具有化痰和提高免疫力的作用，其富含維生素A，有延緩衰老之效；另有益胃生津，強心利尿的作用。

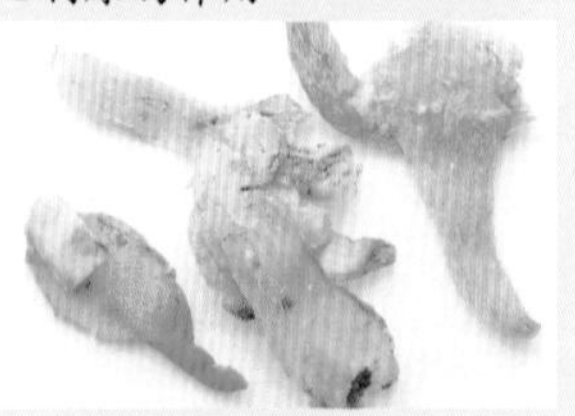

份量 1人份

本甜品為后妃平時當水飲用的保濕、潤膚養顏飲品，其美容功效顯著。尤其菟絲子的豐胸效果已逐漸受到大眾的重視，透過調節荷爾蒙的方式，可促使乳房發育，為天然、有效的豐胸飲。

材料

● **藥材：**

玉竹5克、紅棗3克、當歸7克、枸杞5克、川芎5克、菟絲子5克。

[藥材透視鏡]

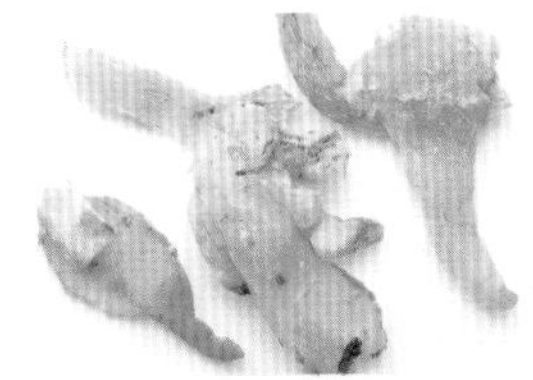
▲玉竹：養陰潤肺

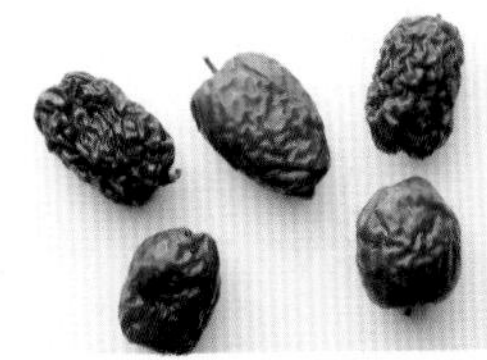
▲紅棗：養血安神

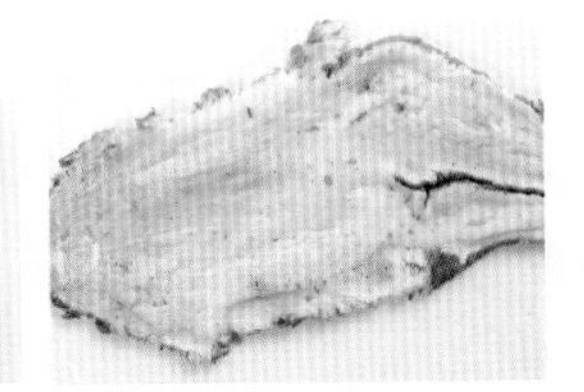
▲當歸：行血補血

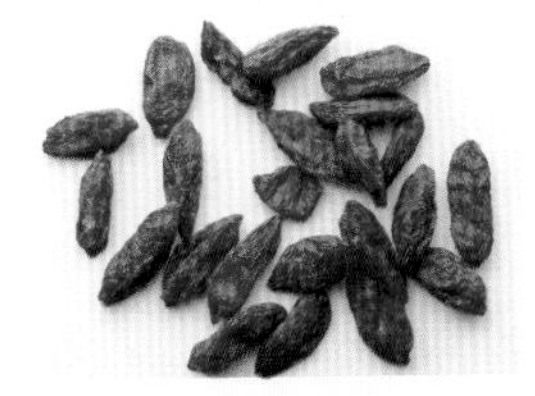
▲枸杞：養肝明目

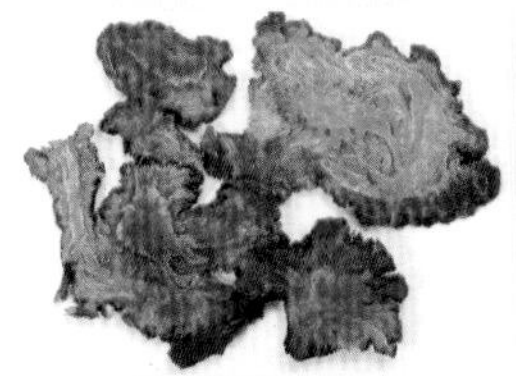
▲川芎：行氣活血

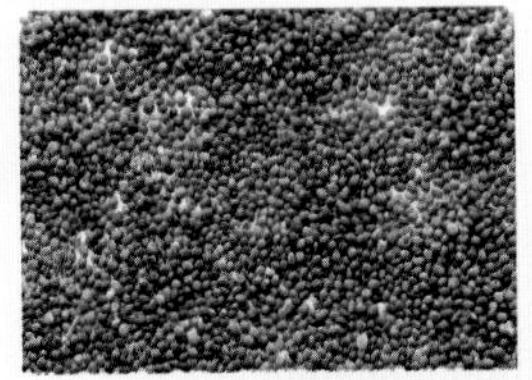
▲菟絲子：補腎益精

做法

1. **將全部藥材放入鍋中。**
2. **加入 600 C.C.的水煮滾。**
3. **接著，燜10~20分鐘即可飲用。**

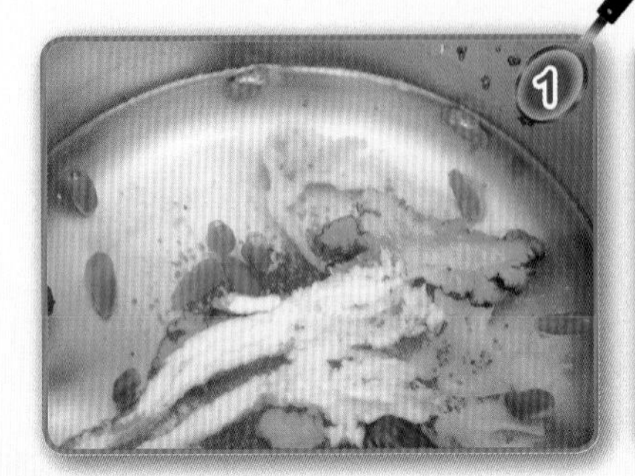

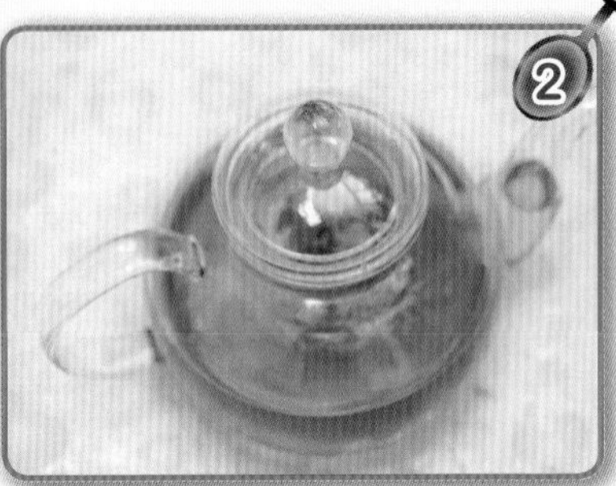

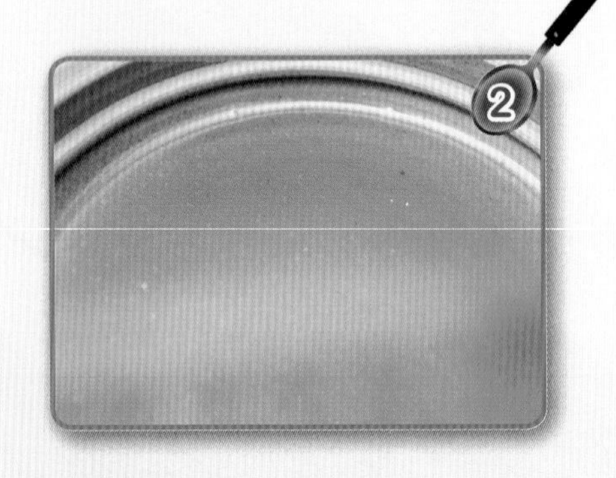

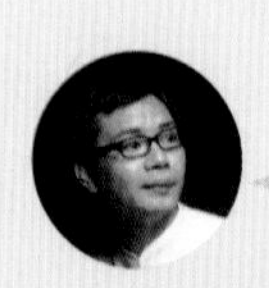

樂氏使用叮嚀！

適用族群 正常體質者，以及欲豐胸者尤為適宜。

不適用族群 感冒及容易腹瀉的人不可食用。

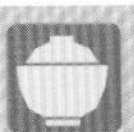

白玉潤膚養顏湯

甜品藥材	性味	歸經	甜品中的藥材功效
玉竹	味甘，性微寒。	歸肺、胃經。	具有化痰和提高免疫力的作用，其富含維生素A，有延緩衰老之效；另有益胃生津，強心利尿的作用。
紅棗	味甘，性溫。	歸脾、胃經。	能增進荷爾蒙的分泌，使胸部發育快速，並有補益脾胃，調和藥性的功效。
當歸	味甘辛，性溫。	歸肝、心、脾經。	有補血之效，故能引血歸經。
枸杞	味甘，性平。	歸肝、腎經。	具有解熱，止咳化痰，養顏美容，抗衰老等作用。
川芎	味辛，性溫。	歸肝、膽、心包經。	為血中氣藥，有行氣活血，鎮定安神之效。
菟絲子	味辛甘，性平。	歸肝、腎經。	具有養肝明目，止瀉，安胎的作用，甚至還有養陰通絡、柔潤肌膚和豐胸健乳的作用。

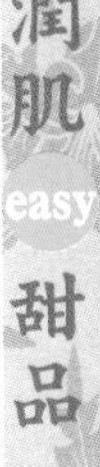

豐胸銀耳湯

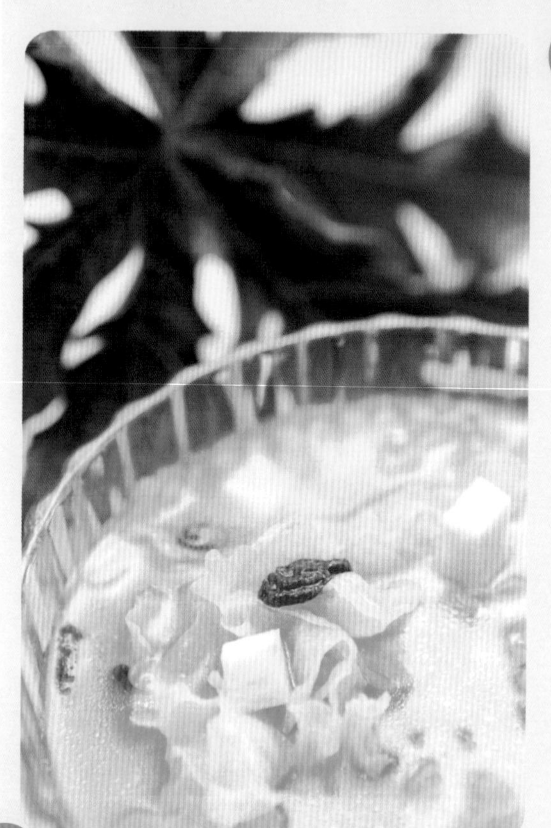

Point 甜品特效藥材

白木耳有豐富的膠質，故可豐胸，並能強壯骨骼、肌肉。另外，亦有益氣和血，補血強心的作用。

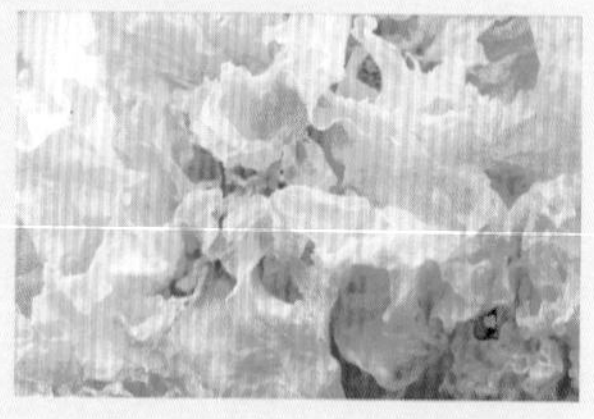

麥門冬可清心潤肺，養陰益精，通活乳汁，強心利尿，清熱解暑，安眠及美顏色的功效。

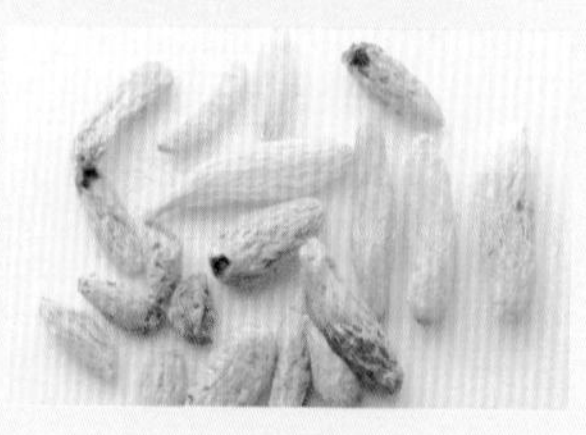

份量 1包份

本甜品具有健脾潤肺，美胸通乳，滋陰養顏，使臉色紅潤的作用。由於花生富含卵磷脂，以及益氣健脾的功效，故對豐胸有極佳效果。而白木耳則有美白、潤肌的作用，故美胸效果好。

材料

● **藥材：**

參鬚2克、當歸1片、黃精2克、麥門冬4克、川芎2克、白木耳15克、桔梗1克、枸杞2克。

● **食材：**

花生仁3克、鮮山藥50克（切小塊）、冰糖適量。

[藥材透視鏡]

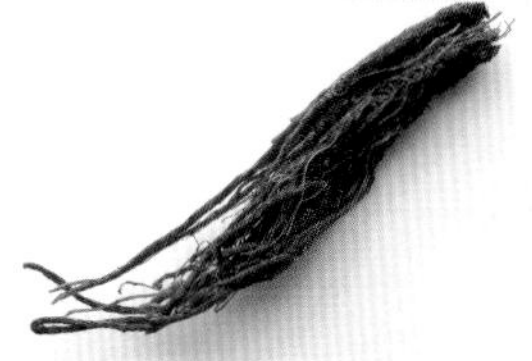
▲參鬚：生津止渴

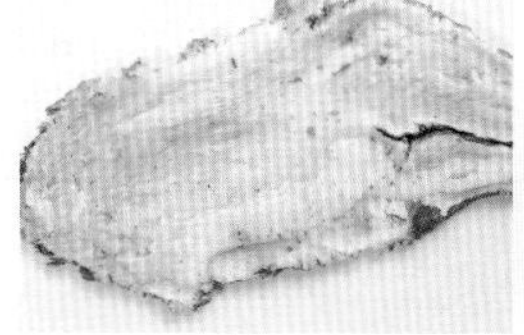
▲當歸：行血補血

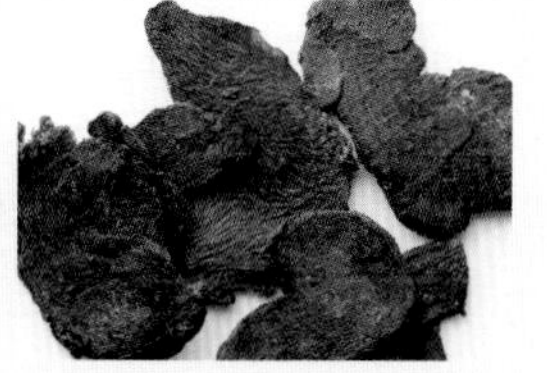
▲黃精：養陰生津

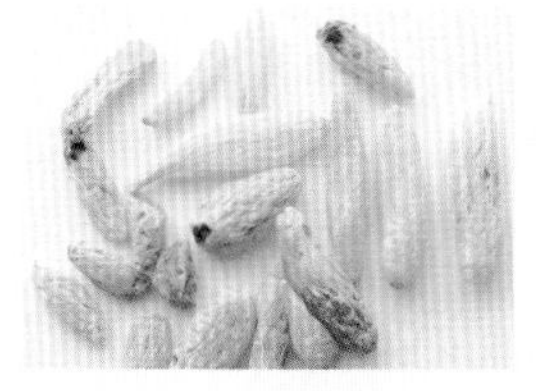
▲麥門冬：養陰生津

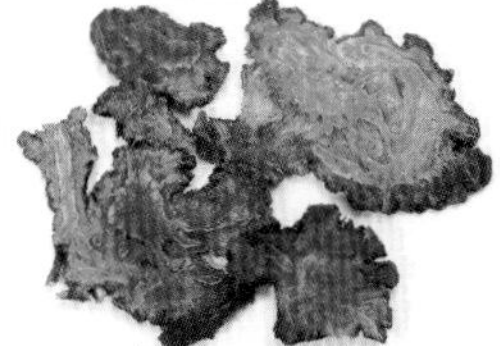
▲川芎：行氣活血

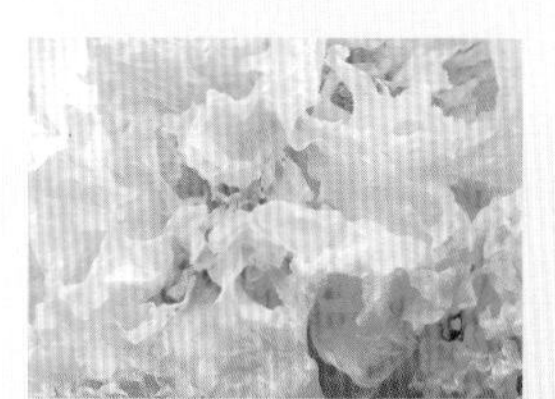
▲白木耳：滋陰潤肺

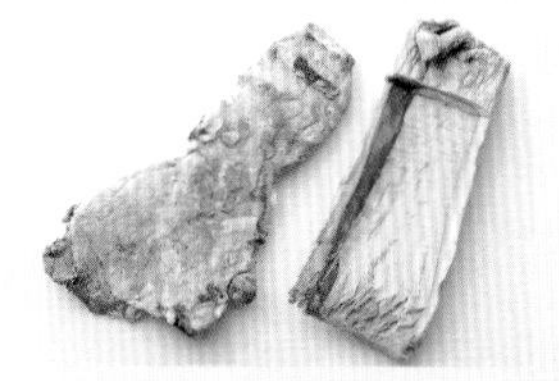
▲桔梗：宣肺化痰

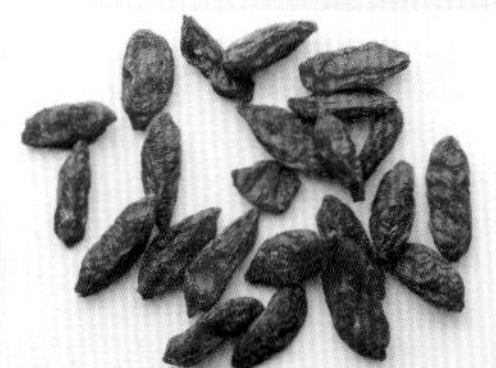
▲枸杞：養肝明目

做法

1. 除枸杞外，將藥材洗淨後裝入藥袋；另外，將白木耳泡開、洗淨、去除雜質備用。
2. 將藥袋放入鍋中，倒入約800C.C.的水以大火煮沸後，轉小火煮30分鐘。
3. 取出藥袋，放入白木耳、花生仁、鮮山藥及枸杞煮沸。
4. 最後，加適量冰糖調味即可。

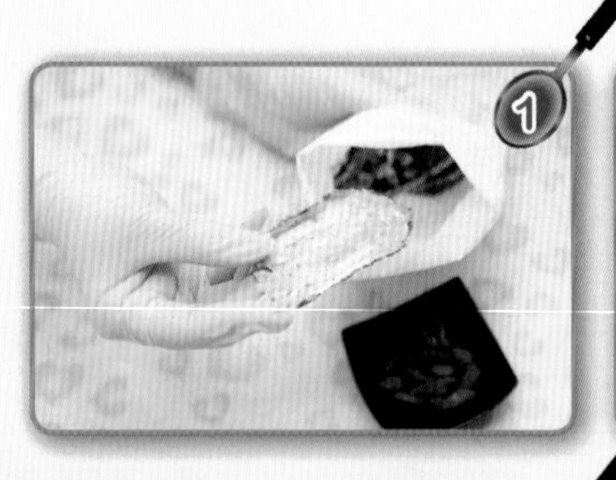

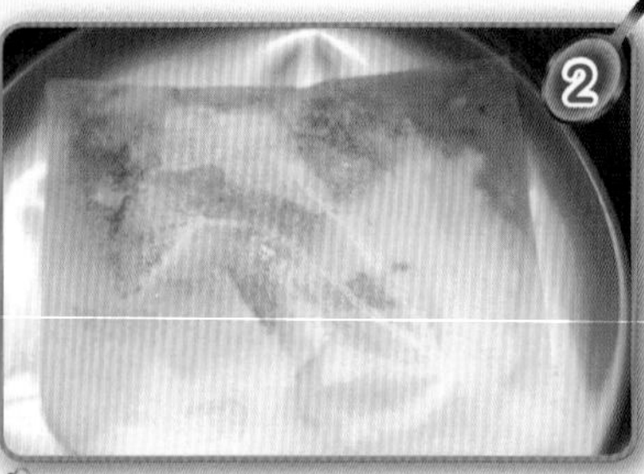

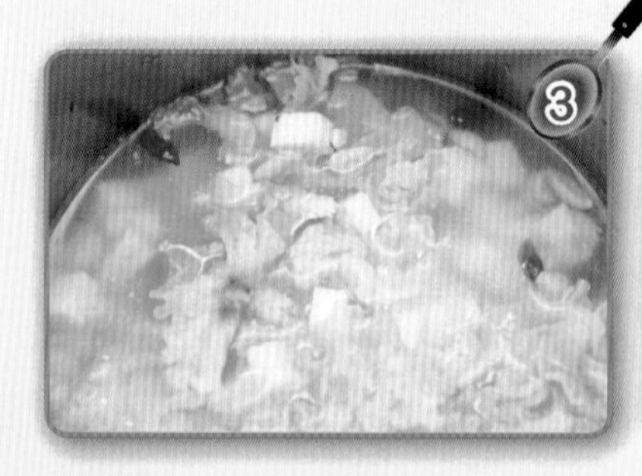

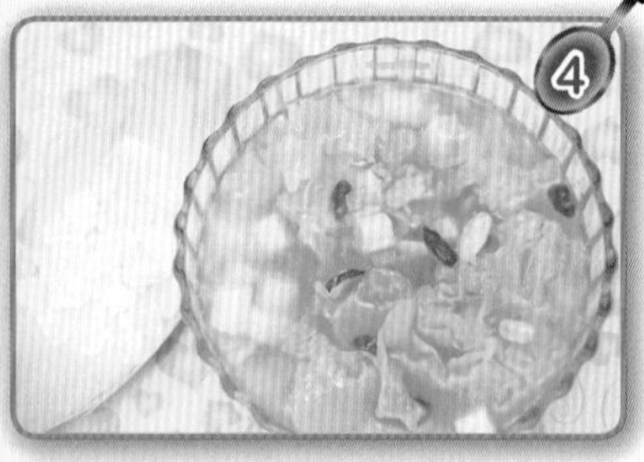

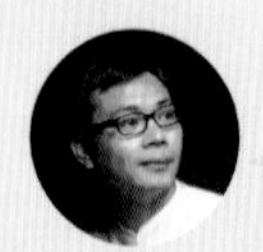

樂氏使用叮嚀！

適用族群 正常體質者，尤以面色不佳、欲豐胸者適宜。

不適用族群 兒童、孕婦，以及感冒的人不可飲用。

豐胸銀耳湯

甜品藥材	性味	歸經	甜品中的藥材功效
參鬚	味甘苦，性平。	歸肺、胃經。	可益氣生津，止渴。能改善咳嗽吐血，口渴，嘔逆等症。
當歸	味甘辛，性溫。	歸肝、心、脾經。	能美白皮膚，減少色素沉澱，長期使用可使肌膚白皙。
黃精	味甘，性平。	歸肺、脾經。	有安五臟，益脾胃，潤心肺的作用。
麥門冬	味甘、微苦，性微寒。	歸心、肺、胃經。	可清心潤肺，養陰益精，通活乳汁，強心利尿，清熱解暑，安眠及美顏色的功效。
川芎	味甘微辛，性溫。	歸肝、膽經。	為婦科常用藥，可改善月經不順、經閉、痛經等症。
白木耳	味甘淡，性平。	歸肺、胃、腎經。	有豐富的膠質，故可豐胸，並能強壯骨骼、肌肉。另外，亦有益氣和血，補血強心的作用。
桔梗	味苦辛，性平。	歸肺經。	有宣肺化痰，利咽，排膿等功效。
枸杞	味甘，性平。	歸肝、腎經。	有補腎益精，養肝明目的作用。

蓯蓉玉米排骨湯

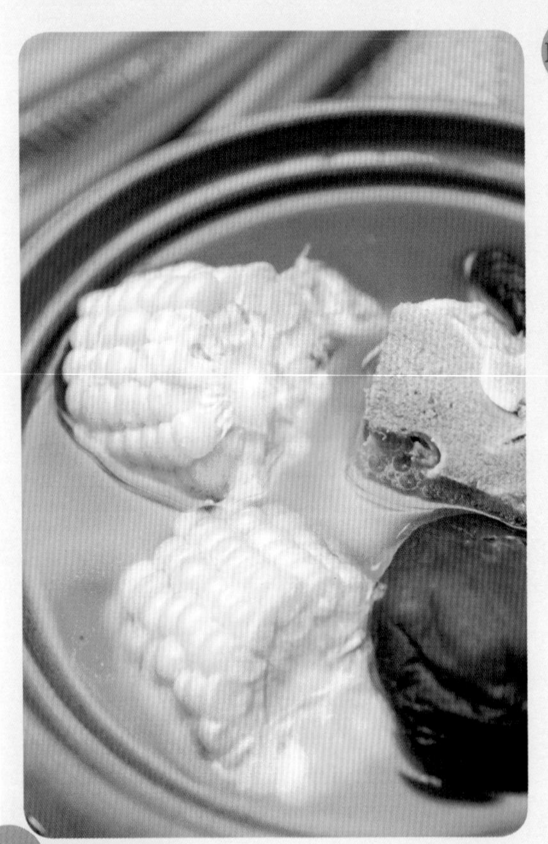

Point 藥膳特效藥材

王不留行可行血通經，下乳消腫，經常用於經閉及乳汁不下，或是乳汁多而不通。

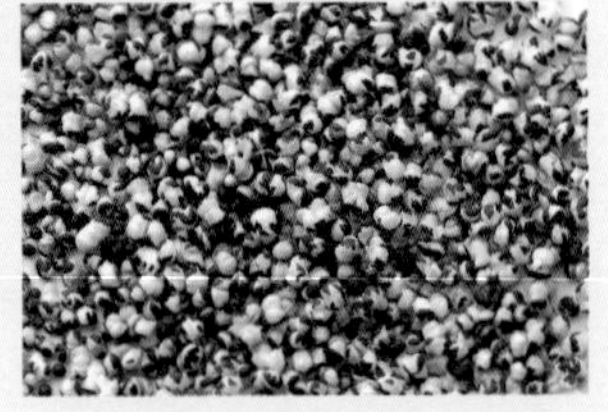

黨參具有補中益氣，和脾健胃，養血生津的作用，可改善氣血兩虛所出現的臉色蒼白，頭昏眼花，食慾不佳等症。

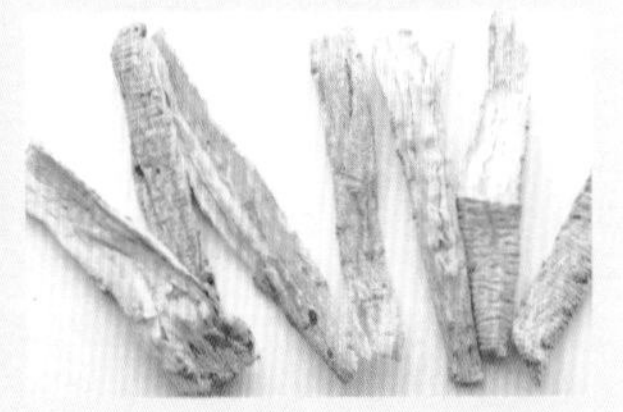

份量 3人份

本藥膳具有補氣、補血，寧心安神，通乳美胸的作用。其中，玉米因含有維生素E、有機酸、葡萄糖等營養素，有助於青春期發育時所需能量。另外，黃耆補氣作用顯著，最適合青春期的孩子。

材料

● **藥材：**

通草1.5克、黨參9克、炙甘草3克、黃耆5克、肉蓯蓉5克、茯苓5克、王不留行9克。

● **食材：**

排骨半斤、薑片3片、香菇5朵、玉米1~2支、米酒與鹽適量。

 **[藥材透視鏡]**

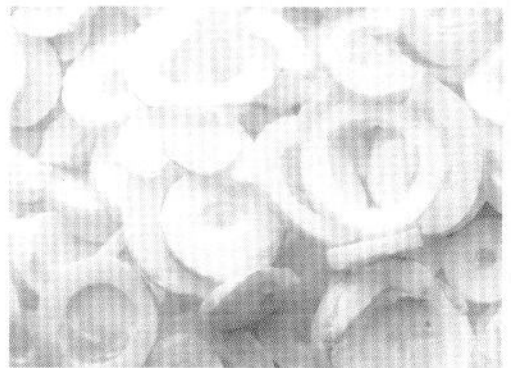

▲通草：清熱降火

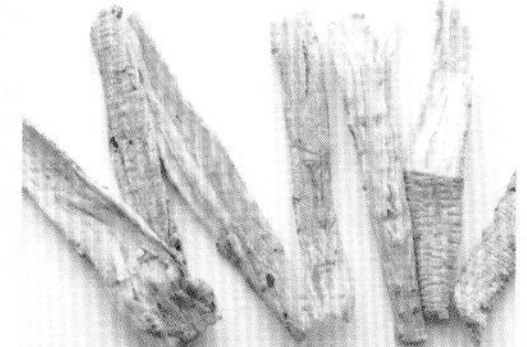

▲黨參：養血生津

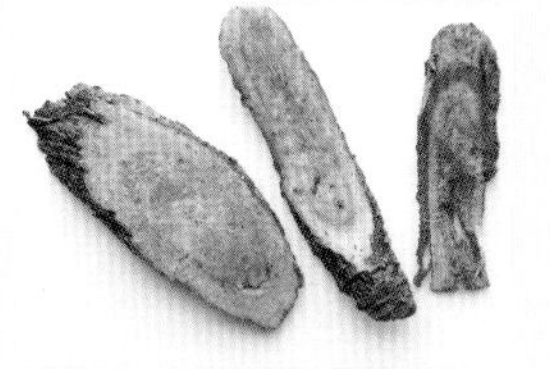

▲炙甘草：補脾和胃

▲黃耆：補中益氣

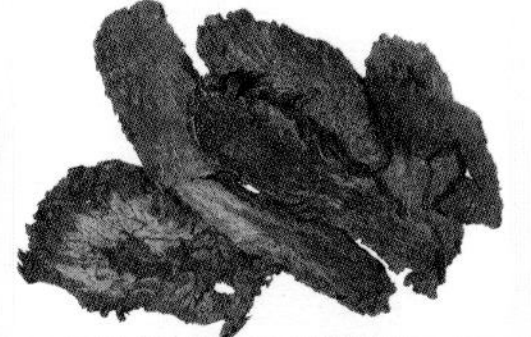

▲肉蓯蓉：潤腸通便

▲茯苓：健脾和胃

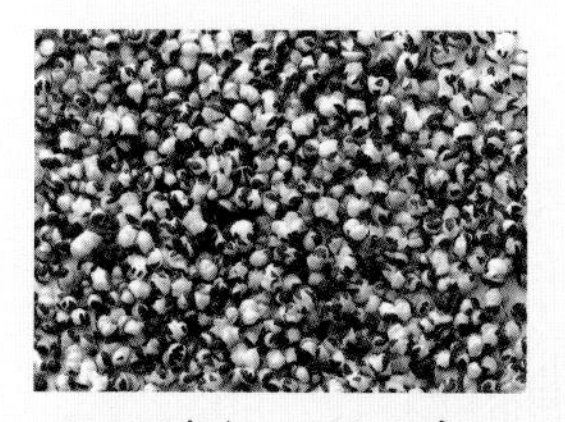

▲王不留行：止血止痛

做法

1. 將排骨洗淨汆燙，香菇洗淨用水泡軟，玉米洗淨切塊備用。
2. 將全部藥材洗淨後，與食材一起放入鍋中，倒入約1000C.C.的清水，開大火煮沸後，轉小火燜煮約2小時。
3. 最後加入米酒及適量的鹽調味即可。

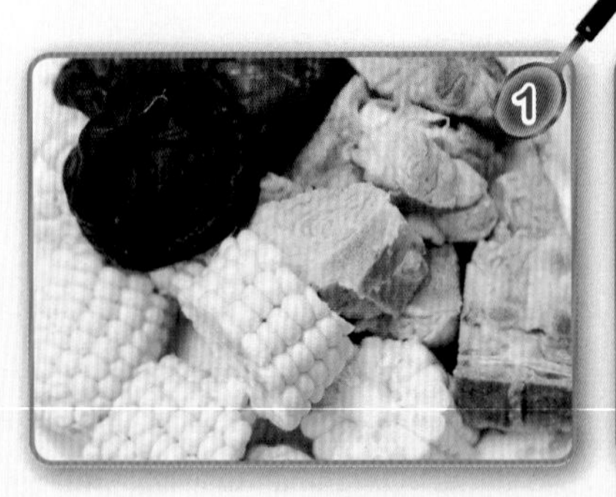

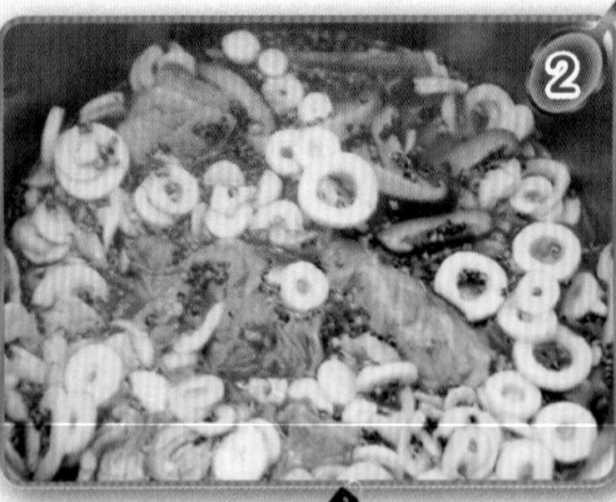

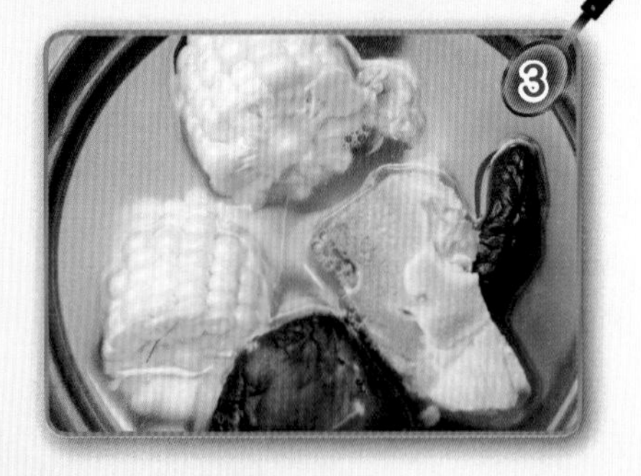

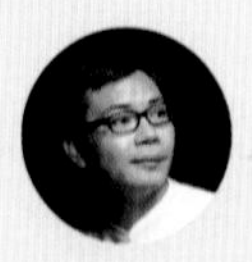

樂氏使用叮嚀！

適用族群 正常體質者或青春期發育的孩子。

不適用族群 兒童、孕婦，以及感冒的人不宜食用。

蓯蓉玉米排骨湯

藥膳藥材	性味	歸經	藥膳中的藥材功效
通草	味甘淡，性微寒。	歸膀胱、胃經。	具有升胃氣及通乳汁等功效。
黨參	味甘，性微溫。	歸脾、肺經。	具有補中益氣，和脾健胃，養血生津的作用，可改善氣血兩虛所出現的臉色蒼白，頭昏眼花，食慾不佳等症。
炙甘草	味甘，性平。	歸心、肺、脾、胃經。	具有補益作用，適用於胃寒氣弱，血虧陰虛者。
黃耆	味甘，性微溫。	歸肺、脾經。	有補中益氣，固表止汗，利水消腫之效。
肉蓯蓉	味甘鹹，性溫。	歸腎、大腸經。	具有補腎益精的作用，可強化性功能。
茯苓	味甘淡，性平。	歸心、脾、腎經。	有利水滲濕的作用，並有補脾和中、寧心安神的功效。
王不留行	味苦，性平，無毒。	歸肝、胃經。	可行血通經，下乳消腫，經常用於經閉及乳汁不下，或是乳汁多而不通等症。

鮮蚵美胸湯

藥膳

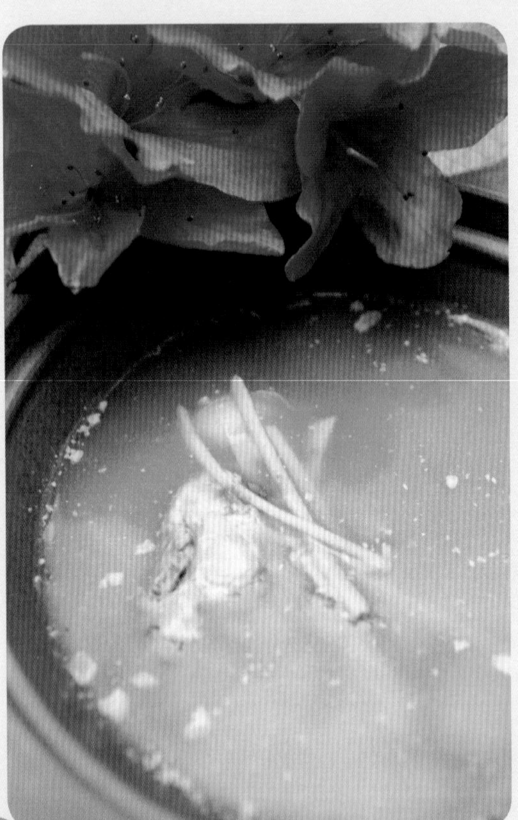

Point 藥膳特效藥材

菟絲子 含有天然的荷爾蒙，可美容、養顏、豐胸。此外，還能調整內分泌，滋潤肌膚。

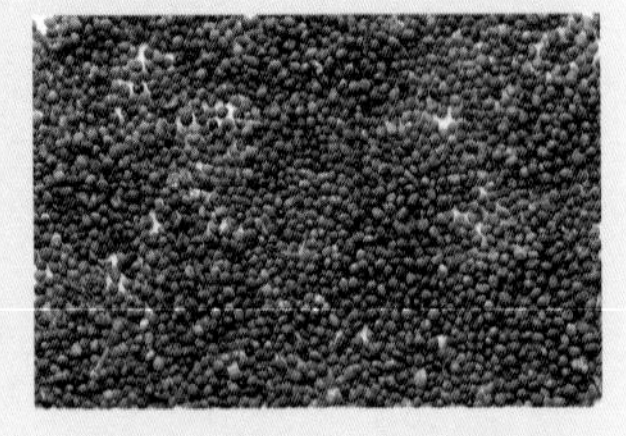

胡桃仁 具有補腎固精，溫肺定喘，潤腸的作用，可改善腎虛喘嗽，腰痛腳軟，陽萎遺精等症。

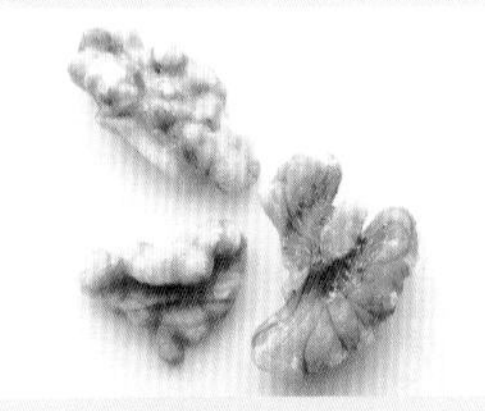

份量 3人份

本藥膳具有豐胸、美顏，使肌膚水嫩白皙的作用。尤其食材中的鮮蚵含有荷爾蒙，能強化胸部韌帶，避免鬆弛；而過了青春期的女性，多吃海鮮能增進荷爾蒙的分泌，使乳泡漲大進而豐胸。

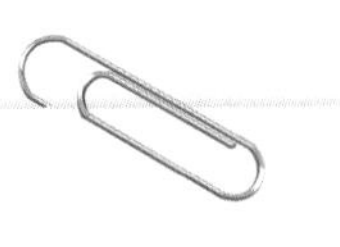

材料

●藥材：

黨參5克、枸杞5克、胡桃仁5克、黃精3克、茯苓9克、黃耆5克、白朮5克、麥門冬5克、山藥5克、菟絲子9克、當歸3克。

●食材：

鮮蚵半斤、九層塔一碗、薑絲半碗、太白粉、米酒與鹽適量。

[藥材透視鏡]

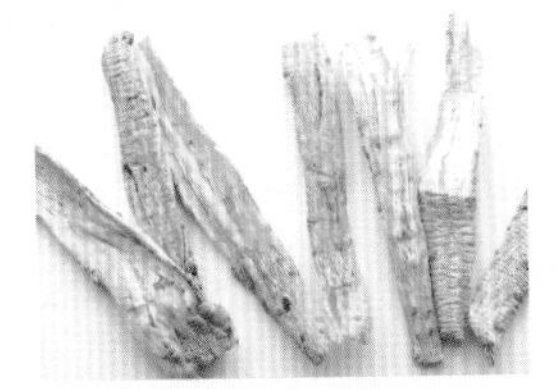

▲黨參：養血生津

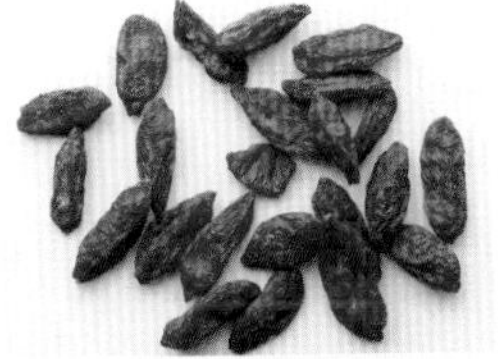

▲枸杞：養肝明目

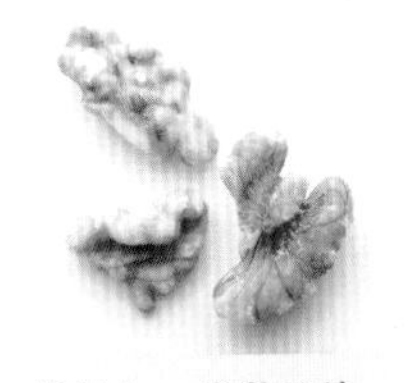

▲胡桃仁：補腎固精

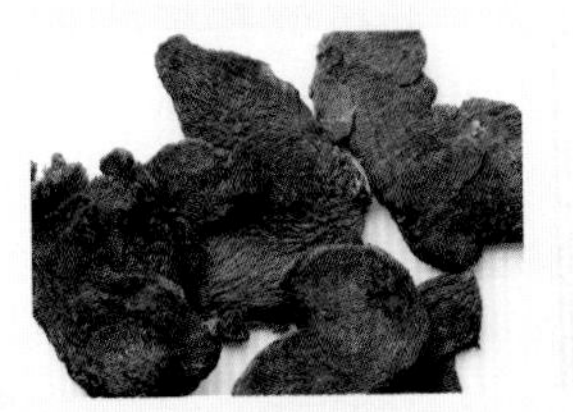

▲黃精：養陰生津

▲茯苓：健脾和胃

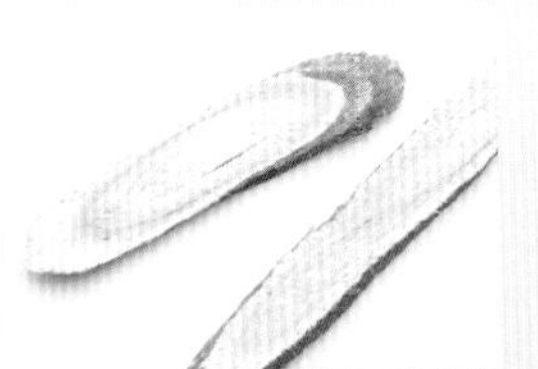

▲黃耆：補中益氣

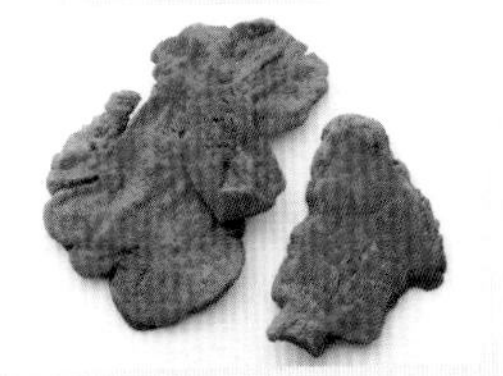

▲白朮：燥濕利水

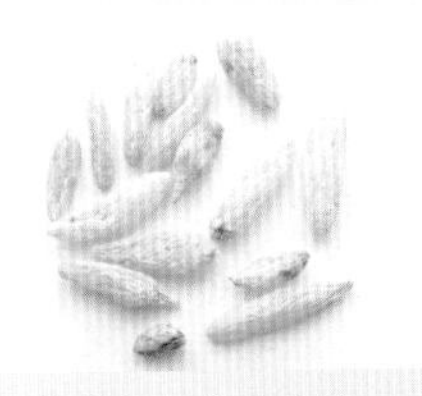

▲麥門冬：養陰生津

▲山藥：滋陰補氣

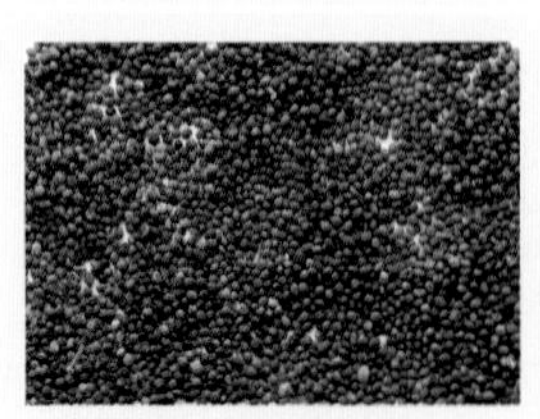

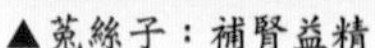
▲菟絲子：補腎益精

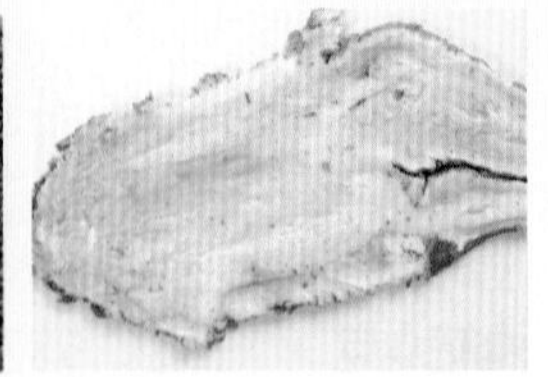
▲當歸：行血補血

做法

① 將鮮蚵去雜質洗淨瀝乾，以適量太白粉抓勻備用。

② 將全部藥材洗淨後裝入藥袋內（但枸杞、胡桃仁須壓碎置藥袋外）。

③ 將藥袋與壓碎的枸杞、胡桃仁一起放入鍋中，並倒入約650C.C.的清水，以大火煮滾後，轉小火燜煮約1小時，去除藥袋。

④ 將鮮蚵、薑絲加入藥汁中，轉大火煮熟，並以湯瓢輕輕攪拌。

⑤ 放入九層塔、鹽及灑一點米酒調味稍煮即可。

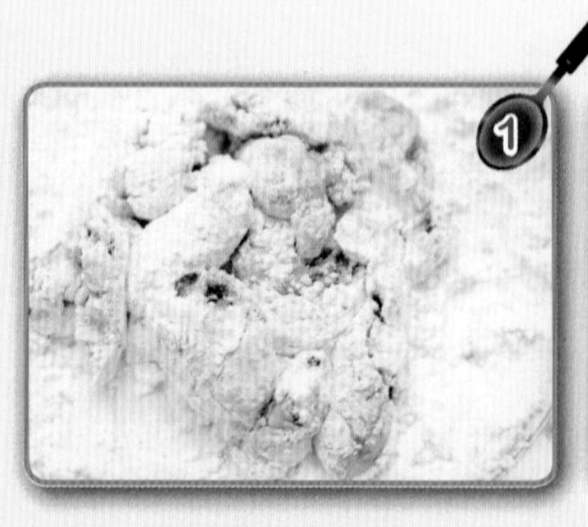

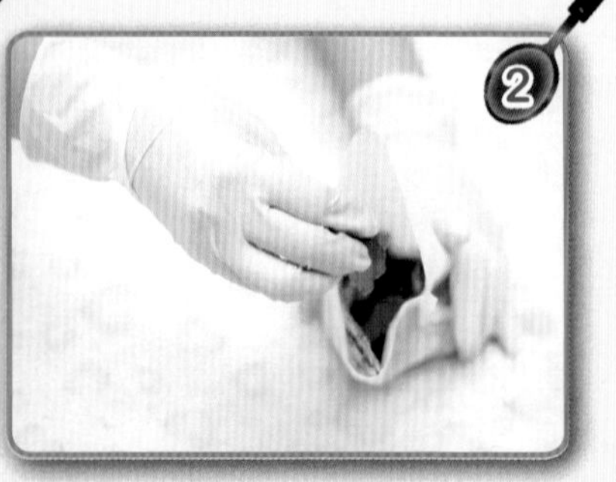

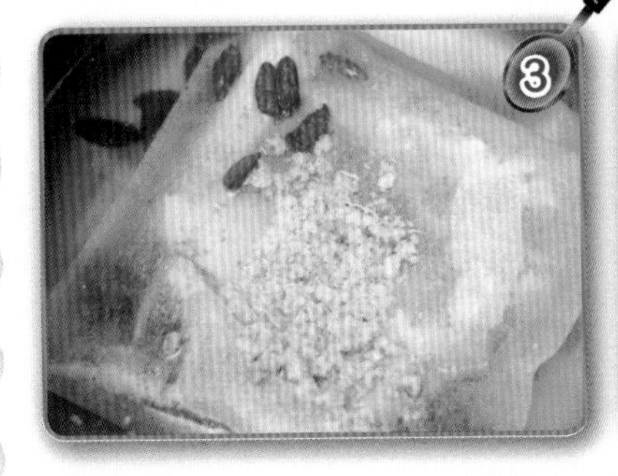

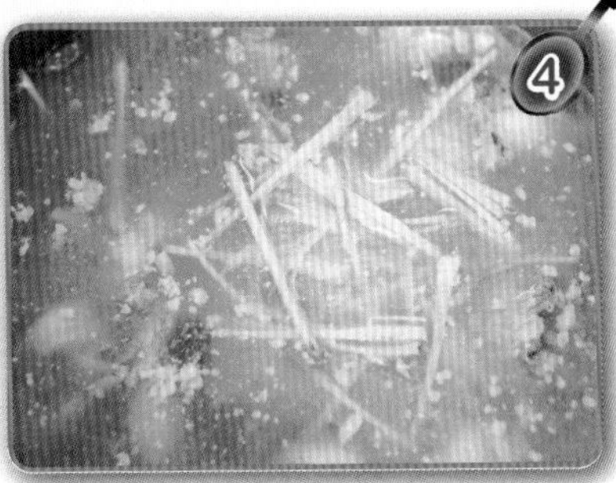

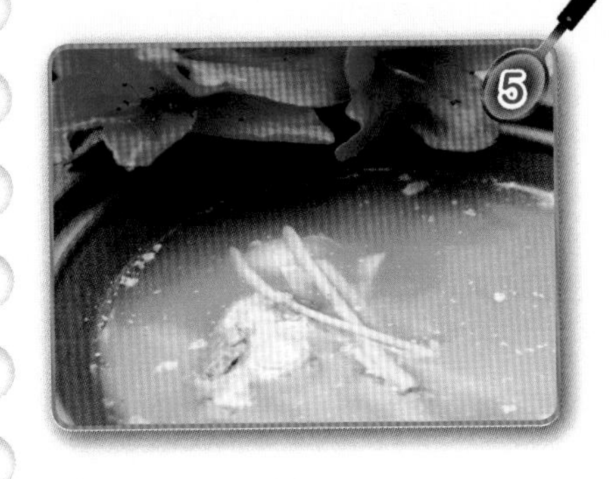

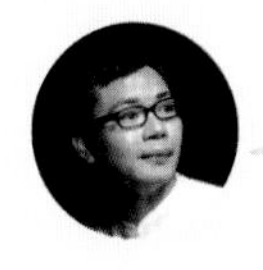

樂氏使用叮嚀！

適用族群 一般人或欲使胸部飽滿緊實者。

不適用族群 兒童、孕婦，以及感冒的人不宜食用。

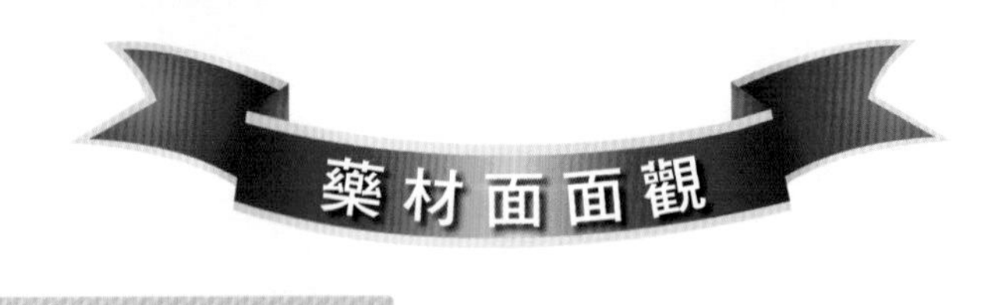

鮮蚵美胸湯

藥膳藥材	性味	歸經	藥膳中的藥材功效
黨參	味甘，性微溫。	歸脾、肺經。	具有健脾補肺，益氣，養血生津的作用。
枸杞	味甘，性平。	歸肝、腎經。	可養肝補腎，增進人體血液循環，加速將營養成分供給乳腺組織。
胡桃仁	味甘，性溫。	歸腎、肺經。	具有補腎固精，溫肺定喘，潤腸的作用，可改善腎虛喘嗽，腰痛腳軟，陽萎遺精等症。
黃精	味甘，性平。	歸肺、脾經。	有補中益氣，健脾潤肺，養陰生津，益腎精的作用。
茯苓	味甘淡，性平。	歸心、脾、腎經。	有健脾和胃，增進免疫的功效。
黃耆	味甘，性微溫。	歸肺、脾經。	有補中益氣的作用。
白朮	味甘、微苦，性溫。	歸脾、胃經。	有益氣健脾的功效。

藥膳藥材	性味	歸經	藥膳中的藥材功效
麥門冬	味甘、微苦，性微寒。	歸心、肺、胃經。	具有通活乳汁，養顏美容的功效。
山藥	味甘，性微溫。	歸脾、肺、腎經。	具有滋陰補氣，固腎益精，補腎脾兼補脾胃的作用。
菟絲子	味辛甘，性平。	歸肝、腎經。	含有天然的荷爾蒙，可美容、養顏、豐胸。此外，還能調整內分泌，滋潤肌膚。
當歸	味甘辛，性溫。	歸肝、心、脾經。	有補血活血、調經止痛、潤腸的作用。

鮮蝦豆腐羹

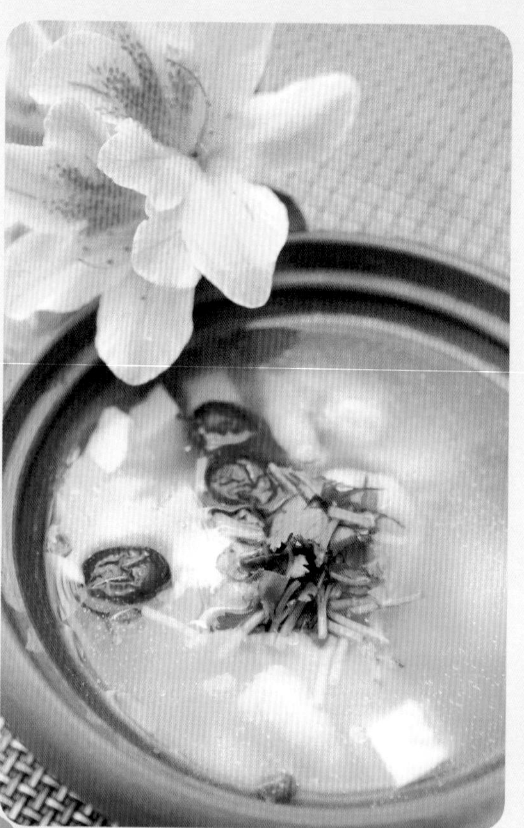

Point 藥膳特效藥材

淫羊藿可補肝溫腎，益氣強志；其富含的維生素E，有增強性腺，抗老化的作用。

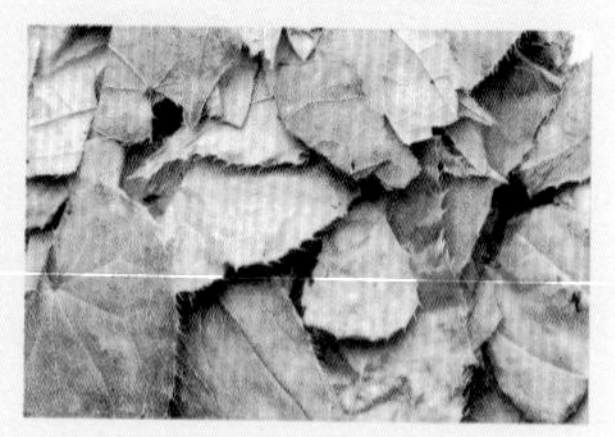

補骨脂可補腎扶火、助陽，且男女皆可使用。並能改善腎虛陽萎、遺精遺尿等症。

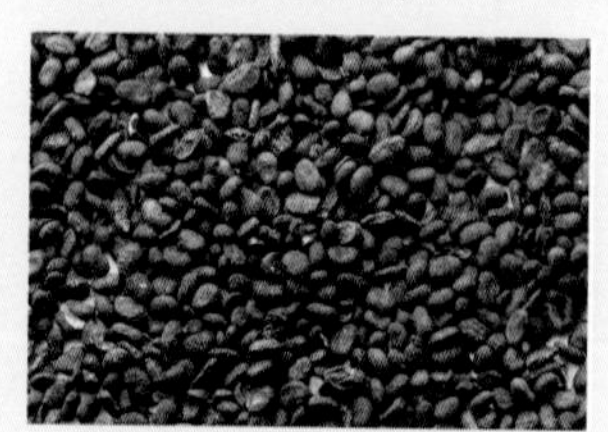

份量 3人份

有補氣補血，豐胸美白的效果。其中，黃豆含有豐富蛋白質，維生素A、B等營養素，可供給人體所需；鮮蝦則因含有礦物質鈣、磷、鐵，可促進荷爾蒙分泌，但因膽固醇含量高，宜適量食用。

材料

●藥材：

人參5克、黃耆5克、淫羊藿9克、女貞子9克、天門冬7克、補骨脂5克、枸杞5克、紅棗3個。

●食材：

鮮蝦半斤、嫩豆腐1塊、黃豆5克、香菜適量、太白粉、香油、米酒與鹽適量。

[藥材透視鏡]

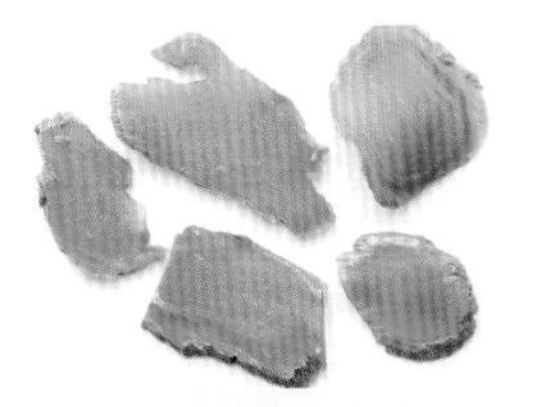

▲人參：安神定志

▲黃耆：補中益氣

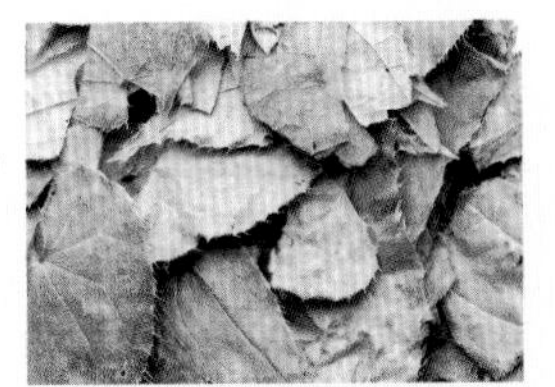

▲淫羊藿：延緩老化

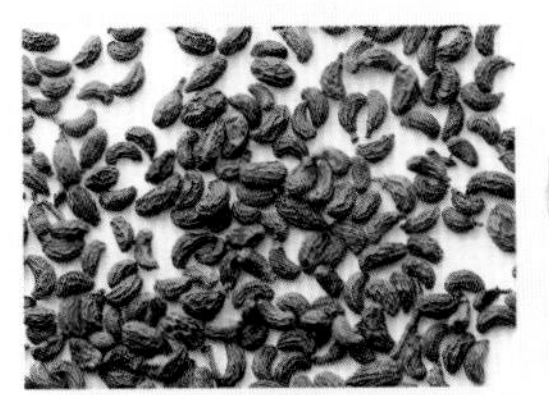

▲女貞子：返老回春

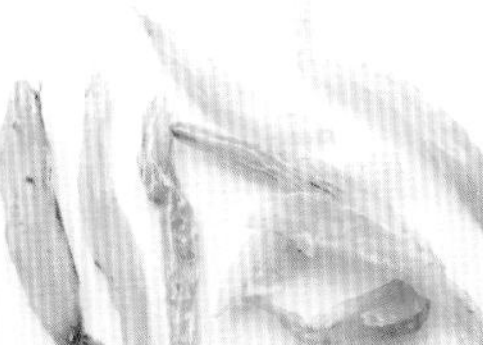

▲天門冬：除煩安神

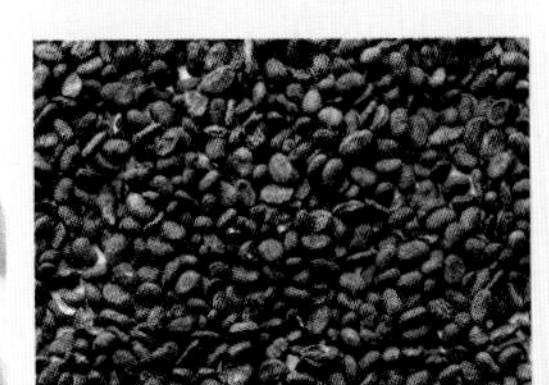

▲補骨脂：溫腎助陽

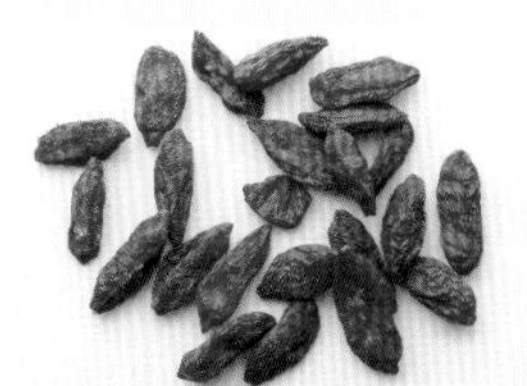

▲枸杞：養肝明目

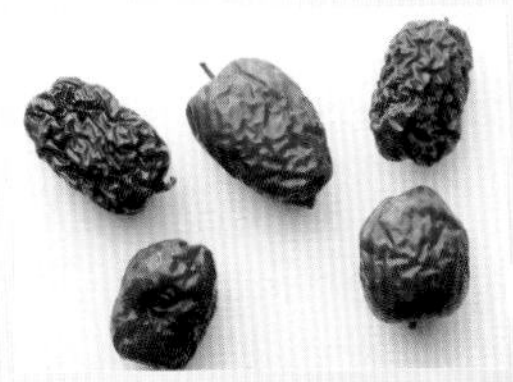

▲紅棗：養血安神

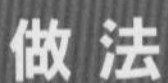

做法

1. 將鮮蝦洗淨後汆燙去殼，豆腐切小塊，香菜洗淨，黃豆泡水30分鐘備用。
2. 將全部藥材洗淨後裝入藥袋內，唯枸杞、紅棗、黃豆置藥袋外，接著一起放入鍋中，倒入約500C.C.的清水，以大火煮滾，接著轉小火燜煮約1小時後，去藥袋。
3. 將鮮蝦、嫩豆腐放入藥汁中，轉大火煮熟，並用湯瓢輕輕攪拌。
4. 最後放入適量太白粉、鹽及灑一點米酒、香菜、香油調味稍煮即可食用。

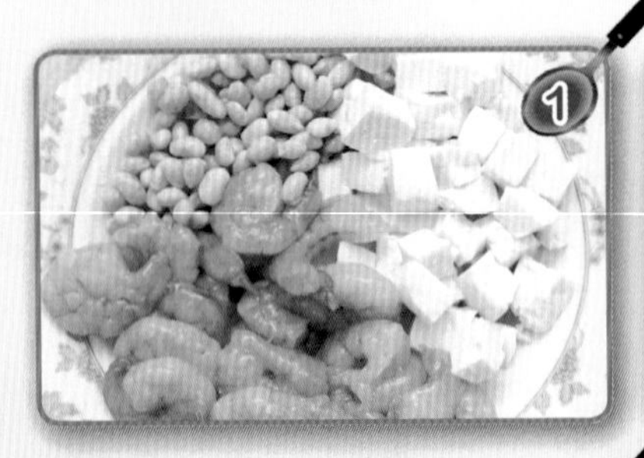

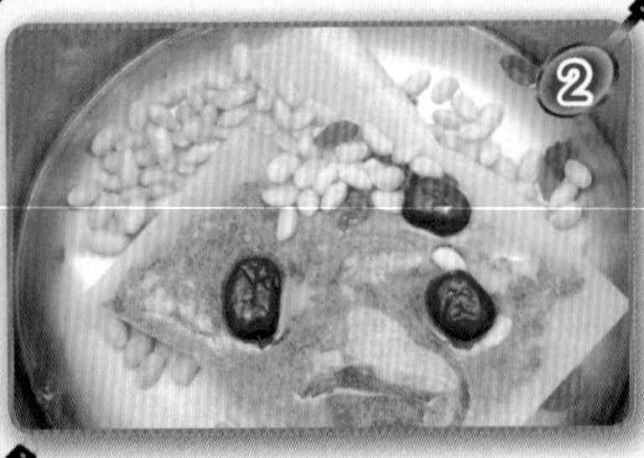

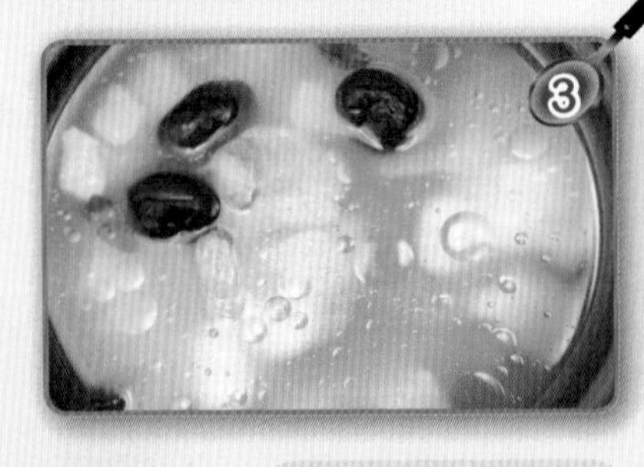

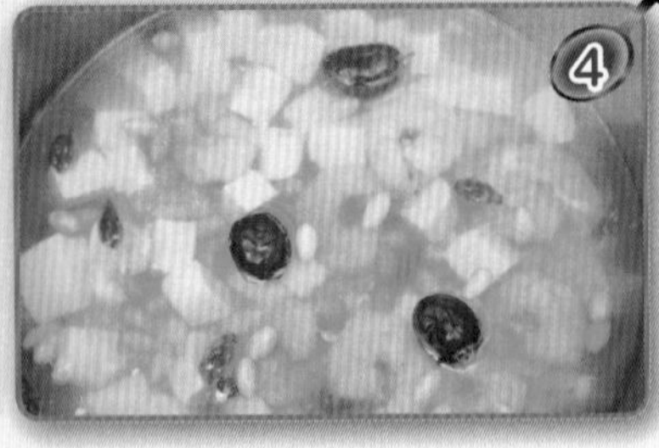

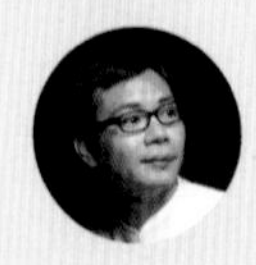

樂氏使用叮嚀！

適用族群　正常體質者或正值青春期發育的孩子。

不適用族群　兒童、孕婦，以及感冒的人不宜食用。

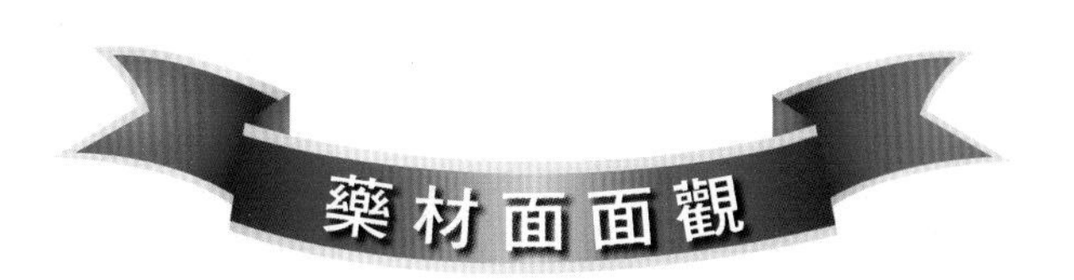

鮮蝦豆腐羹

藥膳藥材	性味	歸經	藥膳中的藥材功效
人參	味甘、微苦，性微溫。	歸脾、肺經。	可大補元氣，補肺益脾，有增強免疫力的作用。
黃耆	味甘，性微溫。	歸肺、脾經。	有利水消腫的作用。
淫羊藿	味甘，性溫。	歸肝、腎經。	可補肝溫腎，益氣強志；其富含的維生素E，有增強性腺，抗老化的作用。
女貞子	味辛甘，性平。	歸肝、腎經。	有補腎益精，健腦安眠，養肝明目的作用。
天門冬	味甘、微苦，性寒。	歸肺、腎經。	有滋陰潤燥，潤膚止癢的作用。
補骨脂	味辛苦，性溫。	歸腎、脾經。	可補腎扶火、助陽，且男女皆可使用。並能改善腎虛陽萎、遺精遺尿等症。
枸杞	味甘，性平。	歸肝、腎經。	可增強免疫功能，抗衰老與美顏作用，對人體健康極佳。
紅棗	味甘，性溫。	歸脾、胃經。	有調補脾胃，養血安神的作用。

豐胸藥浴

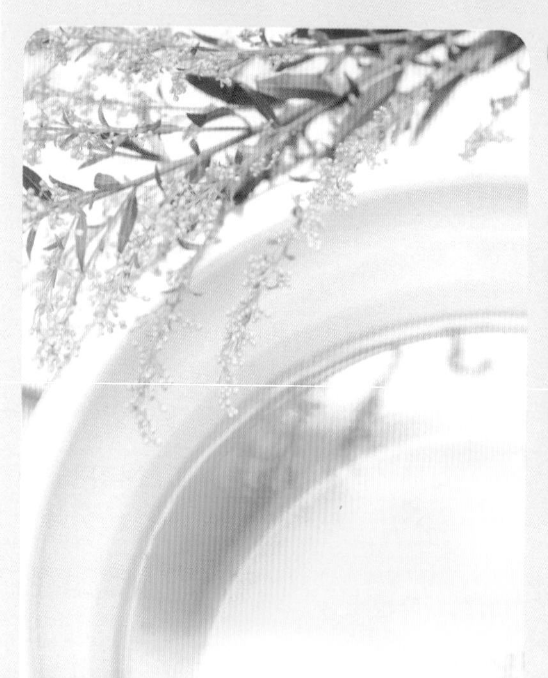

Point 藥浴特效藥材

紅花有通經活血，消腫止痛，破瘀新生，降低血壓，興奮子宮的功效。能改善血滯經閉，痛經等症。

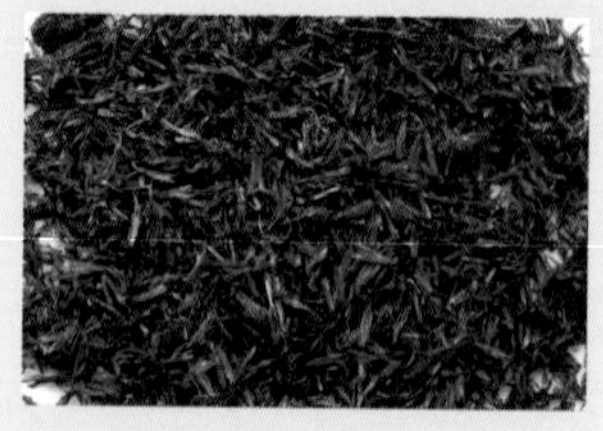

陳皮有健脾理氣，促進消化的作用。可改善胸脘脹滿，食少吐瀉，咳嗽痰多等不適。

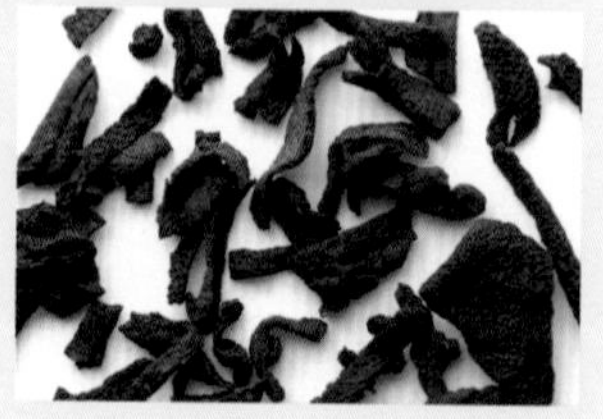

份量 1包份

本藥浴可促進血液循環，幫助乳房發育。其中，香茅的成分能改善油性皮膚、粉刺、肌肉鬆軟、乳汁分泌少等作用，且其獨特香味還能安撫並激勵情志，可減緩憂鬱不安的現象。

材料

● **藥材：**

菟絲子3.5克、當歸3.5克、木瓜3.5克、川芎3.5克、香茅3.5克、紅花3.5克、王不留行3.5克、通草3.5克、陳皮3.5克、石菖蒲3.5克。

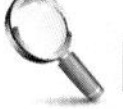

[藥材透視鏡]

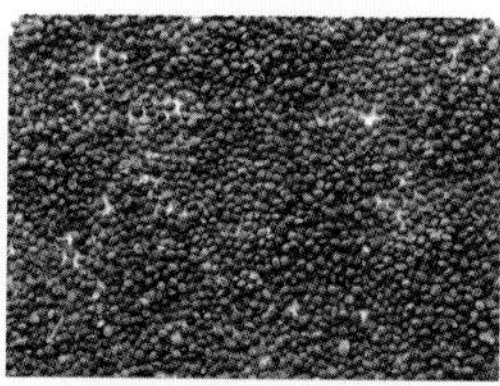

▲菟絲子：補腎益精

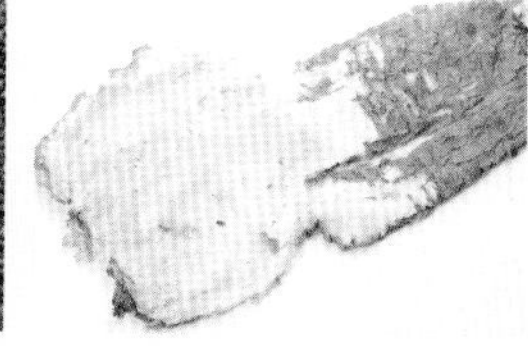

▲當歸：行血補血

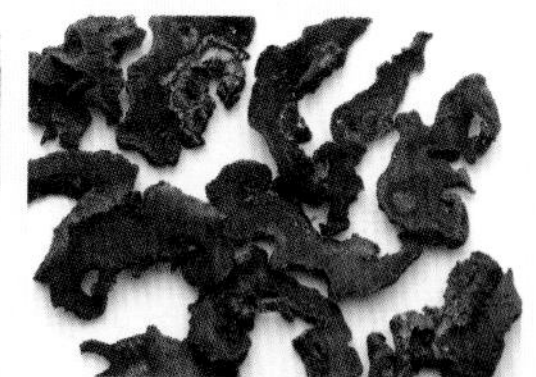

▲木瓜：舒筋活絡

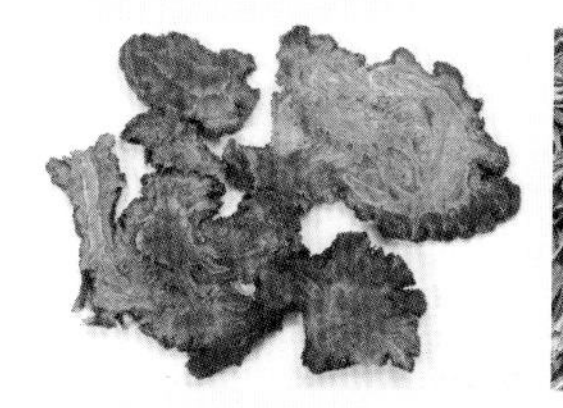

▲川芎：行氣活血

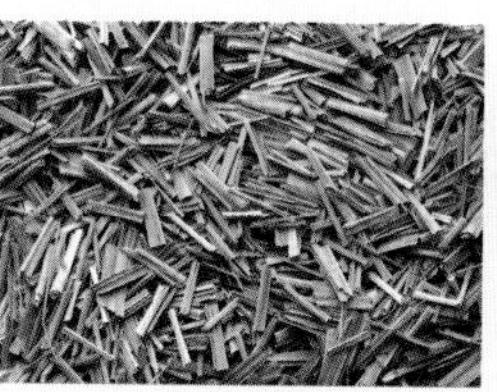

▲香茅：養顏美容

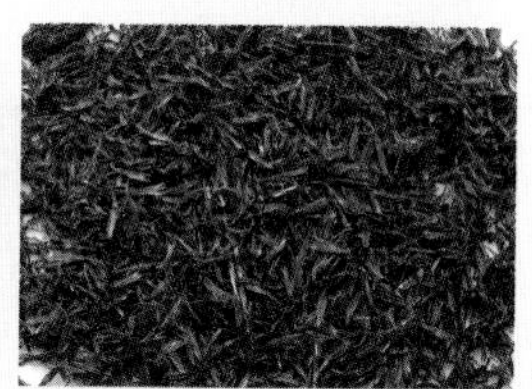

▲紅花：通經活血

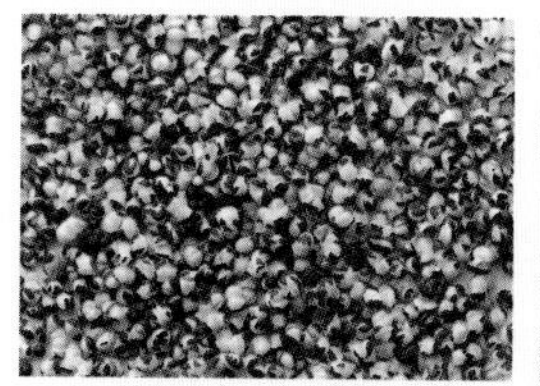

▲王不留行：止血止痛

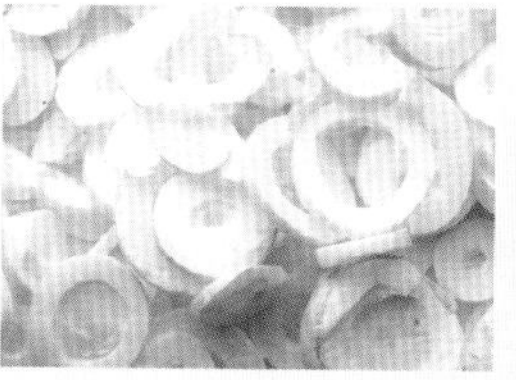

▲通草：清熱降火

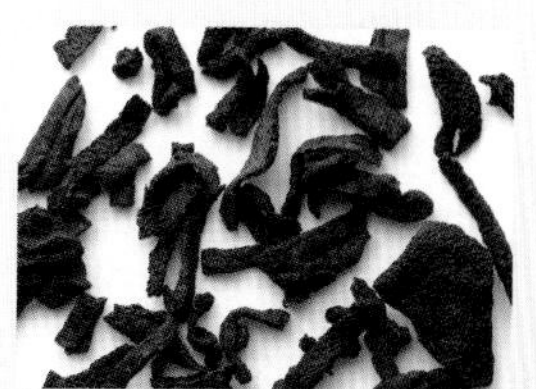

▲陳皮：健脾理氣

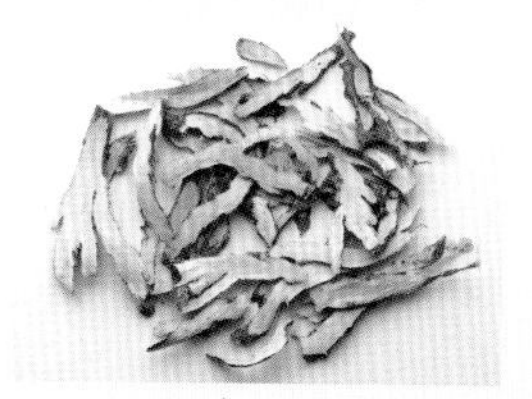

▲石菖蒲：芳香開竅

做法一

① 將藥材放入鍋中，倒入約2000C.C.冷水浸泡15分鐘後，以大火煮滾，轉小火燜煮約40分鐘，去渣取藥汁。

② 倒入盆中或浴缸內(適宜水溫約41℃~44℃左右)，於睡前浸泡，可在泡澡時順便按摩胸部，其效果極佳。

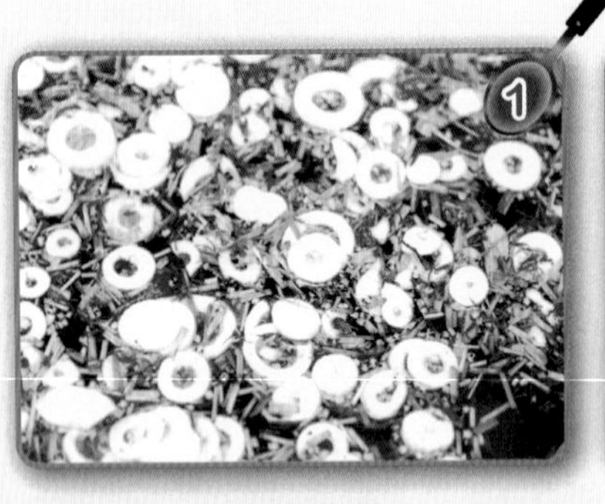

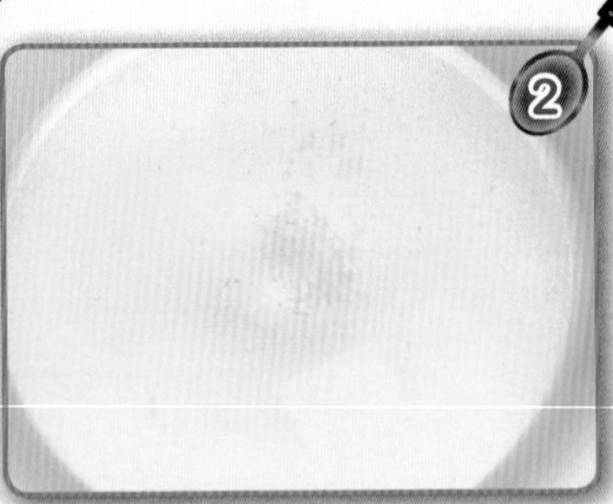

做法二

可請中藥房先將藥材壓碎裝入布包內，並直接將藥包丟入盆中或浴缸內，亦可適量加些粗鹽，於睡前浸泡約10分鐘，稍作休息後，再浸泡10分鐘（此時可視個人體質酌量加熱水）。

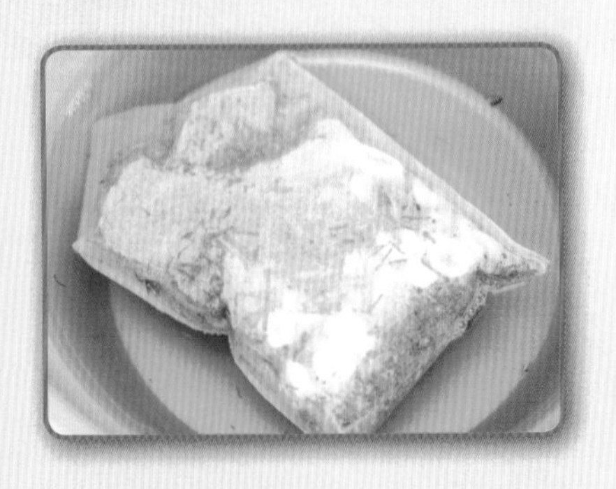

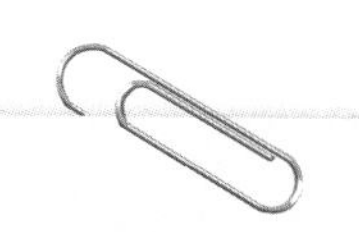

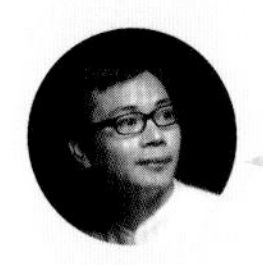

樂氏使用叮嚀！

1. 肌膚偏乾性者，應在泡澡20分鐘後塗抹乳液，避免皮膚出現搔癢。
2. 泡澡時，可多按摩胸部，但切勿用毛巾、海綿過度摩擦身體，以免破皮發炎。
3. 喝酒後以及剛做完運動者皆不宜泡澡，以免發生危險。

泡澡時，你也可進行的穴位按摩！

由於泡澡時，身體溫度升高，促使血液循環加快，此時按摩有豐胸效果的乳根穴、膻中穴，可促進乳房附近的氣血循環，使其豐潤圓挺。

自我按摩

可先用雙手捧住胸部，由下往上按摩，接著從外到內推擠乳房。最後，持續在鎖骨處按摩，直至肌膚微微發熱為止。

而針對穴位部分，可利用手指的力量加強按壓乳房下方的乳根穴，約莫3~5分鐘；接著，按摩兩乳頭中間處的膻中穴，會有刺痛感，時間約1~3分鐘。泡澡時按摩穴道，不僅能讓藥效在體內快速發揮，還有通乳、美胸的效果。

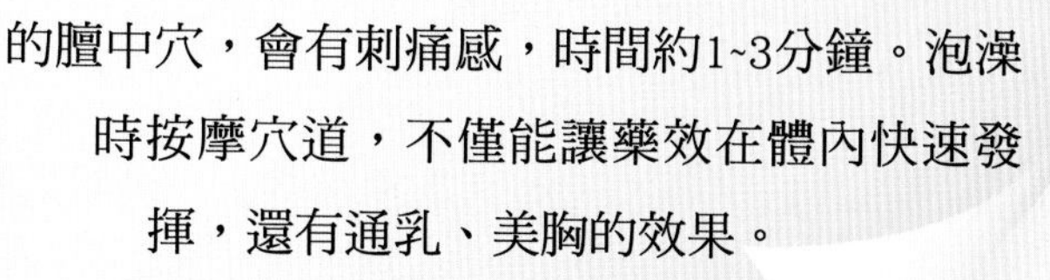

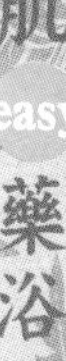

取穴小常識

[乳根穴]

精確取穴：

人體胸部，乳頭直下，乳房根部，於第五肋間隙，距前正中線4寸處即是。

按摩方式：

以中指、食指指腹施力按壓。

功效：

對乳痛、乳汁不足有很好療效，並能改善胸痛心悶等症。

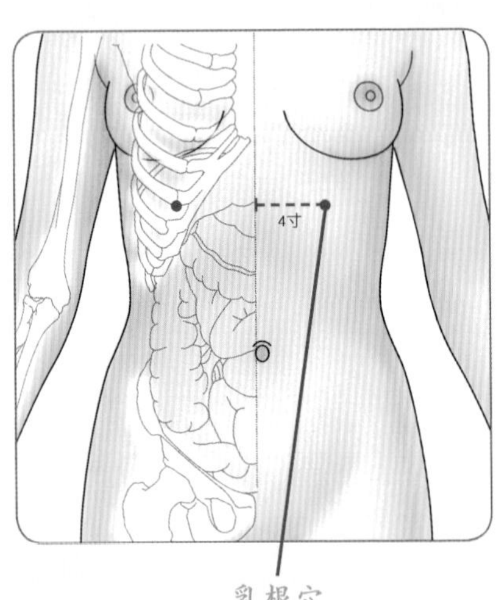

乳根穴

[膻中穴]

精確取穴：

位於胸部，於前正中線上，平第四肋間，兩乳頭連線中點。

按摩方式：

雙手中指同時出力揉按穴位，先左上右下，後右上左下。

功效：

長期按壓能寬胸利膈，改善乳腺炎、乳汁過少等症。

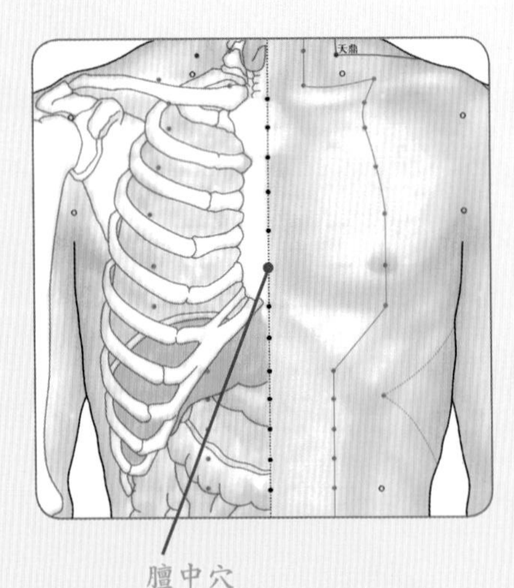

膻中穴

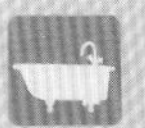

豐胸藥浴

藥浴藥材	性味	歸經	藥浴中的藥材功效
菟絲子	味辛甘，性平。	歸肝、腎經。	有滋補肝腎，固精縮尿的作用。
當歸	味甘辛，性溫。	歸肝、心、脾經。	可改善月經不順、閉經痛經、氣血不足的症狀。
木瓜	味酸，性溫。	歸肝、脾經。	有舒筋活絡，除濕和胃的作用，並有減肥瘦身的效果。
川芎	味甘微辛，性溫。	歸肝、膽經。	有補益肝腎，行氣活血，強壯筋骨，鎮靜鎮痛的功效。
香茅	味辛，性溫。	無。	有行水散濕，發汗解暑，溫胃調中的作用。
紅花	味辛、微苦，性溫。	歸心、肝經。	有通經活血，消腫止痛，破瘀新生，降低血壓，興奮子宮的功效。能改善血滯經閉，痛經等症。
王不留行	味苦，性平，無毒。	歸肝、胃經。	有行血通經，下乳的功效，但孕婦應慎用。
通草	味甘淡，性微寒。	歸膀胱、胃經。	有清熱降火，升胃氣等功效。
陳皮	味辛苦，性溫。	歸肺、脾經。	有健脾理氣，促進消化的作用。可改善胸脘脹滿，食少吐瀉，咳嗽痰多等不適。
菖蒲	味辛，性溫。	歸心、脾、胃經。	健胃止嘔，逐痰去濁的功效。

美胸藥浴

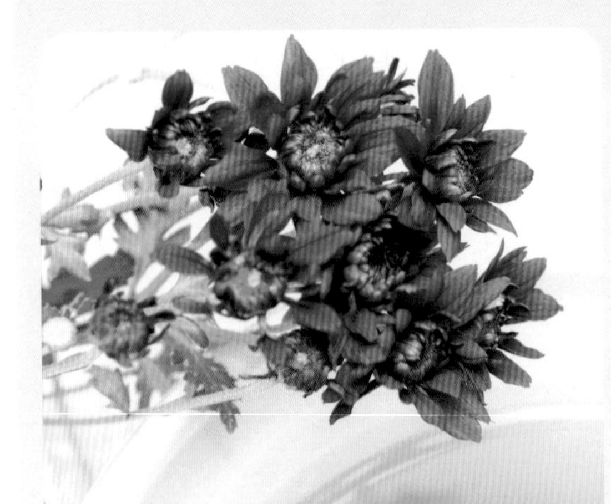

Point 藥浴特效藥材

益母草有活血調經，利水消腫的作用。此外，還有美容、抗衰老的作用。

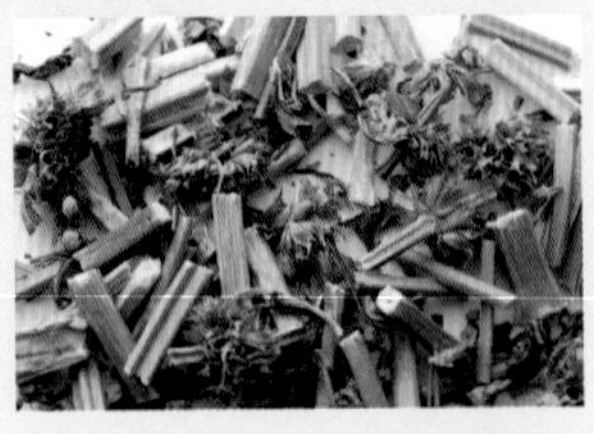

牛膝可祛氣滯血瘀；久服有抗衰老，益精氣，強壯筋骨，調經等功效，並可改善月經不順等症。

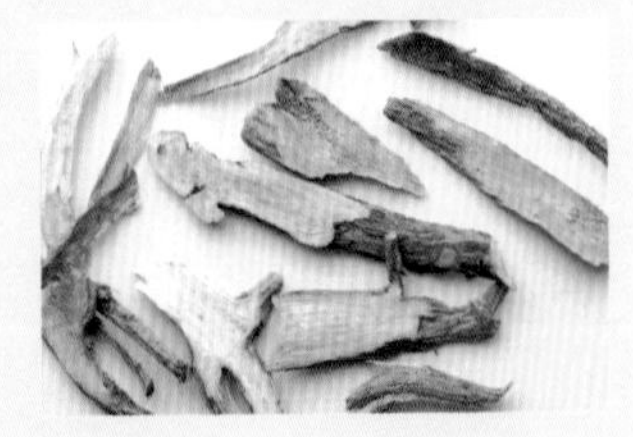

份量 1包份

本藥浴具有通經、活血、去瘀，幫助乳房發育等功效。其中，艾葉能祛寒逐濕、理氣止痛，適合手腳容易冰冷體質者，有溫暖作用；而添加的益母草，還具有美顏抗衰的功效。

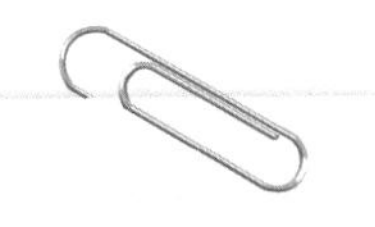

材料

● **藥材：**

益母草5克、女貞子5克、菟絲子5克、肉蓯蓉5克、艾葉5克、牛膝5克、檀香3克。

[藥材透視鏡]

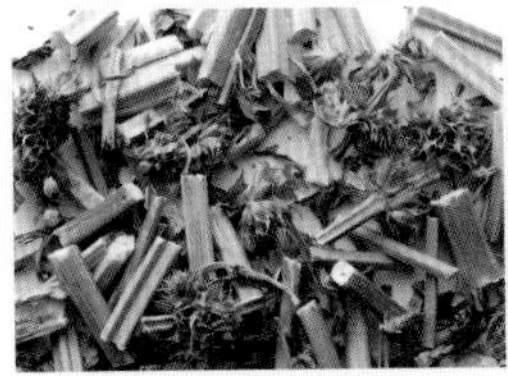

▲益母草：活血調經

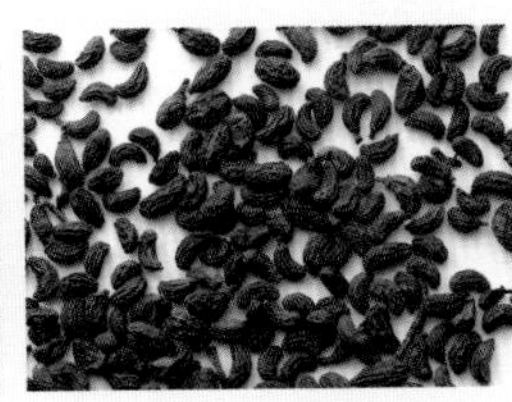

▲女貞子：返老回春

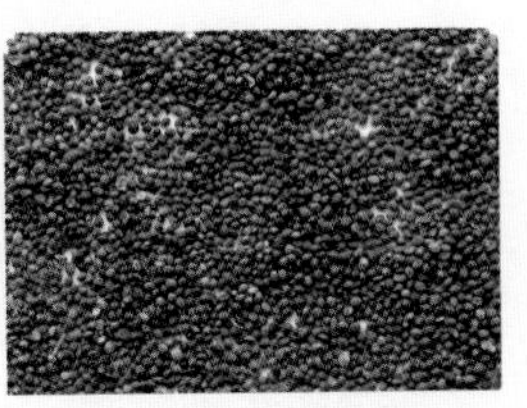

▲菟絲子：補腎益精

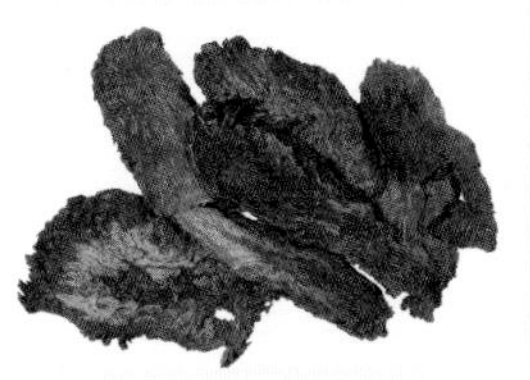

▲肉蓯蓉：潤腸通便

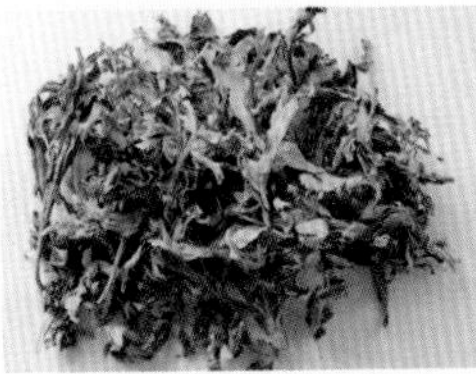

▲艾葉：溫經止血

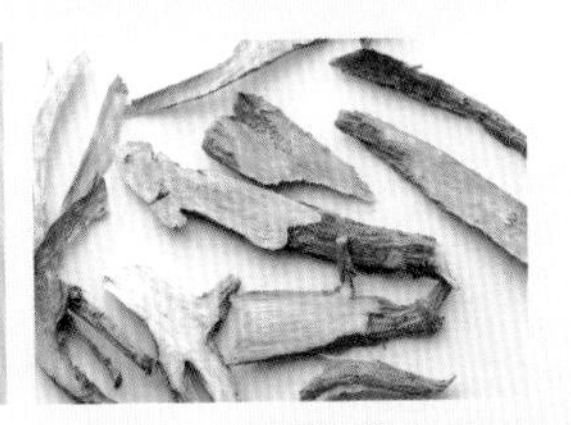

▲牛膝：強壯筋骨

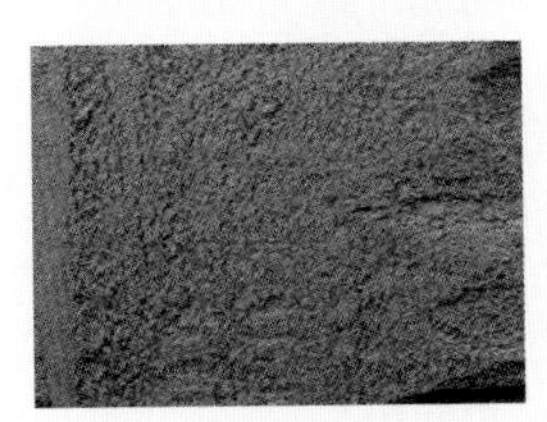

▲檀香：行氣散寒

做法一

1. 將藥材放入鍋中，倒入約2000C.C.的冷水浸泡15分鐘後，以大火煮滾，之後轉小火燜煮約40分鐘，去渣取藥汁。
2. 將藥汁倒入盆中或浴缸內（適宜水溫約41℃~44℃左右），於睡前浸泡，並按摩胸部，效果極佳。

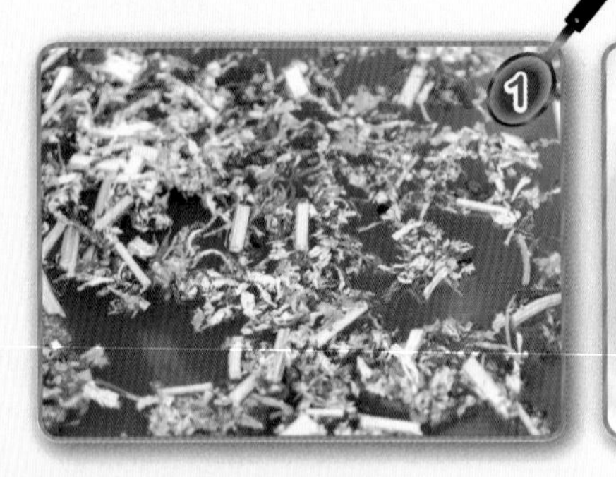

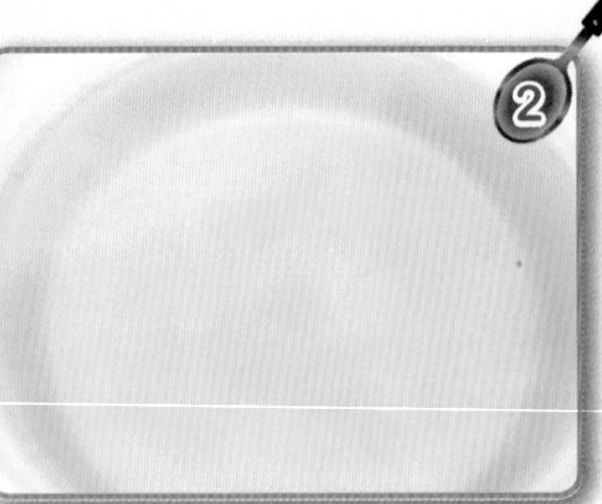

做法二

可請中藥房先將藥材壓碎裝入布包內，並直接將藥包丟入盆中或浴缸內（適宜水溫約41℃~44℃左右），於睡前浸泡約10分鐘，稍作休息後，再浸泡10分鐘（此時可視個人體質酌量加熱水）。

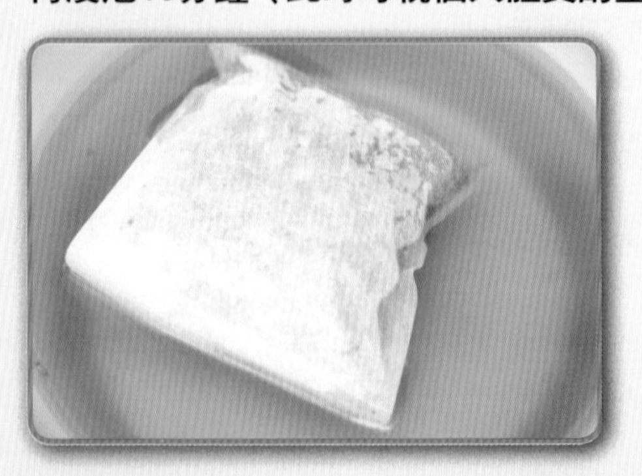

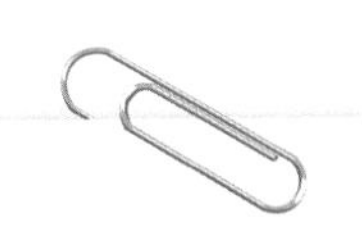

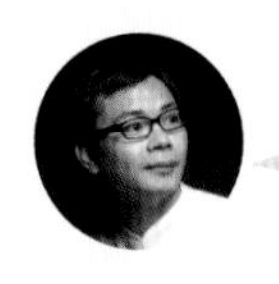

樂氏使用叮嚀！

1. 若產婦是利用開刀分娩，須等拆線後再進行藥浴。
2. 應先淋浴、後泡澡；或者先洗頭、洗臉再泡澡為佳。

泡澡時，你也可進行的穴位按摩！

在泡澡時，按摩胸部的效果較佳。因其身體周圍的水力加上雙手的力量，將出現輔助性作用，效果亦會加倍。

此外，在浸泡藥浴時，搭配膺窗穴、天池穴的按摩，不僅能使藥效快速進入體內，且高溫的熱水能使體內循環加快，使藥效快速散佈全身，以達到豐胸、美肌的作用。

自我按摩

在泡澡時，先用手指按摩乳頭上方的膺窗穴，約1~3分鐘，有調整胸部曲線，集中托高的作用。

接著，按摩乳頭旁邊的天池穴，約1~3分鐘，亦可同時按壓或單側按完後再按另一側，如此不僅有美胸功效，還具有舒解胸悶的作用。

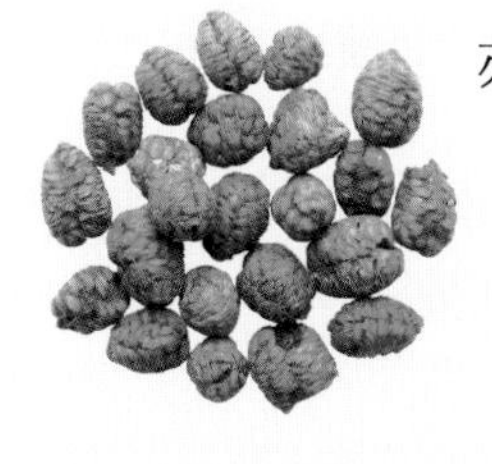

取穴小常識

[膺窗穴]

精確取穴：

位於人體胸部，當第三肋間隙，距前正中線4寸。

按摩方式：

雙手的食、中、無名指分別按摩本穴，用點壓的方法輕輕按壓。

功效：

可改善咳嗽，氣喘，胸肋脹痛，乳癰等症。

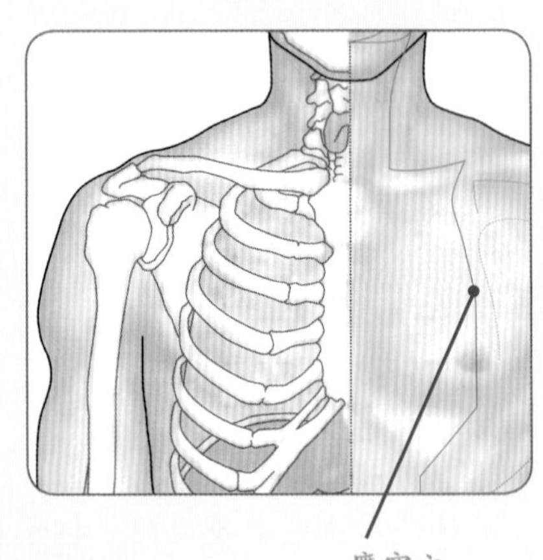

[天池穴]

精確取穴：

在腋下3寸，距乳中穴1寸處。

按摩方式：

用大拇指指腹向下垂直按壓乳頭外1寸穴位處，有酸痛感。

功效：

具有緩解心煩，胸痛，腋下腫痛與拉提胸部的效果。

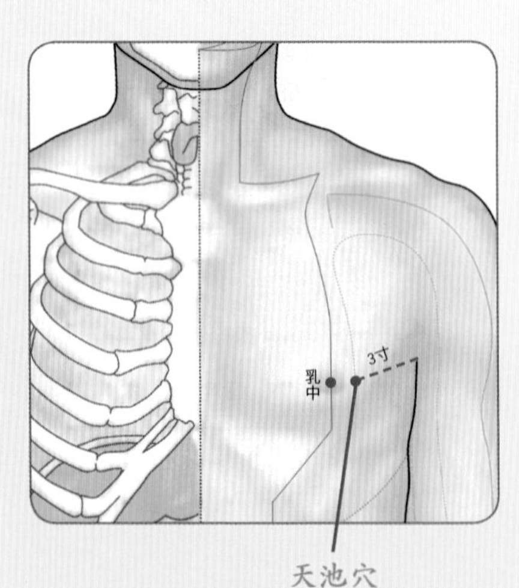

美胸藥浴

藥浴藥材	性味	歸經	藥浴中的藥材功效
益母草	味辛苦，性涼。	歸心包、肝經。	有活血調經，利水消腫的作用。此外，還有美容、抗衰老的效果。據說武則天容顏不衰，就是使用益母草。
女貞子	味辛甘，性平。	歸肝、腎經。	補腎益精，強心利尿的功效。
菟絲子	味辛甘，性平。	歸肝、腎經。	有補腎益精的作用。
肉蓯蓉	味甘鹹，性溫。	歸腎、大腸經。	能補腎陽，有效改善腰膝酸軟等症。
艾葉	味苦辛，性溫。	歸肝、脾、腎經。	有溫經止血，除濕散寒，健胃鎮痛之效。
牛膝	味苦、甘、酸，性平。	歸肝、腎經。	可祛氣滯血瘀；久服有抗衰老，益精氣，強壯筋骨，調經等功效，並可改善月經不順等症。
檀香	味辛，性溫。	歸脾、胃、肺經。	可放鬆情緒，有效安撫神經緊張及焦慮。

通草按摩膏

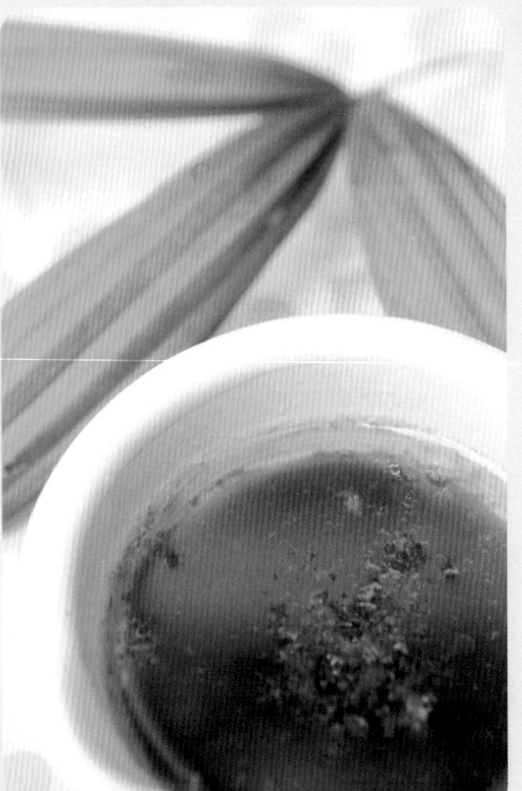

Point 藥膏特效藥材

川芎有補益肝腎，行氣活血，強壯筋骨，鎮靜鎮痛，鎮定安神，疏肝解鬱，固經安胎的功效。

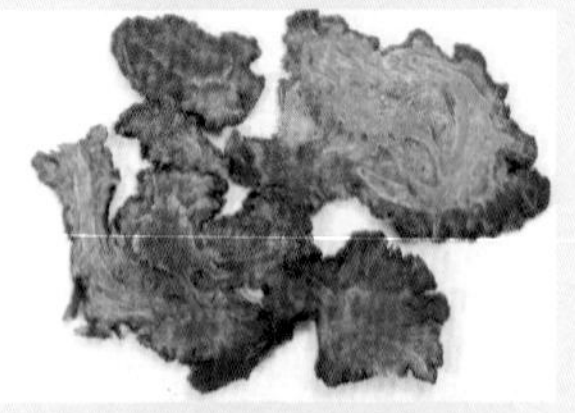

當歸可行血補血，通腸潤便，有調經止血的作用。但氣寒而虛者不宜使用。

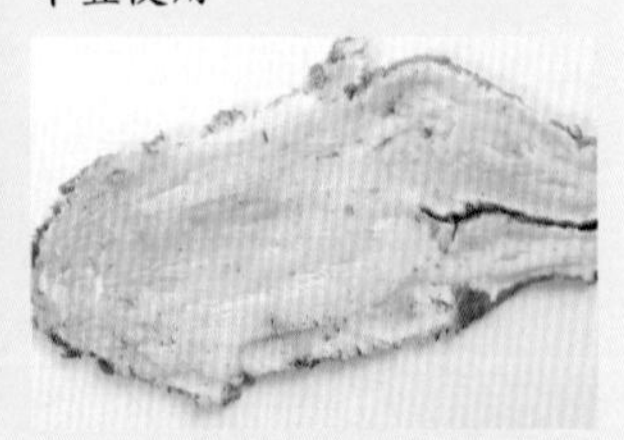

份量 1小罐

本按摩膏可分多次使用，在沐浴完畢後可塗抹穴位，並加強按摩，有豐胸、滋潤肌膚之效。尤其白芷有美白作用，可使乳房皮膚細嫩、白皙；且當歸可潔膚、潤膚，能淡化胸部上的色素斑點。

材料

● 藥材：

益母草、木瓜、白芷、茯苓、川芎、當歸、菟絲子、桔梗、何首烏、王不留行等各10克。小茴香、紅花等各5克。

● 調配原料：

橄欖油1小瓶（約100C.C.）、凡士林500C.C.(或直接用凡士林600 C.C.不加橄欖油)、過濾紗布一塊。

[藥材透視鏡]

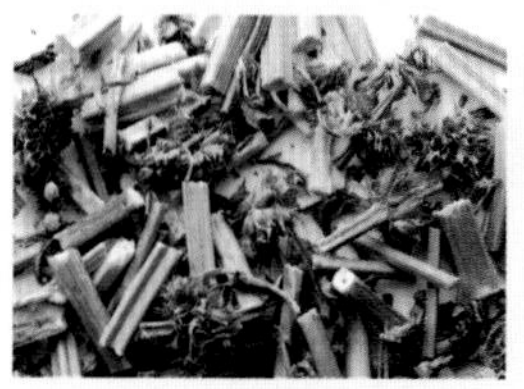

▲益母草：活血調經

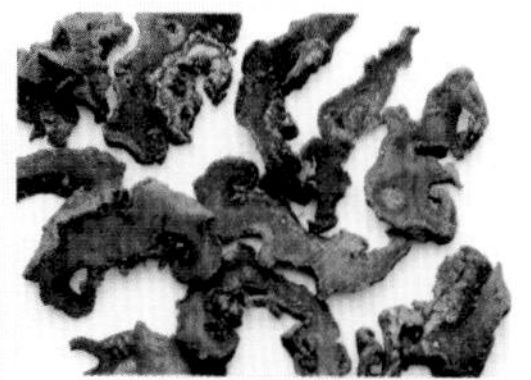

▲木瓜：舒筋活絡

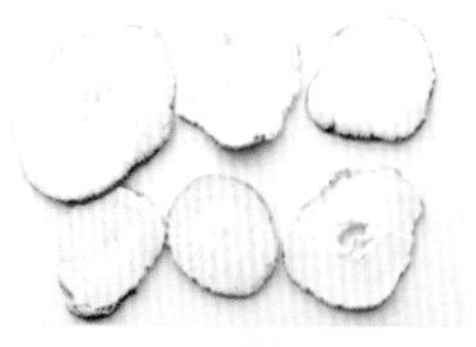

▲白芷：香竄通竅

▲茯苓：健脾和胃

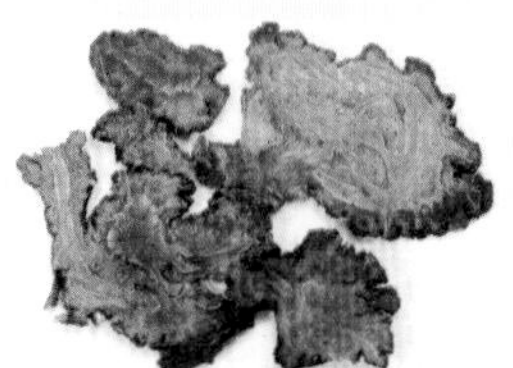

▲川芎：行氣活血

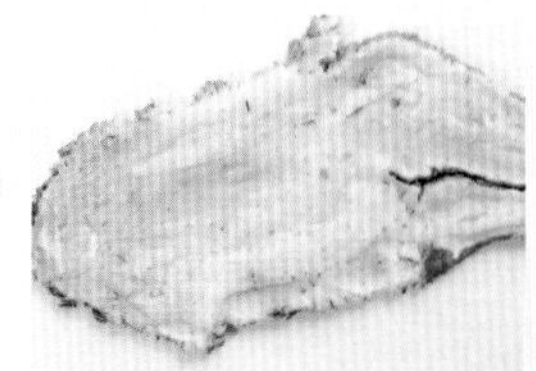

▲當歸：行血補血

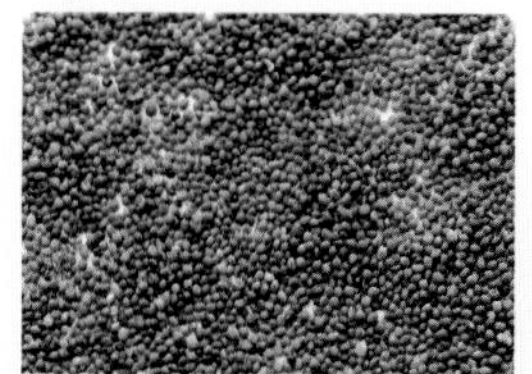

▲菟絲子：補腎益精

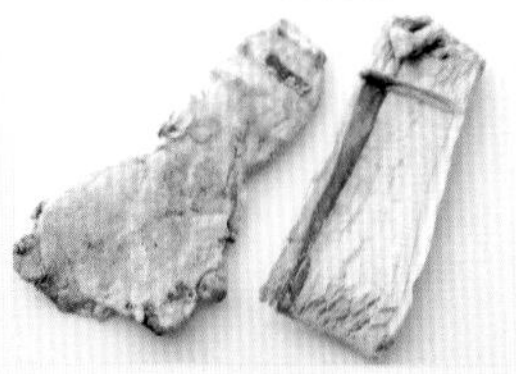

▲桔梗：宣肺化痰

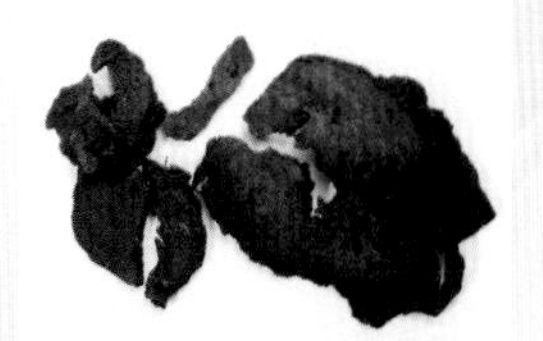

▲何首烏：滋養補血

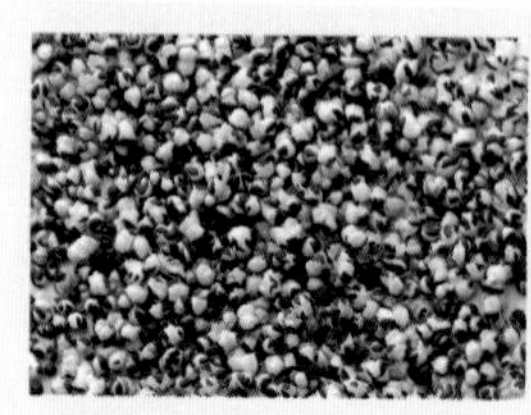
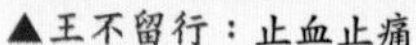
▲王不留行：止血止痛

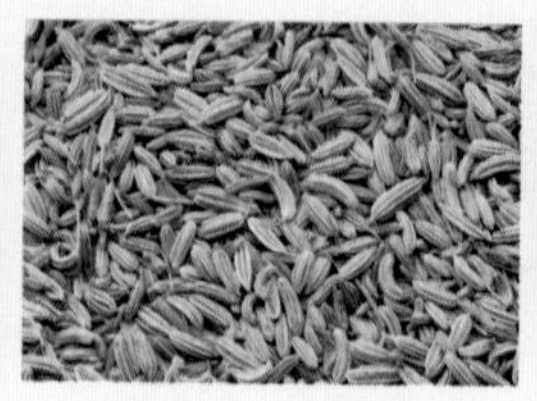
▲小茴香：祛寒止痛

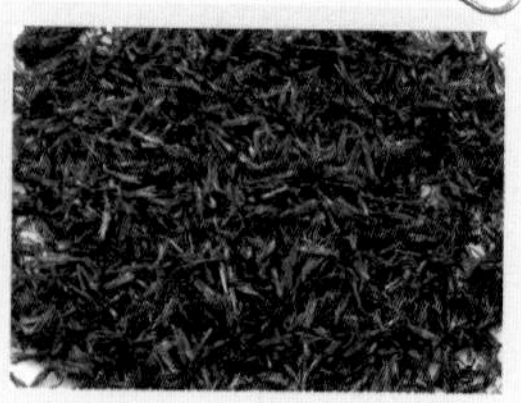
▲紅花：通經活血

做法

1. 將凡士林放入不鏽鋼鍋中，開小火將凡士林熔化，接著將全部藥材切碎放入鍋裡。
2. 先用小火煮約15分鐘，再轉中火，待藥材呈現焦黃色後熄火，將藥油以紗布去渣過濾。
3. 最後，加入橄欖油攪拌均勻，再將藥油倒入容器中。
4. 待全涼後，方可蓋上瓶蓋。按摩膏隨即完成。

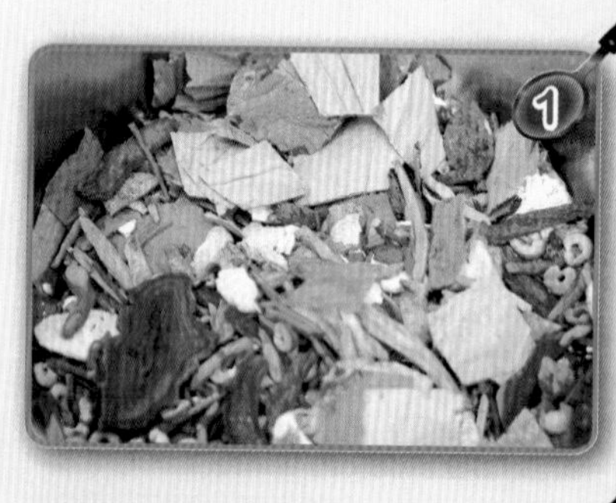

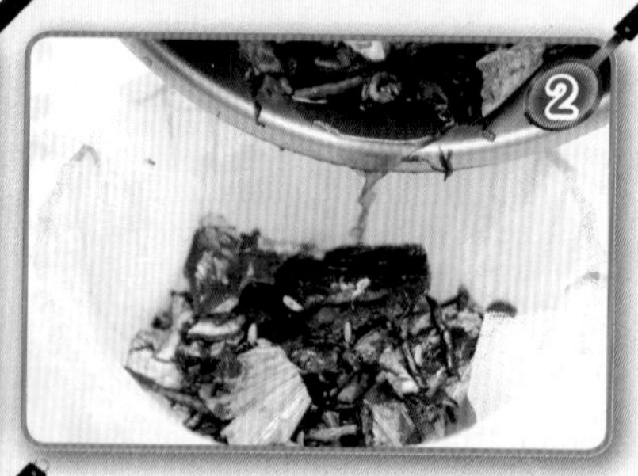

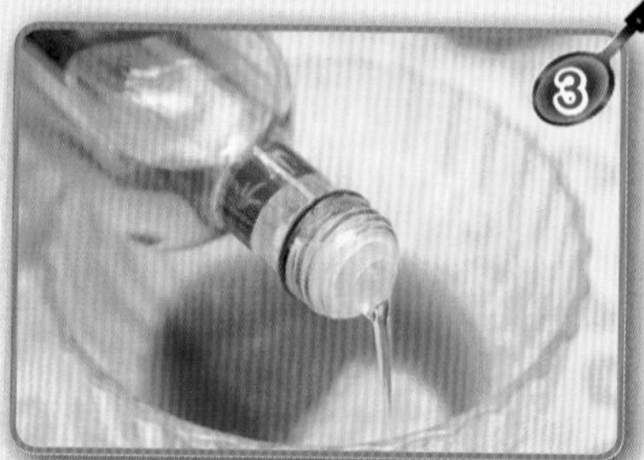

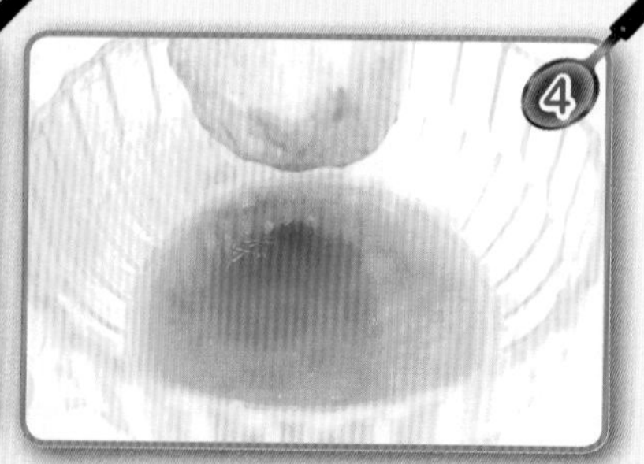

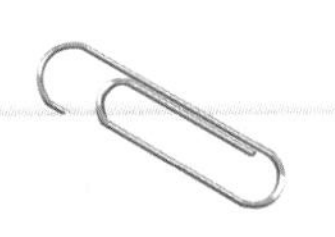

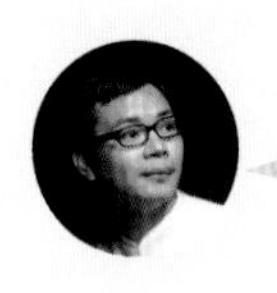

樂氏使用叮嚀！

1. 透過按摩能疏通經絡，使淋巴附近的循環正常；並可促進新陳代謝，加速胸部的血液循環，以刺激乳腺組織吸收按摩膏的藥效。
2. 沐浴或洗澡完畢後，可利用通草按摩膏按壓豐胸穴道；長期下來，能使胸部豐潤圓挺，效果極佳。

ㄅ 按摩時，加強穴位更有效！

在沐浴完畢或洗澡時，也可順便以大拇指按壓胸部穴位。待沐浴完畢後塗上按摩膏，推揉乳房、按壓穴位，按摩時間約10~20分鐘為佳。結束後，記得要馬上喝水以排除體內毒素！

自我按摩

將按摩膏塗抹於氣戶穴、庫房穴上，並先按揉鎖骨下方的氣戶穴約1~3分鐘。接著，手指移至下方的庫房穴，也是按摩約1~3分鐘即可。

由於這些穴位屬於多血多氣的經絡部位，故按摩氣戶、庫房等豐胸穴位，可促進乳房附近的氣血循環，有效避免經前乳房脹痛的困擾。

取穴小常識

[氣戶穴]

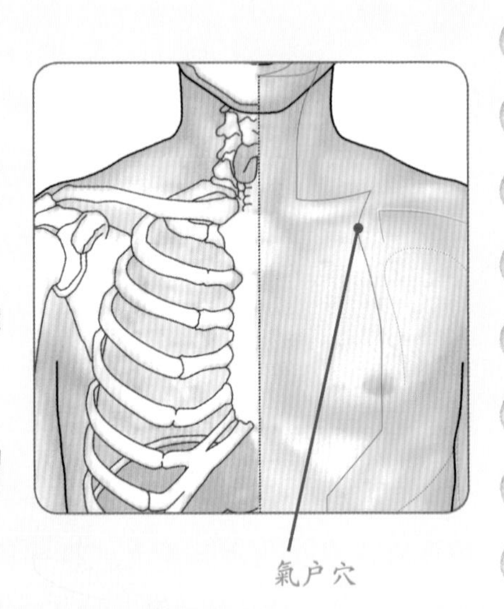

精確取穴：

鎖骨下緣，前正中線旁開4寸處。

按摩方式：

用拇指、食指或是中指，進行旋轉按摩，點壓穴位。

功效：

可改善咳嗽氣喘，胸脅支滿，胸痛等不適。

[庫房穴]

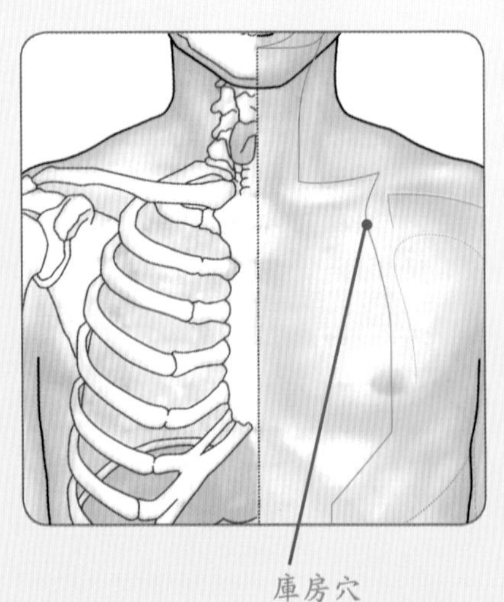

精確取穴：

穴位於人體的胸部，當第1肋間隙，距前正中線4寸。

按摩方式：

用拇指、食指或是中指，進行旋轉按摩，點壓穴位。

功效：

可改善氣喘，咳唾膿血，胸肋脹痛等不適。

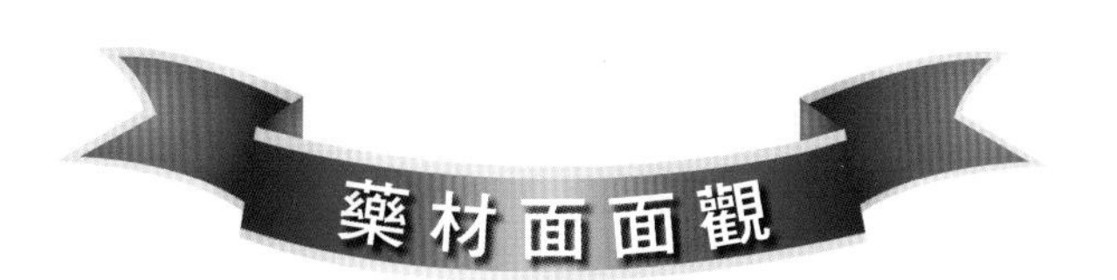

通草按摩膏

藥膏藥材	性味	歸經	藥膏中的藥材功效
益母草	味辛苦，性涼。	歸心包、肝經。	有活血調經，利水消腫的作用。
木瓜	味酸，性溫。	歸肝、脾經。	有除濕和胃的作用，具有瘦身之效。
白芷	味辛，性溫。	歸腸、肺、胃經。	有解表祛風，生肌止痛，香竄通竅，除濕止帶，安胎，破血，新生血，去面目色素之功效。
茯苓	味甘淡，性平。	歸心、脾、腎經。	有健脾和胃，寧心安神的作用。
川芎	味甘、微辛，性溫。	歸肝、膽經。	有補益肝腎，行氣活血，強壯筋骨，鎮靜鎮痛，鎮定安神，疏肝解鬱，固經安胎的功效。
當歸	味甘辛，性溫。	歸肝、心、脾經。	可行血補血，通腸潤便，有調經止血的作用。但氣寒而虛者不宜使用。
菟絲子	味辛甘，性平。	歸肝、腎經。	具有補腎益精，養肝明目的功效。

藥膏藥材	性味	歸經	藥膏中的藥材功效
桔梗	味苦辛，性平。	歸肺經。	有宣肺化痰，利咽，排膿的功效。
何首烏	味苦甘澀，性微溫。	歸肝、腎經。	具有補肝腎，益精血，潤腸通便，祛風解毒的功效；可改善肝腎精血不足，頭暈目眩，心悸失眠，鬚髮早白等現象。
王不留行	味苦，性平，無毒。	歸肝、胃經。	具有減肥，抗衰老，通乳汁等效果。
小茴香	味辛，性溫。	歸肝、腎、脾、胃經。	有祛寒止痛，溫補脾肺，止嘔祛痰的功效。
紅花	味辛、微苦，性溫。	歸心、肝經。	有通經活血，降低血壓之效。

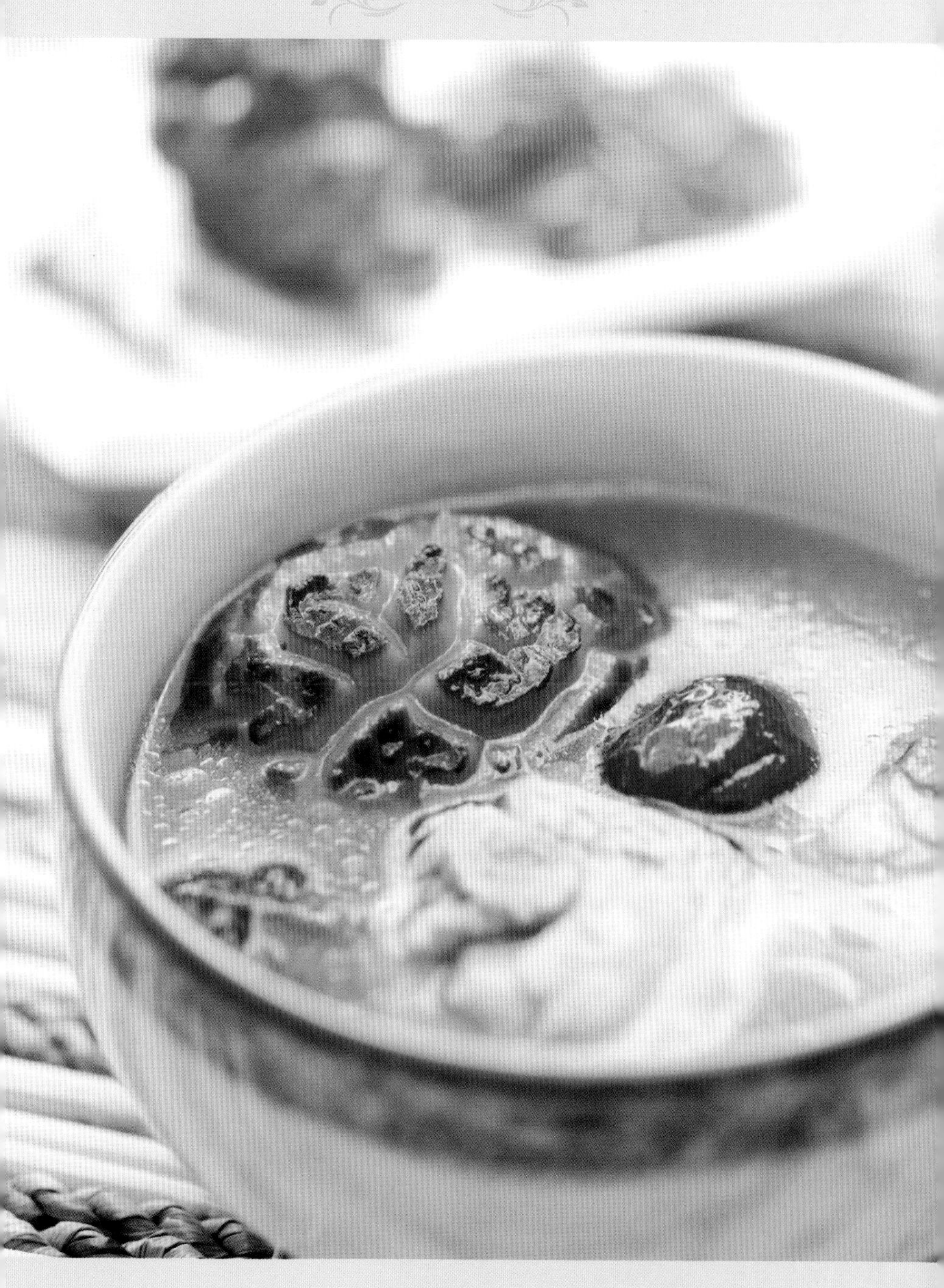

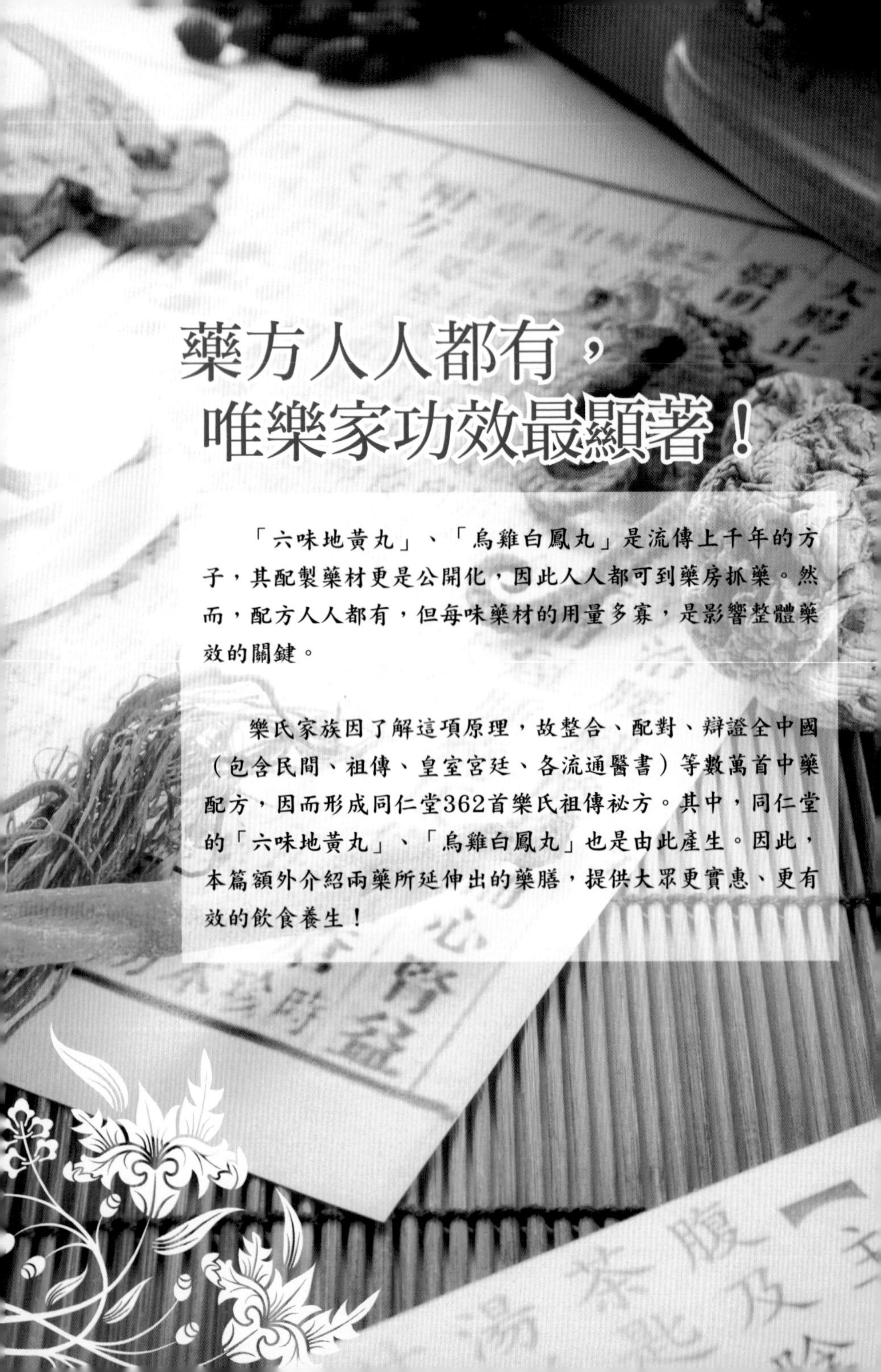

藥方人人都有，唯樂家功效最顯著！

「六味地黃丸」、「烏雞白鳳丸」是流傳上千年的方子，其配製藥材更是公開化，因此人人都可到藥房抓藥。然而，配方人人都有，但每味藥材的用量多寡，是影響整體藥效的關鍵。

樂氏家族因了解這項原理，故整合、配對、辯證全中國（包含民間、祖傳、皇室宮廷、各流通醫書）等數萬首中藥配方，因而形成同仁堂362首樂氏祖傳祕方。其中，同仁堂的「六味地黃丸」、「烏雞白鳳丸」也是由此產生。因此，本篇額外介紹兩藥所延伸出的藥膳，提供大眾更實惠、更有效的飲食養生！

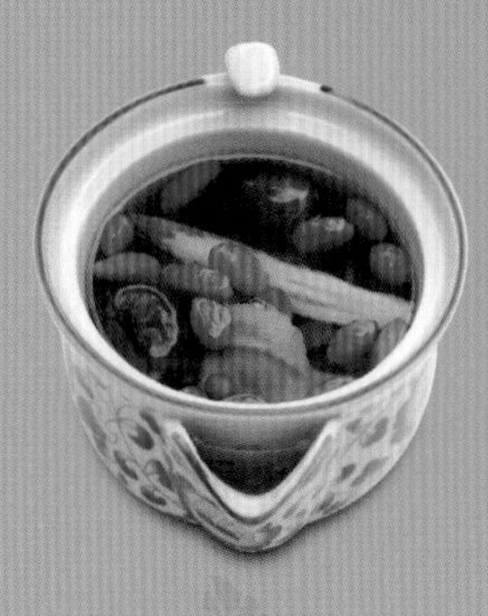

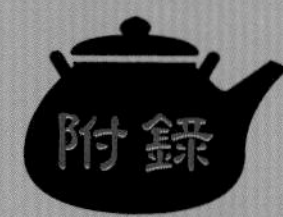

獨家獻藥

六味地黃丸、烏雞白鳳丸延伸藥膳

六味地黃丸藥膳

1、何首烏蛋煲六味地黃
2、六味地黃白玉丹砂

烏雞白鳳丸藥膳

1、烏雞白鳳丸燉烏雞
2、當歸烏骨雞

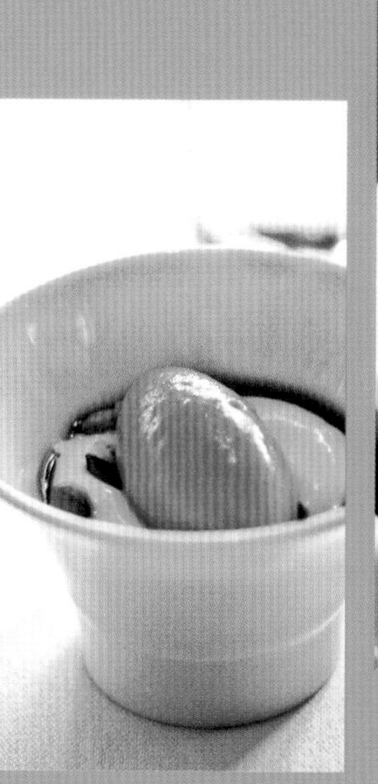

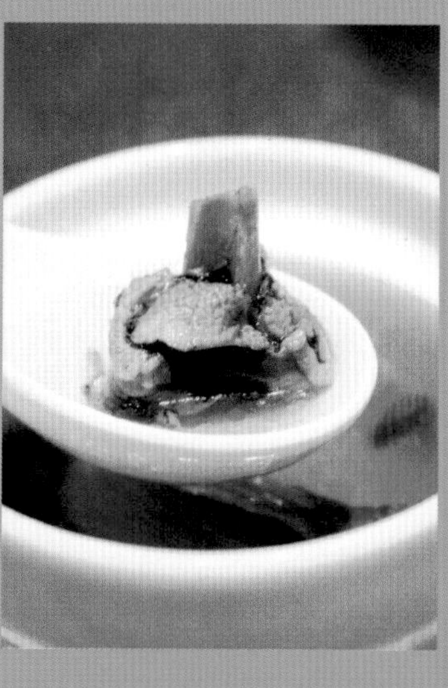

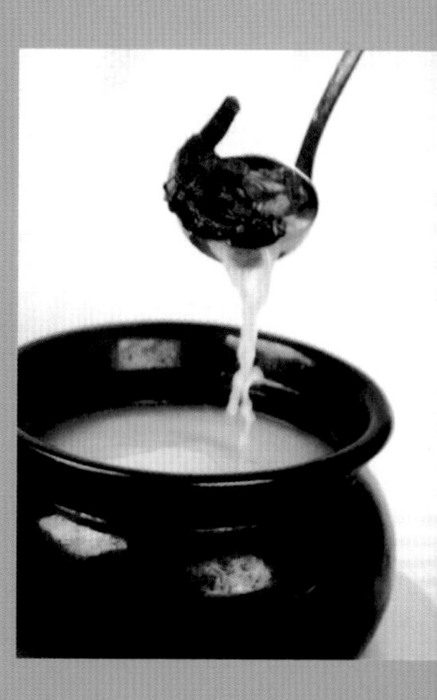

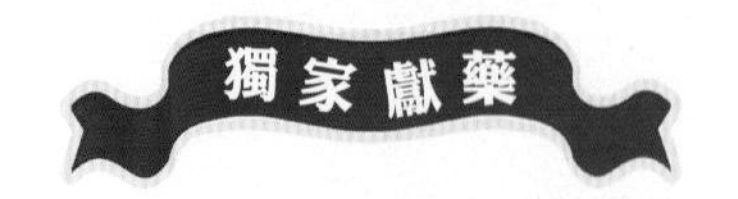

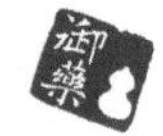

六味地黃丸、烏雞白鳳丸延伸藥膳

樂氏同仁堂配方共362首，本書以強身、舒壓、美容等公布其中50首，提供大眾內服外用的實質效益。如今，本篇將獨家獻上樂氏同仁堂改良後的「六味地黃丸」與「烏雞白鳳丸」的延伸藥膳，其獨家配方將讓大眾吃出更為強健的體質！

六味地黃丸藥膳

1 何首烏蛋煲六味地黃

【材料】何首烏60克，黃耆、茯苓各20～30克，雞蛋2顆，六味地黃丸少許。

【做法】在鍋中加入500C.C.的水，將材料一同入鍋煮熟。取出雞蛋，剝去蛋殼，再將蛋放入鍋中煮約5分鐘。

【服用方法】吃蛋喝湯，早晚各吃一次。

【功效】補肝養腎，一般適用於氣血體虛引起的鬚髮早白、脫髮過多、未老先衰，對「虛不受補」者療效更佳。

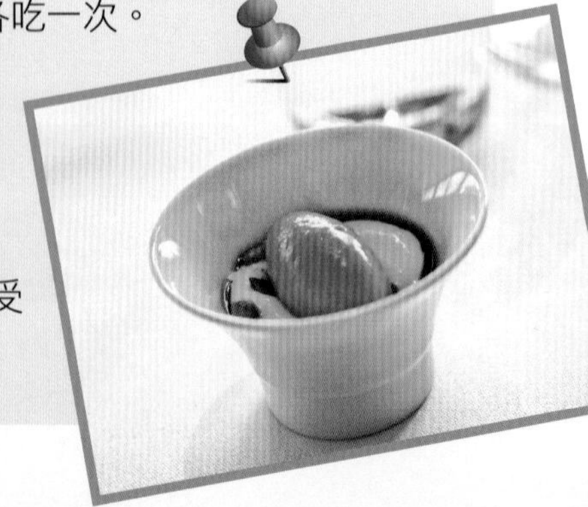

2 六味地黃白玉丹砂

【材料】

A. 食材：嫩豆腐500克、熟鴨蛋黃2顆、竹筍25克、泡水木耳10克、黃瓜25克、六味地黃丸6克、太白粉2大匙。

B. 調味料：鹽1/2小匙、黃酒少許、鮮湯2大匙、蔥末1大匙、香油 1小匙。

【做法】

1. 嫩豆腐洗淨後，每塊皆橫切成2大片。
2. 將泡水的木耳洗淨，切成小塊；竹筍、黃瓜洗淨，分別切成1公分方丁；將熟鴨蛋黃切碎備用。
3. 將六味地黃丸裝入紗布袋紮好，放入鍋中開小火，加水50C.C.煎成汁，取20C.C.的濾汁備用。
4. 以香油熱鍋，放入豆腐片，待兩面煎成金黃色，盛起置盤中。以原鍋再下筍丁、黃瓜丁、木耳炒勻，加入六味地黃煎汁和**B.**調味料，燒開後用太白粉勾芡，再下鴨蛋黃末於鍋中，攪勻盛於豆腐片上即可。

【功效】益氣固精，增強免疫力。

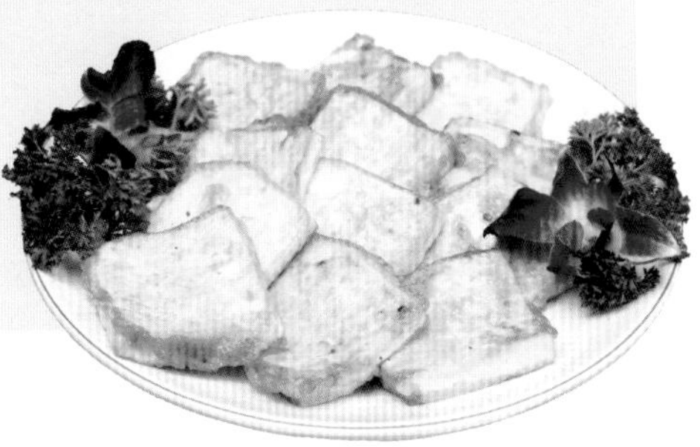

【六味地黃丸典故】

相傳康熙四十九年時，曹雪芹的祖父曹寅當時任江寧織造，身患重病整整兩個月未見好轉，臥床難起，無法下地。曹家上下以重金徵求治病良藥，儘管曹寅服百藥，但病情卻未見好轉，曹寅這時老淚涕下，曰：「莫非歸去之期不遠？自覺愧對聖恩，且家中要事該如何安置？」

康熙得獲奏表後，大感震驚，下令同仁堂三日內進供救命良藥來見。樂家依古代驗方，因時制宜添加數味配方，三日後，進供「六味地黃湯」。康熙命八百里加騎，連夜趕至江寧，親賜六味地黃湯，曹寅感懷天恩、遵旨服藥，不久沉痾之症竟完全痊癒。

為躬謝康熙賜藥，曹寅親自上書曰：「臣今歲偶感風寒，因誤服人參，得解後，旋復患疥，臥病二月餘，幸蒙聖恩，命服地黃湯得以痊癒。自下服地黃丸，奴身自覺健旺尤勝往前，皆天恩浩蕩，重賜餘生。」曹寅後來又繼續服用六味地黃丸，身體康健勝前。從此，六味地黃丸功效聲名遠播，甚至成為民眾作為一般養生的保健品。

烏雞白鳳丸藥膳

1 烏雞白鳳丸燉烏雞

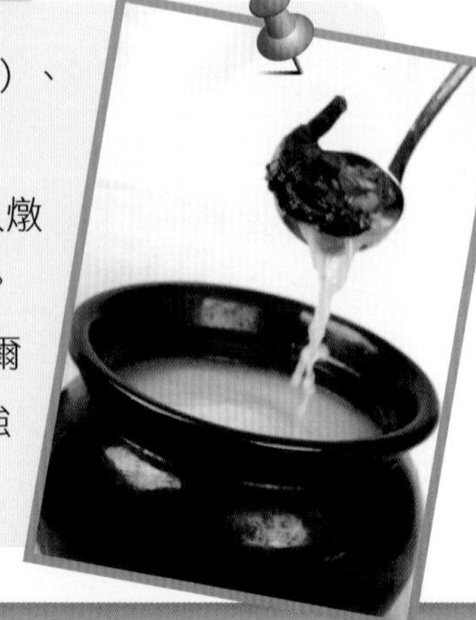

【材料】 烏雞白鳳丸1粒（約9～10克）、烏雞1隻、清水1碗。

【做法】 烏雞白鳳丸和烏雞與清水放入燉盅內，隔水慢火燉2小時即可。

【功效】 產後調補身體、調節女性荷爾蒙、治療產後體質虛弱及增強免疫功能。

2 當歸烏骨雞

【材料】 烏雞白鳳丸1粒（約9～10克）、枸杞60克、當歸30克、白酒50克、烏骨雞1隻、生薑、食鹽各適量。

【做法】

1. 先將枸杞、當歸切片洗淨後與烏雞白鳳丸裝入紗布袋中，並用一半白酒（25克）浸泡 6～8小時。
2. 另將雞洗淨，用另一半白酒（25克）加鹽拌勻後塗抹於雞身內外。
3. 把藥袋和生薑放入雞腹內，置於容器中，上籠用武火蒸1小時，再改用文火蒸1小時停火，除去藥袋和生薑，把雞斬塊裝盤，湯汁澆在雞塊上即可服食。

【功效】 滋補肝腎，養血調經。

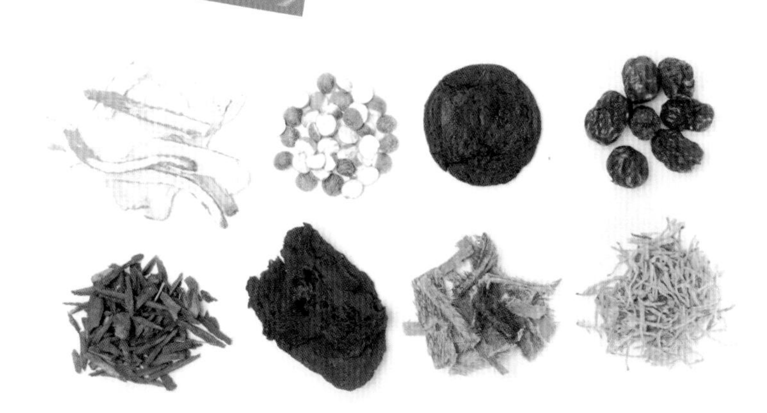

【烏雞白鳳丸典故】

相傳烏雞白鳳丸最早起源，來自於神醫華佗見母親年老病危，行動喘息、說話氣短、四肢無力，華佗束手無策，診出母親僅餘三天性命，只得含淚以幾味急救藥，以及人參茶續命，並囑咐堂兄將老母安全送返回鄉。

不料華佗回到家，發現母親竟能坐起來說話，華佗抽絲剝繭，發現關鍵在於堂兄路上將急救藥及人參，以白毛黑皮的鳳頭雞一併熬煮，華佗以此方持續給母親飲用，母親的病果然逐漸好轉。

後來，華佗用此法治好了許多患有同樣病症的人，他把此湯命名為「九戶雞湯」，並記在《青囊經》裡，但這部醫書後來失傳，導致此救命良方消失於世。

而真正將烏雞白鳳丸配方重新研發，功效廣為流傳，並受到世人讚賞的幕後功臣，同仁堂居其高功。這起源於同仁堂第四代傳人樂百齡在翻看明代龔廷賢《壽世保元》一書時，發現〈帶下篇〉、〈虛勞篇〉中，都記有「白鳳丹」的處方，而在〈諸經諸方〉中，又發現「烏雞丸」的處方。樂百齡經過反覆思考，比較三個方子中的用藥成分，最後終於配製出「烏雞白鳳丸」。

雍正元年（西元1723年），雍正帝欽定由同仁堂承辦官藥，供奉御藥房藥材和代製內廷所需中成藥，同仁堂總結前人臨床實踐經驗，加以研究修訂此方，並記於祖傳配方簿《樂氏世代祖傳丸散膏丹下料配方》一書中。

而慈禧太后中年時，常覺身體不適，後數經太醫診治，效果欠佳，故傳召心腹太監李蓮英設法解決，正當他一籌莫展之際，只聽到外面一聲吆喝：「同仁堂供奉藥品到。」這時，李蓮英突然眼睛一亮，連忙吩咐太醫，火速將《樂氏世代祖傳丸散膏丹下料配方》送來，其中即列有烏雞白鳳丸之配方，主要由十九味藥組成，方中主藥烏雞由於皮、肉、骨俱黑，羽毛雪白，頂冠鳳頭，有白鳳之稱，故「烏雞白鳳丸」也由此得名。另外十八味藥為：人參、白芍、丹參、香附（醋炙）、當歸、牡蠣（煅）、鹿角、桑螵蛸、甘草、青蒿、天冬、熟地黃、地黃、川芎、黃耆、銀柴胡、芡實

（炒）、山藥。結果，慈禧太后使用後，大感滿意，將「烏雞白鳳丸」加上「同仁」二字，從此以後，同仁堂便成為專供清宮廷用藥的御藥供奉家族。而清宮中很多嬪妃，包括東、西太后均將此藥作為維持青春、健康長壽的滋補良藥，而皇親國戚、官宦仕紳也設法尋求此藥以保其健康，甚至將「烏雞白鳳丸」作為饋贈親友之珍品。

相傳故宮博物院至今還保存著慈禧當年未吃完的兩粒烏雞白鳳丸，上頭有光緒年間同仁堂製作的印記，常用於婦女身體虛弱、腰膝酸軟、月經不調、經行腹痛、崩漏帶下等症，為女性滋補乃至美容的良藥。

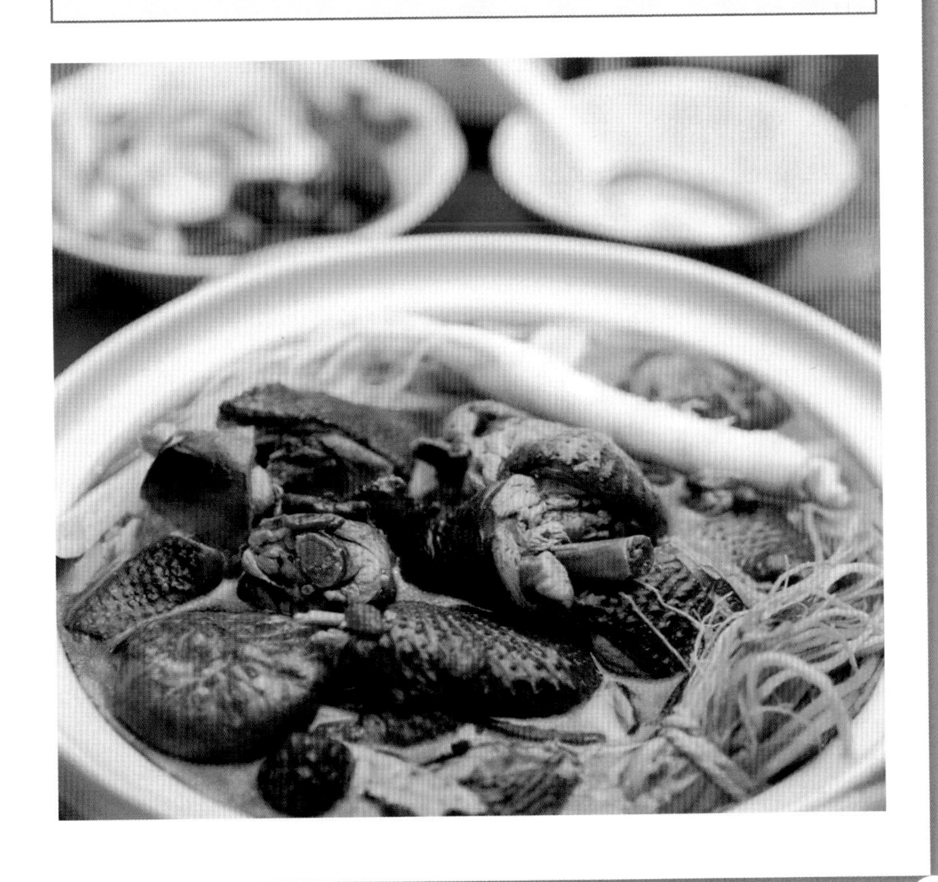

我們改寫了書的定義

董事長　王寶玲
總經理　兼　總編輯　歐綾纖
印製者　和楹印刷公司

法人股東　華鴻創投、華利創投、和通國際、利通創投、創意創投、中國電視、中租迪和、仁寶電腦、台北富邦銀行、台灣工業銀行、國寶人壽、東元電機、凌陽科技(創投)、力麗集團、東捷資訊

◆台灣出版事業群　新北市中和區中山路2段366巷10號10樓
TEL：02-2248-7896
FAX：02-2248-7758

◆倉儲及物流中心　新北市中和區中山路2段366巷10號3樓
TEL：02-8245-8786
FAX：02-8245-8718

國家圖書館出版品預行編目資料

逆齡肌！50道不老奇蹟漢方／樂覺心 著
初版. -- 新北市中和區：活泉書坊, 2013[民102]
面；　公分．--（Color Life 35）
ISBN 978-986-271-347-1（平裝）

1.中醫　2.養生　3.美容

413.21

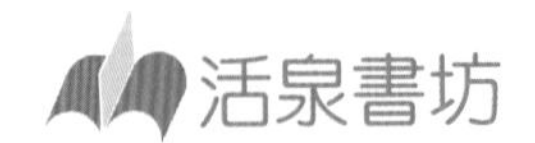

逆齡肌！50道不老奇蹟漢方

出版者▌活泉書坊
作　者▌樂覺心　　文字編輯▌黃纓婷
總編輯▌歐綾纖　　美術設計▌蔡億盈

郵撥帳號▌50017206 采舍國際有限公司（郵撥購買，請另付一成郵資）
台灣出版中心▌新北市中和區中山路2段366巷10號10樓
電話▌（02）2248-7896　　傳真▌（02）2248-7758
物流中心▌新北市中和區中山路2段366巷10號3樓
電話▌（02）8245-8786　　傳真▌（02）8245-8718
ISBN▌978-986-271-347-1
出版日期▌2013年4月

全球華文市場總代理／采舍國際
地址▌新北市中和區中山路2段366巷10號3樓
電話▌（02）8245-8786　　傳真▌（02）8245-8718

新絲路網路書店
地址▌新北市中和區中山路2段366巷10號10樓
網址▌www.silkbook.com
電話▌（02）8245-9896　　傳真▌（02）8245-8819

本書全程採減碳印製流程並使用優質中性紙（Acid & Alkali Free）最符環保需求。

線上總代理▌全球華文聯合出版平台
主題討論區▌http://www.silkbook.com/bookclub　◎新絲路讀書會
紙本書平台▌http://www.silkbook.com　◎新絲路網路書店
電子書下載▌http://www.book4u.com.tw　◎電子書中心(Acrobat Reader)